基层医生健康教育能力提升丛书

呼吸系统疾病与康复

主　　编　谭颜华　张淑霞
副 主 编　石光生　常　青　刘　春　刘晓莉

编　　者（按姓氏笔画排序）
　　　　　石光生　刘　春　刘晓莉　闫兴燕　许书华
　　　　　杜乐乐　杜晓静　李淑敏　张淑霞　金　杨
　　　　　赵庆辉　姜璐璐　常　青　韩　晓　谭颜华

人民卫生出版社
·北京·

版权所有，侵权必究！

图书在版编目（CIP）数据

呼吸系统疾病与康复 / 谭颜华,张淑霞主编. —北京：人民卫生出版社，2022.8
（基层医生健康教育能力提升丛书）
ISBN 978-7-117-33472-3

Ⅰ.①呼… Ⅱ.①谭… ②张… Ⅲ.①呼吸系统疾病 - 康复 Ⅳ.①R560.9

中国版本图书馆 CIP 数据核字（2022）第 156589 号

人卫智网	www.ipmph.com	医学教育、学术、考试、健康，购书智慧智能综合服务平台
人卫官网	www.pmph.com	人卫官方资讯发布平台

基层医生健康教育能力提升丛书
呼吸系统疾病与康复
Jiceng Yisheng Jiankang Jiaoyu Nengli Tisheng Congshu
Huxi Xitong Jibing yu Kangfu

主　　编：谭颜华　张淑霞
出版发行：人民卫生出版社（中继线 010-59780011）
地　　址：北京市朝阳区潘家园南里 19 号
邮　　编：100021
E - mail：pmph @ pmph.com
购书热线：010-59787592　010-59787584　010-65264830
印　　刷：中农印务有限公司
经　　销：新华书店
开　　本：787×1092　1/16　印张：15
字　　数：276 千字
版　　次：2022 年 8 月第 1 版
印　　次：2023 年 9 月第 1 次印刷
标准书号：ISBN 978-7-117-33472-3
定　　价：50.00 元

打击盗版举报电话：010-59787491　　E-mail：WQ @ pmph.com
质量问题联系电话：010-59787234　　E-mail：zhiliang @ pmph.com
数字融合服务电话：4001118166　　　E-mail：zengzhi @ pmph.com

前 言

随着人口老龄化加剧，慢性非传染性疾病发病率与经济负担也与日俱增，其中呼吸系统疾病已成为全球最为突出的公共卫生与医疗问题。在我国，呼吸系统疾病患病率逐年上升，各种原因所致的急、慢性呼吸衰竭是呼吸重症和重症医学中最常见、最重要的问题。数十年来，在药物疗效进展甚微的情况下，临床实践的发展不断证明呼吸康复对于呼吸系统疾病的有效性，在提高存活率、改善生活质量方面，呼吸康复教育尤为重要。

本书以呼吸系统疾病为主线，简要介绍肺炎、肺结核、肺脓肿、急性呼吸窘迫综合征、弥漫性实质性肺疾病（间质性肺疾病）、慢性阻塞性肺疾病、气胸、老年呼吸衰竭、老年支气管哮喘等疾病的管理与康复教育。主要讲述了呼吸系统疾病概述，呼吸系统的结构功能与疾病的关系，呼吸系统疾病的相关检查，呼吸系统疾病常见的临床症状，呼吸系统疾病的一般检验项目及临床意义，呼吸系统疾病的检验诊断与临床。同时较全面地介绍了临床治疗方法及健康指导，还结合临床实践，对在日常的诊疗工作中如何恰当地处理易患关系做了经验指导。在编写过程中，我们参考了近年来国内外大量有关资料，结合作者的临床经验，密切联系实际，阐述了近年来的部分新观点、新疗法和作者的临床体会，力求做到内容丰富翔实，文字浅显易懂，深入浅出，重点突出，能解决在治疗呼吸系统疾病的过程中的实际问题。

慢性呼吸系统疾病因具有病程长，反复发作等特点，严重影响患者的生命质量，并给社会，家庭和患者带来沉重的经济负担，已成为我国重大公共卫生问题。临床上对慢性呼吸系统疾病的治疗不能仅局限于急性加重期的抢救，还应通过某些措施如肺康复以减轻病情，减少症状，提高患者生命质量。本书是基于对患者进行全面评估后的一种个体化综合性干预，包括物理治疗、心理治疗、健康教育及营养支持等，可以有效地改善患者生理和心理状况，提高运动耐量，增加社会活动参与度，减少医疗保健费用及改善生活质量。

受编写水平和编写时间所限，对书中错误或不足之处，敬请读者批评指正，以便再版时完善。

编 者

2022 年 3 月

目 录

第一章　呼吸系统疾病的管理与康复教育 ……………………………… 1

第一节　急性上呼吸道感染 ……………………………………………… 1

第二节　慢性支气管炎 …………………………………………………… 3

第三节　慢性阻塞性肺疾病 ……………………………………………… 4

第四节　慢性肺源性心脏病 ……………………………………………… 6

第五节　呼吸衰竭 ………………………………………………………… 9

第六节　支气管哮喘 ……………………………………………………… 11

第七节　支气管扩张 ……………………………………………………… 12

第八节　肺炎 ……………………………………………………………… 17

第九节　肺结核 …………………………………………………………… 19

第十节　原发性支气管肺癌 ……………………………………………… 23

第二章　肺脓肿的管理与康复教育 ……………………………………… 27

第三章　肺栓塞的管理与康复教育 ……………………………………… 30

第四章　肺炎的管理与康复教育 ………………………………………… 34

第五章　急性呼吸窘迫综合征的管理与康复教育 ……………………… 38

第六章　弥漫性实质性肺疾病的管理与康复教育 ……………………… 44

第七章　淋巴管肌瘤病的管理与康复教育 ……………………………… 48

第八章　慢性阻塞性肺疾病患者的管理与康复教育 …………………… 53

第九章　气胸的管理与康复教育 ………………………………………… 63

第十章　支气管肺癌的管理与康复教育 ………………………………… 67

第十一章 胸腔积液的管理与康复教育 ... 71

第十二章 慢性阻塞性肺疾病的管理与康复教育 ... 75

第十三章 阻塞性睡眠呼吸暂停低通气综合征 ... 85

第十四章 老年呼吸系统疾病的管理与康复教育 ... 99
 第一节 老年呼吸衰竭疾病 ... 99
 第二节 老年支气管哮喘 ... 108
 第三节 急性气管 - 支气管炎 ... 113
 第四节 慢性阻塞性肺疾病 ... 116
 第五节 老年弥漫性实质性肺疾病 ... 134
 第六节 老年原发性支气管肺癌 ... 146

第十五章 小儿呼吸系统疾病的管理与康复教育 ... 157
 第一节 小儿呼吸系统解剖生理特点 ... 157
 第二节 小儿急性上呼吸道感染 ... 158
 第三节 小儿急性支气管炎 ... 160
 第四节 小儿毛细支气管炎 ... 161
 第五节 小儿肺炎 ... 163
 第六节 小儿几种不同病原体所致肺炎的特点 ... 168
 第七节 小儿胸膜炎 ... 170
 第八节 小儿反复呼吸道感染 ... 175
 第九节 小儿支气管哮喘 ... 178
 第十节 小儿气管支气管异物 ... 182
 第十一节 小儿原发性纤毛运动障碍 ... 185
 第十二节 小儿特发性肺含铁血黄素沉着症 ... 189
 第十三节 小儿阻塞性睡眠呼吸暂停低通气综合征 ... 192
 第十四节 小儿先天性肺发育畸形 ... 196

第十六章 呼吸系统用药护理 ... 201
 第一节 平喘药 ... 201

第二节 镇咳药 ··· 204
第三节 祛痰药 ··· 206

第十七章　呼吸系统疾病急症救护 ································· 208
第一节 急性呼吸衰竭 ··· 208
第二节 急性呼吸窘迫综合征 ··· 211
第三节 慢性呼吸衰竭 ··· 216

参考文献 ··· 225

第一章 呼吸系统疾病的管理与康复教育

呼吸系统直接与外界相通，各种病原微生物、有害气体、粉尘、蛋白变应原等均可进入呼吸道和肺部，在呼吸系统防御功能下降时，有可能造成呼吸系统的损害，引发各种疾病。据2006年全国部分城市及农村调查，呼吸系统疾病（不包括肺癌）在城市的死亡病因中占第4位（13.1%），在农村占第3位（16.4%）。因病因复杂，引起呼吸系统疾病的种类繁多。目前呼吸系统疾病已成为危害人民健康和生命的常见病、多发病。主要病种有：急性呼吸道感染、慢性阻塞性肺疾病、支气管哮喘、慢性肺源性心脏病、各类肺炎、肺结核和呼吸衰竭等。

呼吸系统疾病常见的症状主要有咳嗽、咳痰、咯血、呼吸困难或气促、胸痛等。主要辅助检查包括血液检查、痰液检查、影像学检查、纤维支气管镜和胸腔镜检查、呼吸功能测定、放射性核素扫描及肺活体组织检查等。

呼吸系统疾病重在预防，首先应注意环境保护、减少大气污染，其次要大力宣传戒烟、改变不良生活习惯；此外坚持锻炼身体，提高抗病能力也十分重要。

第一节 急性上呼吸道感染

一、临床表现

1. 普通感冒　俗称"伤风"，又称急性鼻炎。起病较急，主要表现为鼻塞、打喷嚏、流清水样鼻涕，也可表现为咽干、咽痒或烧灼感。2～3d后鼻涕变稠，可伴咽痛、头痛、味觉迟钝、呼吸不畅等，有时由于咽鼓管炎致听力减退。可有轻度发热、畏寒等。查体可见鼻黏膜充血、水肿、有分泌物，咽部可为轻度充血，胸部检查无阳性体征。无并发症者，一般5～7d可痊愈。

2. 急性病毒性咽炎和喉炎　咽炎多由鼻病毒、腺病毒、流感病毒、呼吸道合胞病毒等引起。主要表现为咽痒和灼热感，咽痛不明显。急性喉炎多为流感病毒、副流感病毒及腺病毒等引起，以声音嘶哑、发热、咳嗽、咽喉疼痛为主要表现。查体可见喉部充血、水肿，局部淋巴结轻度肿大和触痛。

3. 急性疱疹性咽峡炎　多由柯萨奇病毒A引起，以明显咽痛、发热为主要表现。查体可见咽部充血，软腭、咽及扁桃体表面有灰白色疱疹或浅表溃疡。常发于夏季，多见于儿童。病程约为1周。

4. 急性咽扁桃体炎　多由溶血性链球菌、肺炎链球菌、葡萄球菌等引起。起病急，以咽痛、畏寒、发热为主要表现，体温可达39℃以上。查体可见咽部明显充血，扁桃体肿大，表面可有黄色脓性分泌物。颌下淋巴结可出现肿大、压痛。

二、辅助检查

1. 血液检查　外周血白细胞计数多正常或偏低，分类淋巴细胞比例升高。细菌感染时可有白细胞计数与中性粒细胞增多和核左移现象。

2. 病原学检查　可用免疫荧光法、酶联免疫吸附法、病毒分离鉴定等方法确定病毒的类型。细菌培养和药物敏感试验可指导临床用药。

三、诊断

根据病史、流行情况、鼻咽部的症状和体征，结合周围血象和胸部X线检查临床诊断不难。一般无须病因诊断，但需与过敏性鼻炎、流行性感冒、急性气管、支气管炎等疾病相鉴别。

四、治疗

因目前尚无特效抗病毒药物，故以对症治疗为主。嘱患者注意休息、多饮水、保持室内空气流通、吸烟者应戒烟，补充足量维生素C等。另外需防治继发细菌感染。

1. 对症治疗　有鼻塞、流涕、咽干等症状者应给予伪麻黄碱治疗以减轻鼻咽部充血，亦可局部应用滴鼻剂。有发热、头痛者可应用解热镇痛类药物如阿司匹林等。

2. 抗菌药物治疗　未合并细菌感染者无须使用抗菌药物。但如有白细胞升高、咳嗽、咳黄色脓痰等细菌感染证据，可选用青霉素、头孢菌素、大环内酯类或喹诺酮类抗生素治疗。

3. 抗病毒药物治疗　不应滥用，无发热而免疫功能正常者不必常规应用。利巴韦林和奥司他韦等抗病毒谱较广，对流感病毒、副流感病毒和呼吸道合胞病毒等有较强的抑制作用，合理使用可缩短病程。

4. 中药治疗　选用具有清热解毒和抗病毒作用的中药，如板蓝根颗粒、银翘解毒片、双黄连口服液等，有助于改善症状，缩短病程。

五、预防

加强锻炼、增强体质、避免受凉和过度劳累。年老体弱易感者尤应注意加强防护。

第二节 慢性支气管炎

一、临床表现

1. 症状　起病缓慢，病程长，迁延不愈，反复发作而逐渐加重。主要症状为咳嗽、咳痰，或伴有喘息。多发于冬、春寒冷季节。

（1）咳嗽：一般发生于晨间，睡眠时可有阵咳或排痰。

（2）咳痰：多为白色黏液和浆液性泡沫样痰，患者清晨排痰较多，起床后或体位变动可刺激排痰。偶可痰中带血丝。

（3）喘息或气促：部分患者可伴有明显喘息或气促，需与支气管哮喘鉴别。

2. 体征　早期多无异常。急性发作期可在背部或两下肺闻及干、湿啰音，咳嗽后可减少或消失。喘息型者可闻及广泛哮鸣音伴呼气延长。

二、辅助检查

1. X线检查　早期可无异常。晚期表现为肺纹理增粗、紊乱，呈网状或条索状、斑点状阴影，以双下肺野明显。

2. 呼吸功能检查　早期无异常。晚期出现不同程度的通气功能下降。

3. 血液检查　细菌感染时可出现白细胞总数和中性粒细胞增高。

4. 痰液检查　涂片或培养可能检出致病菌。

三、诊断

1. 诊断标准　咳嗽、咳痰或伴有喘息，每年发病持续3个月，并连续2年或以上，并排除引起慢性咳嗽、咳痰、喘息症状的其他疾病（如肺结核、心功能不全、支气管扩张、支气管哮喘和肺癌等）。

2. 分型　可分为单纯型和喘息型两型。仅有咳嗽、咳痰症状者为单纯型；喘息型者除有咳嗽、咳痰外尚有喘息，伴有哮鸣音。

3. 分期　按病情进展可分为3期。

（1）急性发作期：指在1周内出现脓性或黏液脓性痰，痰量明显增加，或伴有发热等炎症表现，或"咳""痰""喘"等症状任何一项明显加剧。

（2）慢性迁延期：指有不同程度的"咳""痰""喘"症状迁延1个月以上者。

（3）临床缓解期：经治疗或自然缓解，症状基本消失或偶有轻微咳嗽，少量痰液，保持2个月以上者。

本病需与咳嗽变异性哮喘、肺结核、支气管肺癌、支气管扩张等疾病相鉴别。

四、治疗

治疗原则是：去除病因、控制感染、祛痰镇咳。但应根据不同的分型与分期制订合理的治疗方案。

1. 急性加重期和慢性迁延期

（1）控制感染：最为重要。可根据痰培养和药物敏感试验选择合适的抗菌药物。轻症者可用喹诺酮类、大环类酯类、β内酰胺类或磺胺类口服，如左氧氟沙星0.4g，每日1次；罗红霉素0.3g，每日2次；阿莫西林2～4g/d，分2～4次口服。病情严重时则静脉应用青霉素或头孢类抗生素。

（2）镇咳、祛痰：干咳为主者可用镇咳药物，如右美沙芬等。痰多且较黏稠可选用溴己新8～16mg，每日3次，口服；盐酸氨溴索30mg，每日3次，口服。

（3）解痉、平喘：喘息型可用氨茶碱0.1g，每日3次，口服；或用茶碱控释剂，或长效β_2受体激动剂加糖皮质激素吸入。

2. 缓解期治疗　戒烟，避免有害气体和其他有害颗粒的吸入。增强体质，预防感冒，也可试用免疫调节药或中医中药，如胸腺肽等。

第三节　慢性阻塞性肺疾病

一、临床表现

1. 症状　起病缓慢、病程较长。主要症状有以下几种：

（1）咳嗽：常为首发症状，随病程发展逐渐加重。常晨间咳嗽明显，夜间有阵咳或排痰。

（2）咳痰：一般为白色黏液或浆液性泡沫样痰，清晨排痰较多，偶可带血丝。合并细菌感染时痰量明显增多，可为脓性痰。

（3）气促或呼吸困难：早期在劳力时出现，随病情发展而逐渐加重，患者在日常活动甚至休息时也感到气短，此为慢性阻塞性肺疾病的标志性症状。

（4）胸闷和喘息：部分患者特别是重度患者或急性加重时可出现。

（5）其他：晚期可有食欲减退、体重下降等。

2. 体征　早期不明显，随疾病进展出现以下体征。

（1）视诊：桶状胸、呼吸变浅，频率增快，严重者可有缩唇呼吸等。

（2）触诊：双侧语颤减弱。

（3）叩诊：肺部为过清音，心浊音界缩小，肺下界和肝浊音界下移。

（4）听诊：呼吸音减低，呼气延长，可闻及干性啰音，两肺底可有湿性啰音。

二、辅助检查

1. 肺功能检查　是判断气流受限的主要客观指标，对慢性阻塞性肺疾病诊断、严重程度评价、疾病进展、预后及指导治疗均有重要意义。第1秒用力呼气容积占用力肺活量百分比（FEV_1/FVC）是评价气流受限的一项敏感指标。其中第1秒用力呼气容积占预计值百分比（FEV_1% 预计值），是评估慢性阻塞性肺疾病严重程度的良好指标。吸入支气管舒张药后 $FEV_1/FVC < 70\%$ 及 $FEV_1 < 80\%$ 预计值者，可确定为不能完全可逆的气流受限。

2. 胸部X线检查　早期可无明显异常，以后可出现肺纹理增粗、紊乱、肺气肿等改变。

3. 动脉血气检查　对判断有无低氧血症、高碳酸血症、酸碱平衡失调、呼吸衰竭的类型有重要价值。

4. 其他　合并细菌感染时，外周血白细胞计数增高，可出现核左移。痰培养可能检出肺炎链球菌、流感嗜血杆菌等病原菌。

三、诊断

根据吸烟等病史、临床症状、体征及肺功能等检查综合分析而确定。不完全可逆的气流受限是慢性阻塞性肺疾病诊断的必备条件。吸入支气管舒张药后 $FEV_1/FVC < 70\%$ 及 $FEV_1 < 80\%$ 预计值可确定为不完全可逆性气流受限。

本病需与支气管哮喘、支气管扩张、肺结核、支气管肺癌、慢性心力衰竭等疾病相鉴别。

四、治疗

1. 急性加重期治疗

（1）控制性吸氧：一般采用低流量（1～2L/min），吸入氧浓度为25%～30%，应避免吸入氧浓度过高而引起二氧化碳潴留。

（2）合理使用抗生素：合并感染时，应根据病原菌类型及药物敏感情况选用抗生素治疗。如给予β内酰胺类/β内酰胺酶抑制剂；第二、三代头孢菌素，大环内酯类或喹诺酮类药物。

（3）支气管舒张药：短效β_2肾上腺素受体激动药，如沙丁胺醇气雾剂吸入。抗胆碱能药，如异丙托溴铵气雾剂吸入，茶碱类，如茶碱缓释或控释片，0.2g，每12h 1次；氨茶碱0.1g，每日3次。

（4）糖皮质激素：急性加重期患者可考虑口服泼尼松龙30～40mg/d，也可静脉给予甲泼尼龙40～80mg，每日1次。疗程为7～10d。

（5）其他：补充液体和营养、积极排痰等。如出现呼吸衰竭、心力衰竭时，治疗请参阅有关章节。

2. 稳定期治疗　目的是减轻症状、阻止肺功能进一步下降、改善生活质量，降低病死率。

（1）教育和劝导患者戒烟；控制职业性或环境污染。

（2）支气管舒张药：包括短期按需应用以暂时缓解症状，以及长期规则应用以减轻症状。

（3）糖皮质激素：对重度和极重度患者或反复发作的患者，长期吸入糖皮质激素，可增加运动耐量、减少发作频率、提高生活质量，甚至可能使肺功能得到一定程度的改善。

（4）长期家庭氧疗：可望提高生活质量和生存率。对血流动力学、肺功能和精神状态均会产生有益的影响。一般用鼻导管吸氧，氧流量为1.0～2.0L/min，吸氧时间为10～15h/d，长期坚持方可获益。

（5）其他：如教会患者呼吸肌锻炼，营养支持等。

第四节　慢性肺源性心脏病

一、临床表现

本病发展缓慢，病程较长，除原发病表现外主要是逐渐出现心、肺功能衰竭。按心、肺功能情况分为代偿期与失代偿期。

1. 肺、心功能代偿期（包括缓解期）　主要是慢性阻塞性肺疾病等原发病的表现。此期可有肺动脉高压、右心室肥厚，但无右心衰竭。

（1）症状：慢性咳嗽、咳痰、活动后心悸、气促等。

（2）体征：主要是肺气肿的体征，如桶状胸、肋间隙增宽、剑突下心脏搏动增强，叩诊肺部过清音、偶有干、湿性啰音，听诊心音低弱而遥远，肺动脉瓣区第二心音亢进，三尖瓣区可出现收缩期杂音。

2. 肺、心功能失代偿期（包括急性加重期）　本期主要是呼吸衰竭伴或不伴心力衰竭表现。

（1）呼吸衰竭

1）症状：呼吸困难、失眠、食欲下降，甚至出现表情淡漠、谵妄等神经精神症状。

2）体征：皮肤潮红、多汗，明显发绀，球结膜充血、水肿等，严重时可有视盘水肿，腱反射可减弱或消失，甚至出现病理反射。

（2）右心衰竭

1）症状：呼吸困难更加明显，腹胀、食欲缺乏、恶心、呕吐等。

2）体征：下肢甚至全身水肿，颈静脉充盈、怒张，肝-颈静脉回流征阳性，心率增快，可出现心律失常，剑突下可闻及收缩期杂音，肝大伴压痛。

二、辅助检查

1. X线检查　除原有肺部基础疾病及急性肺部感染的征象外，出现肺动脉高压时可有：右下肺动脉干扩张，其横径≥15mm；其横径与气管横径比值≥1.07；肺动脉段明显突出或其高度≥3mm；右心室增大等表现，为诊断慢性肺源性心脏病的主要依据。

2. 心电图检查　主要为右心室肥大改变，如电轴右偏、重度顺钟向转位、$RV_1+SV_5 \geq 1.05mV$ 及肺型P波。可作为诊断慢性肺源性心脏病的参考条件。

3. 超声心动图检查　右心室流出道内径增宽（≥30mm）、右心室内径增宽（≥20mm）、右肺动脉内径或肺动脉干及右心房增大等。出现以上指标可诊断为慢性肺源性心脏病。

4. 动脉血气分析　失代偿期可出现低氧血症或合并高碳酸血症，当 $PaCO_2 <$ 60mmHg 和/或 $PaCO_2 > 50mmHg$ 时，提示已发生呼吸衰竭。

5. 血液检查　红细胞计数及血红蛋白多升高。合并呼吸道感染时白细胞总数、中性粒细胞增高。部分患者可出现肝、肾功能损害。血清钾、钠、氯、钙、镁可出现改变。

三、诊断

根据原有慢性支气管炎、肺气肿、胸廓或肺血管病等病史，逐渐出现右心室增大、右心功能不全的相关症状和体征，如咳嗽、呼吸困难、颈静脉怒张、肝大伴压痛、肝颈静脉反流征阳性、下肢水肿等，结合X线胸片、心电图、超声心动图等，可以做出诊断。本病需与冠状动脉粥样硬化性心脏病、风湿性心脏瓣膜病、原发性心肌病等相鉴别。

四、治疗

1. 肺、心功能失代偿期（包括急性加重期）

（1）控制感染：是最主要的措施，也是治疗的关键所在。根据感染的环境及痰培养加药药敏感试验选择抗生素，常用的有青霉素类、头孢菌素类、氨基糖苷类、喹诺酮类。

（2）畅通呼吸道：及时清除痰液，解除支气管痉挛。

（3）纠正缺氧和二氧化碳潴留：吸氧时需根据呼吸衰竭的类型选择合适的氧气流量和氧气浓度。

（4）控制心力衰竭：可根据病情选用利尿药、强心药和血管扩张药。

1）利尿药：是心力衰竭治疗中最常用的药物，通过减轻心脏的容量负荷而起作用。电解质紊乱如低钾血症是长期使用利尿药最容易出现的不良反应，故应注意小剂量、短期、间歇使用。常用药物有氢氯噻嗪（双氢克尿塞）、呋塞米（速尿）、螺内酯（安体舒通）。

2）强心药：以洋地黄类药物为代表。常用的洋地黄制剂有地高辛、洋地黄毒苷及毛花苷C（西地兰）、毒毛花苷K等。由于肺源性心脏病患者多有缺氧、感染、电解质紊乱等，对洋地黄类药物的疗效和耐受性均较差，使用时应遵循以下原则①剂量宜小，为常规剂量的1/2~1/3。②采用作用快、排泄快的药物，如毛花苷C或毒毛旋花子苷K缓慢静脉注射。也可每天口服地高辛0.25mg。

3）血管扩张药：钙通道阻滞药和ACE抑制药可通过扩张肺小动脉、降低肺动脉压而起治疗作用。α受体阻滞药如酚妥拉明、硝酸酯类制剂也较常使用。

（5）控制心律失常：部分患者经上述治疗，心律失常可自行消失。必要时，使用抗心律失常药物，但禁忌使用$β_2$受体阻滞药，因可引起支气管痉挛而加重病情。

（6）纠正水、电解质、酸碱失衡紊乱。

（7）防治各种并发症：如肺性脑病、消化道出血、休克、DIC等。

2. 肺、心功能代偿期（包括缓解期） 基本同慢性阻塞性肺疾病，应采用中西医结合的综合措施。包括加强呼吸肌锻炼、增强患者的免疫功能、提高机体抵抗力、长期家庭氧疗、使用扶正固本中药等。

第五节 呼吸衰竭

一、急性呼吸衰竭

(一)临床表现

1. 呼吸困难　是呼吸衰竭最早出现的症状。可表现为频率、节律和幅度的改变。

2. 发绀　是缺氧的典型表现。当 $SaO_2 < 90\%$ 时，可出现发绀。

3. 循环系统表现　多数患者可有心动过速、心律失常、血压下降甚至心脏停搏。

4. 消化系统表现　食欲缺乏、消化不良，甚至胃肠道黏膜糜烂、溃疡或上消化道出血。部分患者可出现谷丙转氨酶升高。

5. 泌尿系统表现　可表现为蛋白尿、血尿和管型尿。部分患者可出现血尿素氮升高。

6. 精神神经症状　可表现为精神错乱、躁狂、抽搐，甚至昏迷等。也可出现嗜睡、表情淡漠。

(二)诊断

呼吸衰竭的诊断主要依靠血气分析。肺功能、胸部 X 线等检查对于明确原因十分重要。

(三)治疗

呼吸衰竭的治疗原则为：通畅呼吸道、纠正缺氧和改善通气、支持治疗和病因治疗。

1. 通畅呼吸道　是最基本、最重要的治疗措施。如支气管痉挛时使用支气管扩张药物，可选用 $β_2$ 肾上腺素受体激动药、糖皮质激素或茶碱类药物；清除气道内分泌物及异物；必要时可行气管插管及气管切开。

2. 氧疗　立即采用鼻导管、鼻塞或面罩给氧，使 PaO_2 迅速提高到 60mmHg 以上。

3. 增加通气量、改善 CO_2 潴留

(1)呼吸兴奋药：在气道通畅的前提下，适当应用尼可刹米、洛贝林或多沙普仑等呼吸兴奋药以增加通气量。

(2)机械通气：当出现严重的通气和/或换气功能障碍时，以人工辅助通气装置(呼吸机)来改善通气和/或换气功能。

4. 病因治疗　针对不同病因采取相应的治疗措施，是治疗的根本所在。

5. 支持疗法　纠正水、电解质紊乱和酸碱平衡紊乱，供给充足的热量及营养。

二、慢性呼吸衰竭

（一）临床表现

与急性呼吸衰竭基本相似，但以下几个方面有所不同。

1. 呼吸困难　轻者呼吸费力伴呼气延长；重则呼吸浅快，可表现为点头或提肩样呼吸；出现 CO_2 麻醉时则呈浅慢呼吸、潮式呼吸，甚至间停呼吸。

2. 精神神经症状　慢性缺氧多表现为记忆力减退，智力和定向力障碍。CO_2 潴留时，随 $PaCO_2$ 升高可出现先兴奋后抑制表现，严重时发生肺性脑病，表现为神志淡漠、肌肉震颤、抽搐、昏睡，甚至昏迷等。

3. 循环系统表现　CO_2 潴留可引起皮肤温暖多汗、血压升高、心排出量增多而致脉搏洪大、心率加快、搏动性头痛等。严重缺氧则可引起心律失常、血压下降甚至周围循环衰竭。

（二）诊断

慢性呼吸衰竭的血气分析诊断标准同急性呼吸衰竭。

（三）治疗

与急性呼吸衰竭大致相同，包括积极治疗原发病、保持气道通畅、合理氧疗、增加通气量等。

1. 保持呼吸道通畅　应及时清除气道内分泌物及异物，选用 β_2 肾上腺素受体激动药、糖皮质激素或茶碱类药物以舒张支气管。

2. 氧疗　Ⅰ型呼吸衰竭可吸入较高浓度的氧气（35% 以上），而Ⅱ型呼吸衰竭则必须低浓度（30% 以下）吸氧，否则因血氧迅速上升，解除了低氧对外周化学感受器的刺激，便会抑制患者呼吸，使 CO_2 潴留，严重时陷入 CO_2 麻醉状态。

3. 机械通气　适时选用无创机械通气或有创机械通气。

4. 使用呼吸兴奋药、增加通气量　可服用都可喜（almitrine）50～100mg，2 次/d。该药通过刺激颈动脉体和主动脉体的化学感受器兴奋呼吸中枢，增加通气量。严重者也可静脉给予尼可刹米等药物。

5. 原发病治疗　感染是慢性阻塞性肺疾病患者诱发或加重呼吸衰竭的重要原因，故控制呼吸道感染是慢性呼吸衰竭治疗的关键。

6. 纠正水、电解质、酸碱平衡失调，维持内环境的稳定。

7. 营养支持治疗。

第六节 支气管哮喘

一、临床表现

1. 症状 典型症状为发作性呼气性呼吸困难、喘息、胸闷、咳嗽。严重者呈端坐呼吸，干咳或咳大量白色泡沫痰，有时可以咳嗽为唯一的症状（咳嗽变异性哮喘）。症状可在数分钟内发作，持续数小时至数天，可自行缓解或使用支气管舒张药后缓解。

2. 体征 发作时胸部呈过度充气状态，有广泛的哮鸣音，呼气音延长。严重者出现心率增快、胸腹反常运动和发绀等。

二、辅助检查

1. 痰液检查 涂片可见嗜酸性粒细胞增多或可见夏科-莱登结晶。

2. 肺功能检查 急性发作时第1秒用力呼气容积（FEV_1）及最大呼气流量（PEF）均有不同程度的降低。在缓解期，以上指标可恢复正常。

3. 动脉血气分析 发作时因过度通气可出现PaO_2、$PaCO_2$下降，pH上升，表现为呼吸性碱中毒。而重症哮喘，因气道阻塞严重，可有缺氧伴CO_2滞留，$PaCO_2$上升，表现为呼吸性酸中毒。

4. 胸部X线检查 发作时可见两肺透亮度增加，呈过度通气状态。缓解期多无明显异常。

5. 特异性变应原检测 有助于对患者的病因诊断和脱离过敏原。

三、诊断

诊断标准

（1）反复发作喘息、气急、胸闷或咳嗽。

（2）发作时两肺可闻及弥漫性哮鸣音，以呼气相为主，呼气相延长。

（3）上述症状可经治疗缓解或自行缓解。

（4）除外其他疾病所引起的喘息、气急、胸闷和咳嗽。

（5）临床表现不典型者（如无明显喘息或体征）应具备下列3项中至少一项阳性：①支气管激发试验或运动试验阳性；②支气管舒张试验阳性，FEV_1增加≥15%；③昼夜PEF变异率≥20%。

符合第1～4条或第4、第5条者,可以诊断为支气管哮喘。本病需与心源性哮喘、慢性阻塞性肺疾病、上呼吸道阻塞如气管异物等相鉴别。

四、治疗

无特效的治疗方法,但长期规范化治疗可使哮喘症状能得到控制,减少复发。必须制订个体化的长期治疗方案,以最小量、最简单的联合用药,达到不良反应最少、控制症状最佳为原则。

1. 脱离变应原 能找到明确的变应原者,应帮助患者立即脱离变应原。

2. 药物治疗

(1) 支气管舒张药:舒张支气管,缓解急性发作。

1) β_2肾上腺素受体激动药:是控制急性发作的首选药物。常用的短效β_2受体激动药有沙丁胺醇、特布他林等,作用时间为4～6h。长效β_2受体激动药有沙美特罗、福莫特罗等,作用时间可达10～12h。用药首选吸入法,包括定量气雾剂吸入、持续雾化吸入等,也可采用口服或静脉注射。

2) 抗胆碱药:如异丙托溴铵,可降低迷走神经兴奋性而舒张支气管平滑肌,并可减少痰液分泌。青光眼、前列腺肥大及妊娠早期慎用。

3) 茶碱类:除舒张支气管平滑肌外,尚有强心、利尿、扩张冠脉、兴奋呼吸中枢等作用,是目前治疗哮喘的有效药物。如氨茶碱或茶碱缓释片口服,严重时可静脉注射氨茶碱。

(2) 抗炎药:此类药物主要治疗气道炎症,从而控制或预防哮喘发作。

1) 糖皮质激素:可多个环节抑制气道炎症,是控制哮喘发作最有效的药物。可根据病情吸入、口服和静脉用药。其中吸入治疗是目前推荐哮喘长期治疗的最常用方法。常用药物有倍氯米松、布地奈德等。吸入糖皮质激素无效或需要短期加强的患者可口服泼尼松、泼尼松龙等。静脉用药主要用于重度或严重哮喘发作。

2) 其他药物:白三烯调节剂、酮替酚和新一代组胺H_1受体拮抗药如氯雷他定等在控制轻症哮喘和季节性哮喘有一定效果。

第七节 支气管扩张

一、临床表现

慢性起病,早期症状不明显,迁延不愈而逐渐加重。

1. 症状

（1）慢性咳嗽、大量脓痰：为典型症状，痰量与体位改变有关，每日可达数十至数百毫升，痰液静置后出现分层现象：上层为泡沫，下悬脓性成分；中层为混浊黏液；下层为坏死组织沉淀物。

（2）反复咯血：50%以上的患者有不同程度的咯血，可为痰中带血或大量咯血，咯血量与病情严重程度、病变范围并不完全一致。部分患者以反复咯血为唯一症状，而无咳嗽、咳痰，临床上称为"干性支气管扩张"。

（3）反复肺部感染：表现为肺部同一部位反复发生肺炎并迁延不愈。

（4）慢性感染中毒症状：因反复感染，可出现间歇发热、乏力、食欲缺乏、消瘦、贫血等症状，严重者可出现呼吸困难和发绀。

2. 体征　早期或干性支气管扩张可无异常。典型者或继发感染时常可在背部、下胸部闻及固定而持久的局限性粗湿啰音，有时可有哮鸣音，部分慢性患者伴有杵状指（趾）。

二、辅助检查

1. X线胸片　早期可正常或出现肺纹理增粗、紊乱。病变典型者，可有蜂窝状或卷发状阴影。

2. 支气管造影　可直接显示扩张的支气管而明确诊断。但因其为创伤性检查，现已被CT所取代。

3. CT/高分辨率CT　病变处支气管可呈囊状、柱状或囊柱状改变。该检查具有敏感性高，且无创、易重复等优点，已成为支气管扩张的主要诊断方法。

4. 痰液检查　痰涂片和痰细菌培养可指导抗生素治疗。

三、诊断和鉴别诊断

诊断根据慢性咳嗽、大量脓痰、反复咯血等典型症状，结合既往有诱发支气管扩张的呼吸道感染病史，查体肺部有固定而持久的局限性粗湿啰音，CT显示支气管扩张的异常影像学改变，即可明确诊断。

需与本病鉴别的疾病主要有慢性支气管炎、肺脓肿、肺结核、先天性肺囊肿等。

四、治疗

原则是积极控制感染，促进痰液引流，必要时手术治疗。

1. 控制感染　出现急性感染时应依据痰培养和药物敏感试验结果选用抗生素，

也可给予经验性治疗（如给予青霉素类或第三代头孢菌素类药物），必要时可联合应用喹诺酮类、氨基糖苷类。疗程宜稍长。

2. 清除呼吸道分泌物

（1）体位引流：十分重要，必须长期坚持、每天进行。根据病变的部位采取不同的体位，原则上应当使病变肺处于高位，引流支气管开口朝下，以利于痰液排出。每日 2～4 次，每次 15～30min。体位引流的同时协助用手轻拍患部，可提高引流效果。

（2）化痰药物：痰多且较黏稠可选用溴已新 8～16mg，每日 3 次，口服；盐酸氨溴索 30mg，每日 3 次，口服。

（3）支气管舒张药：无咯血者，可用氨茶碱等支气管舒张药以解除支气管痉挛，促进痰液排出。

3. 咯血的治疗　如止血药、神经垂体素静脉注射等，大咯血时应防止窒息，一旦发生必须立即抢救。

4. 外科治疗　反复感染或大咯血经药物治疗无效，且支气管扩张病变局限（不超过 2 个肺叶）而年龄较轻、肺功能较好者，可考虑外科手术切除病变肺段或肺叶。否则，应采用支气管动脉栓塞术。

五、护理问题

1. 清理呼吸道无效　与痰液黏稠、量多、无效咳嗽引起痰液不易排出有关。
2. 有窒息的危险　与痰多、黏稠、大咯血而不能及时排出有关。
3. 营养失调：低于机体需要量　与慢性感染导致机体消耗增加、咯血有关。
4. 焦虑　与疾病迁延不愈、不能正常生活、工作有关。

六、计划与实施

（一）目标

1. 患者能正确进行有效咳嗽、使用胸部叩击等措施，达到有效的咳嗽、咳痰。
2. 患者能保持呼吸道通畅，及时排出痰液和气道内的血液，不发生窒息的危险。
3. 患者能认识到增加营养物质摄入的重要性并能接受医务人员对饮食的合理化建议。
4. 患者能表达其焦虑情绪，焦虑减轻，能配合治疗和康复。

（二）实施与护理

1. 生活护理　患者居室应经常通风换气，换气时注意保护患者避免受凉。室内温湿度适宜，温度保持在22～24℃，相对湿度保持在50%～60%，保持气道湿润，利于纤毛运动，维护气道正常的廓清功能。因患者慢性长期咳嗽和咳大量脓性痰，机体消耗大，故应进食营养丰富的饮食，特别是供给优质蛋白，如蛋、奶、鱼、虾、瘦肉等。加强口腔护理，大量咳痰的患者，口腔内残有痰液，易发生口腔感染及口腔异味，因此，应嘱患者随时漱口，保持口腔清洁。

2. 心理护理　应为患者提供一个良好的休息环境，多巡视、关心患者，建立良好的护患关系，取得患者的信任，告知患者通过避免诱因、合理用药可以控制病情继续进展，缓解症状；相反，焦虑会加重病情。并教育家属尽可能地陪伴患者，给予患者积极有效的安慰、支持和鼓励。

3. 治疗配合

（1）病情观察：慢性咳嗽、咳大量脓性痰、反复咯血、反复肺部感染是支气管扩张的主要临床表现，痰量在体位改变时，如起床时或就寝后最多每日可达100～400ml，痰液经放置数小时后可分3层，上层为泡沫，中层为黏液、下层为脓性物和坏死组织，当伴有厌氧菌感染时，可有恶臭味。有50%～70%的支气管扩张患者有咯血症状，其咯血量差异较大，可自血痰到大咯血，应注意观察，及时发现患者有无窒息的征兆。

（2）体位引流

1）应根据病变的部位和解剖关系确定正确的体位。通过调整患者的体位，将患肺置于高位，引流支气管开口向下，以利于淤积在支气管内的脓液随重力作用流入大支气管和气管而排出。病变位于上叶者，取坐位或健侧卧位。病变位于中叶者，取仰卧位稍向左侧。病变位于舌叶者，取仰卧位稍向右侧。病变位于下叶尖段者，取俯卧位。

2）体位引流：每日2～4次，每次15～20min，在两餐之间进行。如痰液黏稠，可在引流前行雾化吸入，并在引流时用手轻叩患者背部，使附于支气管壁的痰栓脱落，促进引流效果。

3）引流过程中注意观察患者反应，如发现患者面色苍白、出冷汗、头晕、脉率增快、血压下降及有大咯血等，应立即停止引流，并采取相应措施。

（3）咯血的护理：根据咯血量，临床分为痰中带血、少量咯血（<100ml/d）、中等量咯血（100～500ml/d）或大量咯血（>500ml/d，或1次300～500ml）。

1）咯血量少者适当卧床休息，取患侧卧位，以利体位压迫止血。进食少量温凉流质饮食。

2）中等或大量咯血时应严格卧床休息，应用止血药物，必要时可经纤维支气管镜止血或插入球囊导管压迫止血。

3）大量咯血时取侧卧或头低足高位，预防窒息，并暂禁食。咯血停止后进软食，忌用咖啡、浓茶等刺激性食品。备好抢救物品及各种抢救药物。

4）观察再咯血征象，如患者突感胸闷、气急、心慌、头晕、咽喉部发痒、口有腥味并烦躁、发绀、神色紧张、面色苍白、冷汗、突然坐起，甚至抽搐、昏迷、尿失禁等，提示再咯血的可能。应立即置患者于头低足高侧卧位，通知医师并准备抢救。大咯血时可因血块堵塞大气管而致窒息或肺不张，故须立即将口腔内血块吸出，抽吸同时辅以轻拍背部，使气管内的血液尽快进入口腔。

（4）咯血与呕血的鉴别。

4. 用药护理　合并严重感染时可根据药物敏感试验选用抗生素，用法用量应遵医嘱，并及时观察药物过敏反应、不良反应。局部用药，如雾化吸入、及时协助患者排出痰液。咯血患者常规留置套管针，建立有效的静脉通路。大咯血时遵医嘱应用止血药，如神经垂体素，用药过程中注意观察止血效果和不良反应，如发现患者出现心慌、面色苍白、腹痛等，除通知医师外应立即减慢滴速，及时给予氧气吸入，备好抢救物品，如吸引器、简易呼吸器、气管插管、呼吸机、急救药品等。

5. 健康教育

（1）患有其他慢性感染性病灶如慢性扁桃体炎、鼻窦炎、龋齿等患者，应劝其积极治疗，以防复发。

（2）指导患者有效咳嗽、进行体位排痰：可指导患者将以往确定的病变肺叶和肺段置于高位，引流支气管开口向下，使痰液顺体位流至气管，嘱患者深呼吸数次，然后用力咳嗽将痰液咳出，如此反复进行。

（3）指导患者和家属了解疾病的发生、发展和治疗、护理过程及感染、咯血等症状的监测。

（4）嘱患者戒烟，注意保暖，预防感冒，并加强体育锻炼，增强机体免疫力和抗病能力。

（5）建立良好生活习惯，养成良好的心态，防止疾病的进一步发展。

七、预期结果与评价

1. 能有效咳痰，痰液易咳出。
2. 能正确应用体位引流、胸部叩击等方法排出痰液。
3. 及时发现患者窒息征兆，避免窒息发生。

4. 营养状态改善。
5. 能运用有效的方法缓解症状，减轻心理压力。

第八节 肺　　炎

一、肺炎球菌肺炎

(一) 临床表现

1. 症状　起病前常有受凉、淋雨、疲劳、醉酒、全身麻醉手术、感冒等病史。多急骤起病，寒战、高热，体温通常在数小时内升至 39～40℃，多呈稽留热，咳嗽、痰少，典型者呈铁锈色或带血丝，可有患侧胸痛，咳嗽或深呼吸时加剧。偶有恶心、呕吐、腹痛或腹泻等，易被误诊为急腹症。严重者可出现神志模糊、烦躁不安、嗜睡甚至昏迷。

2. 体征　患者呈急性病容，可有鼻翼扇动，皮肤干燥、灼热，口角及鼻周有单纯疱疹，严重时可出现发绀。早期肺部体征不明显，仅有呼吸运动减弱，叩诊稍浊，听诊可有呼吸音减低。肺实变时叩诊浊音、触诊语颤增强并可闻及支气管呼吸音。消散期可闻及湿性啰音，累及胸膜者可有胸膜摩擦音。有败血症者，可出现皮肤、黏膜出血，巩膜黄染等。

(二) 辅助检查

1. 血液检查　白细胞计数增高，可达 $10\sim20\times10^9/L$，中性粒细胞比例多在 80% 以上，并有核左移。

2. 痰液检查　痰直接涂片或痰培养可见肺炎链球菌。

3. X 线检查　早期仅见肺纹理增粗，肺叶稍模糊。随着病情进展，表现为大片均匀致密阴影或实变影，偶有少量胸腔积液。

(三) 诊断和鉴别诊断

根据典型临床症状、体征，结合实验室检查、胸部 X 线检查，诊断不难。病原菌检测是确诊本病的主要依据。但需与肺结核、其他肺炎、肺癌、急性肺脓肿等鉴别。

(四) 治疗

1. 抗菌药物治疗　首选青霉素 G，轻症患者，可肌内注射 80 万 U/次，3 次/d。病情重者，宜静脉滴注青霉素 G 240 万～480 万 U/次，1 次/6～8h。对青霉素过敏者，可改用头孢噻肟或头孢曲松、氟喹诺酮类等药物。

2. 支持及对症疗法　患者应卧床休息，多饮水，注意补充足够热量及维生素。密切监测血压等病情变化，注意防止休克的发生。胸痛剧烈者，可酌用镇痛药，但不用阿司匹林或其他解热药。并发感染性休克需积极补充血容量、应用血管活性药物等，必要时加用糖皮质激素。注意纠正水、电解质、酸碱平衡失调。

二、葡萄球菌肺炎

（一）临床表现

1. 症状　本病起病急骤，寒战、高热，体温多高达39～40℃，胸痛，痰量多，为脓性或带血丝。毒血症状明显，可有全身肌肉、关节酸痛、精神萎靡，病情严重者可早期出现周围循环衰竭。但院内感染者通常起病较隐袭，体温逐渐上升；老年人症状可不典型，均需注意。

2. 体征　早期可无体征，常与严重的中毒症状和呼吸道症状不平行，随病情发展可出现两肺散在的湿啰音。病变较大或融合时可有肺实变体征，并发气胸或脓气胸出现相应体征。

（二）实验室及其他检查

1. 血液检查　外周血白细胞计数明显升高，达（15～20）×10^9/L，中性粒细胞多在90%以上，可有核左移及中毒颗粒。

2. 痰液检查　培养有葡萄球菌生长。

3. X线检查　可呈肺段或肺叶实变，并可形成空洞或呈小叶状浸润阴影，其中有单个或多发的液气囊腔。X线阴影的多变性是其主要特征。

（三）诊断

根据起病急骤、全身毒血症状重、咳嗽、脓血痰，白细胞计数增高、中性粒细胞比例增加、核左移并有中毒颗粒和X线表现，可做出初步诊断。痰或血培养葡萄球菌阳性是确诊的依据。

（四）治疗

强调应早期清除、引流原发病灶，选用敏感的抗菌药物。近年来，金黄色葡萄球菌对青霉素G的耐药率已高达90%左右，故应首选耐青霉素酶的半合成青霉素或头孢菌素，如苯唑西林钠、氯唑西林、头孢呋辛钠等，联合氨基糖苷类如阿米卡星等静脉滴注，疗效较好。阿莫西林、氨苄西林与酶抑制剂组成的复方制剂对产酶金黄色葡萄球菌有效，可选用。如培养为MRSA（耐甲氧西林金黄色葡萄球菌），则应选用万古霉素、替考拉宁等药物。金黄色葡萄球菌肺炎病情重，疗程不宜太短，一般需2～3周，有合并症者可延长至6～8周。

三、肺炎支原体肺炎

（一）临床表现

潜伏期一般2～3周，起病较缓慢。症状较轻，主要为乏力、咽痛、头痛、咳嗽、发热、肌肉酸痛、食欲缺乏、腹泻等。较长期的阵发性刺激性干咳为本病最突出症状，也可咳少量黏液痰。偶伴胸骨后疼痛。查体可见咽部充血，颈部淋巴结肿大等。肺部体征少，偶可闻及两肺散在的干、湿啰音。

（二）辅助检查

1. 血液检查　血白细胞总数正常或略高，以中性粒细胞为主。
2. X线检查　可见肺部有多种形态的浸润影，呈节段性分布，以肺下野为多见。
3. 病原学检测　起病2周后，约2/3的患者冷凝集试验阳性，滴度＞1∶32。约50%的患者对链球菌MG凝集试验阳性。血清支原体IgM抗体的测定可进一步确诊。近年来，采用单克隆抗体免疫印迹法、核酸杂交技术及PCR技术等对诊断有重要价值。

（三）诊断

根据全身症状较轻，特征性刺激性干咳，结合X线表现及血清学检查结果可做出初步诊断。培养分离出肺炎支原体和血清支原体IgM抗体的测定则可确诊。本病需与病毒性肺炎、军团菌肺炎、浸润性肺结核等疾病相鉴别。

（四）治疗

本病有自限性，部分病例可自愈。但早期使用适当抗菌药物可减轻症状并缩短病程。大环内酯类抗菌药物为首选，如红霉素、罗红霉素和阿奇霉素。氟喹诺酮类如左氧氟沙星、莫西沙星等也可用于肺炎支原体肺炎的治疗。疗程一般为2～3周。青霉素或头孢菌素类等抗菌药物无效。对剧烈呛咳者，应适当给予镇咳药。

第九节　肺　结　核

一、临床表现

肺结核多见于青壮年，起病缓慢，病程较长。各型肺结核的临床表现不尽相同，但主要有以下症状和体征。

1. **呼吸系统症状**

（1）咳嗽、咳痰：是肺结核最常见症状。咳嗽多较轻，为干咳或少量黏液痰。

如合并其他细菌感染，痰可变为脓性，量增多。

（2）咯血：1/3～1/2的患者有不同程度的咯血，部分患者可作为首发症状。咯血量多少不一，多数患者为少量咯血，少数为大咯血。

（3）胸痛：病变累及胸膜时可出现胸痛，随呼吸运动和咳嗽而加重。

（4）呼吸困难：多见于广泛肺组织破坏、大量胸腔积液或胸膜肥厚患者。

2. 全身症状　发热最为常见，多为午后潮热，常伴盗汗、乏力、食欲减退和体重减轻等，常被称为"结核中毒"症状。育龄女性患者可出现月经不调或闭经。

3. 体征　与病变部位、范围、性质有关。病变位置较深、范围较小时，查体可无明显异常。渗出性病变范围较大或干酪样肺炎时，则可出现肺实变体征：语颤增强、叩诊呈浊音、听诊闻及支气管呼吸音和细湿啰音。慢性纤维空洞性肺结核，可有气管向患侧移位，患侧胸廓塌陷、叩诊呈浊音、听诊呼吸音减弱、可闻及湿啰音。渗出性胸膜炎时有胸腔积液体征：气管向健侧移位、患侧胸廓饱满、语颤减弱、叩诊实音、听诊呼吸音消失等。

二、辅助检查

1. 结核菌检查　是确诊肺结核最特异的方法，也是判断疗效、随访病情的重要指标。痰中找到结核分枝杆菌是确诊肺结核的主要依据。可采用直接涂片法、集菌法或培养法。其中痰涂片抗酸染色是诊断传染性肺结核最简单、可靠的方法，痰培养加药物敏感试验可确诊并判断结核菌有无耐药。

2. 影像学检查　胸部X线检查是诊断肺结核的重要方法，也是考核疗效的指标之一。可以早期发现结核病变，并确定病变范围、部位、形态、密度、与周围组织的关系，还能判断病变性质、有无活动性、有无空洞等。肺结核病灶多位于肺上部，单侧或双侧，多种性质的病灶可同时存在。胸部CT有助于发现细微病灶和隐蔽病灶。

3. 结核菌素试验　对儿童、少年及青年的结核病诊断有参考意义。但阳性仅表示结核感染，并不一定患病。方法：将结核菌素纯蛋白衍生物（PPD-RT23）在左侧前臂屈侧中上部1/3处，0.1ml（5IU）皮内注射，试验后48～72h观察和记录结果。硬结直径4mm为阴性，5～9mm为弱阳性，10～19mm为阳性，≥20mm或虽<20mm但局部出现水疱或坏死为强阳性。结核菌素试验反应愈强，对结核病的诊断愈重要。但结核菌素试验受许多因素的影响，如营养不良、HIV感染、麻疹、水痘、严重的细菌感染包括重症结核病如结核性脑膜炎等，结核菌素试验可为阴性。

4. 其他　红细胞沉降率可增快，但无特异性。外周血白细胞总数多正常或减低（合并其他细菌感染时可增高）。

三、诊断

1. 诊断依据

（1）症状和体征：主要表现为午后低热、盗汗、乏力、食欲降低、消瘦等结核中毒症状，以及咳嗽、咯血、胸痛等呼吸系统症状。但多数患者早期症状不典型，故对不明原因的长期低热、消瘦、痰中带血、长时间的干咳及有肺结核密切接触史者等均应考虑结核病的可能。

（2）实验室检查和影像学检查：胸部X线检查是早期发现肺结核的重要方法，也是分型和确定病灶部位、范围、性质、活动性等的重要依据。痰中找到结核分枝杆菌是确诊肺结核的主要依据，同时也是观察疗效、确定有无传染性的重要指标，但应连续多次检查。

2. 诊断要求　临床上完整的肺结核诊断记录应包括5部分，即肺结核的类型、部位、痰菌情况、化学治疗史、活动性及转归。

例如，继发型肺结核右上涂（一），初治。

本病应与肺炎、肺癌、肺脓肿等疾病相鉴别。

四、治疗

1. 化学药物治疗　肺结核化学药物治疗的原则是早期、联合、规律、适量、全程。整个治疗方案分强化和巩固两个阶段。总疗程一般为6～9个月。

2. 常用抗结核病药物

（1）异烟肼（isoniazid，INH，H）：对巨噬细胞内外的结核分枝杆菌均具有杀菌作用。成人剂量为每日300mg，顿服；儿童为每日5～10mg/kg，最大剂量每日不超过300mg。主要不良反应为肝功能损害和周围神经炎。

（2）利福平（rifampicin，RFP，R）：对巨噬细胞内外的结核分枝杆菌均有快速杀菌作用，与异烟肼联用可显著缩短疗程。成人剂量为每日8～10mg/kg，体重在50kg及以下者为450mg，50kg以上者为600mg，顿服。儿童每日10～20mg/kg。间歇用药为600～900mg，每周2次或3次。主要不良反应为肝功能损害和过敏反应。

（3）吡嗪酰胺（pyrazinamide，PZA，Z）：主要是杀灭巨噬细胞内酸性环境中的B菌群。常与INH和RFP联用。成人用药为1.5g/d，每周3次用药为1.5～2.0g/d，儿童每日为30～40mg/kg。常见不良反应为肝损害、胃肠道反应、关节痛和高尿酸血症。

（4）乙胺丁醇（ethambutol，EMB，E）：常与INH、RFP、PZA联用。成人剂量

为0.75～1.0g/d，每周3次用药为1.0～1.25g/d。不良反应为视神经炎，治疗中应注意密切观察，发现视力异常应及时就医。

（5）链霉素（streptomycin，SM，S）：对巨噬细胞外碱性环境中的结核分枝杆菌有杀菌作用。肌内注射，每日量为0.75g，每周5次；间歇用药每次为0.75～1.0g，每周2～3次。不良反应主要为耳毒性、前庭功能损害和肾毒性，应严格掌握使用剂量，儿童、老人、孕妇、听力障碍和肾功能不良等患者慎用或不用。

3. 化学治疗方案

（1）初治涂阳肺结核

1）每日用药方案：①强化期，异烟肼、利福平、吡嗪酰胺和乙胺丁醇，顿服，2个月。②巩固期，异烟肼、利福平，顿服，4个月。简写为：2HRZE/4HR。

2）间歇用药方案：①强化期，异烟肼、利福平、吡嗪酰胺和乙胺丁醇，隔日1次或每周3次，2个月。②巩固期，异烟肼、利福平，隔日1次或每周3次，4个月。简写为：2H3R3Z3E3/4H3R3。

（2）复治涂阳

1）每日用药方案：①强化期，异烟肼、利福平、吡嗪酰胺、链霉素和乙胺丁醇，每日1次，2个月。②巩固期，异烟肼、利福平和乙胺丁醇，每日1次，4～6个月。简写为：2HRZSE/4～6HRE。

2）间歇用药方案：①强化期，异烟肼、利福平、吡嗪酰胺、链霉素和乙胺丁醇，隔日1次或每周3次，2个月。②巩固期，异烟肼、利福平和乙胺丁醇，隔日1次或每周3次，6个月。简写为：2H3R3Z3S3E3/6HRE。

（3）初治涂阴

1）每日用药方案：①强化期，异烟肼、利福平、吡嗪酰胺，每日1次，2个月。②巩固期，异烟肼、利福平，每日1次，4个月。简写为：2HRZ/4HR。

2）间歇用药方案：①强化期，异烟肼、利福平、吡嗪酰胺，隔日1次或每周3次，2个月。②巩固期，异烟肼、利福平，隔日1次或每周3次，4个月。简写为：2H3R3Z3/4H3R3。

4. 对症治疗

（1）咯血。治疗原则：镇静、止血药物、患侧卧位，预防和抢救窒息。小量咯血可给予安慰、消除紧张情绪。卧位休息，应用氨基己酸、氨苯甲酸、酚磺乙胺等止血药物；大咯血可应用神经垂体素静脉注射，但高血压、冠状动脉粥样硬化性心脏病、心力衰竭患者和孕妇禁用。大咯血时突然出现呼吸急促、口唇发绀、烦躁不安等症状应考虑窒息，应采取下列措施及时抢救：头低足高45°的俯卧位，同时拍击健侧背部，使积血和血块尽快由气管排出，或直接刺激咽部以咳出血块。有条件的可行气管插管或气管切开。

（2）毒性症状和胸腔积液：在结核中毒症状严重或为加快胸腔积液吸收时可适当应用糖皮质激素。但必须确保在有效抗结核药物治疗的情况下使用。如泼尼松口服，每日20mg，顿服，1～2周后每周递减5mg，总疗程为6～8周。

5. 一般支持治疗　如注意休息，加强营养。

6. 外科手术治疗　适应证为：经合理化学治疗后无效；多重耐药的厚壁空洞；结核性脓胸；支气管胸膜瘘；大咯血经非手术治疗无效者。

第十节　原发性支气管肺癌

一、临床表现

与肿瘤类型、大小、部位、发展阶段、有无并发症或转移有密切相关。早期可无任何症状，随病程进展可出现以下4类临床表现。

1. 原发肿瘤引起的症状和体征

（1）咳嗽：为早期症状，多为刺激性干咳，呈持续性，可为高调金属音性咳嗽或刺激性呛咳。伴继发感染时，痰量增加，呈黏液脓性。

（2）咯血：可为间歇或持续性痰中带血，如肿瘤侵蚀大血管，则可引起大咯血。多见于中央型肺癌。

（3）气短或喘息：肿瘤或转移到肺门的淋巴结致压迫主支气管，导致气道部分阻塞时，可出现呼吸困难、气短、喘息等，听诊时可有哮鸣音。

（4）发热：由肿瘤组织坏死或肿瘤引起的阻塞性肺炎所致，抗生素治疗效果不佳。

（5）体重下降：在肿瘤晚期，由于慢性消耗、食欲减退等原因，可出现消瘦或恶病质，为恶性肿瘤的常见症状之一。

2. 肺外胸内扩展引起的症状和体征

（1）胸痛：见于约50%的患者。如肿瘤侵犯胸膜，产生不规则的钝痛或隐痛，在呼吸、咳嗽时加重。此外，肿瘤压迫肋间神经或肋骨、脊柱受侵犯，也可出现。

（2）声音嘶哑：系肿瘤压迫喉返神经所致。

（3）咽下困难：癌肿侵犯或压迫食管，可引起咽下困难。

（4）胸腔积液：约10%的患者有不同程度的胸腔积液，提示肿瘤转移累及胸膜。

（5）上腔静脉阻塞综合征：肿瘤或转移的肿大淋巴结压迫上腔静脉时，出现头面部和上肢水肿、颈静脉怒张等表现。

（6）Horner综合征：肺尖部肺癌又称肺上沟癌，可压迫颈部交感神经节，引起患侧上眼睑下垂、瞳孔缩小、眼球内陷，同侧额部、面部无汗。如肿瘤压迫臂丛神经，则可出现以腋下、上肢内侧的烧灼样疼痛，夜间更明显。

3. 胸外转移引起的症状和体征　肿瘤可向远处转移，多见于小细胞肺癌，出现相应的症状和体征。

（1）中枢神经系统：可有头痛、恶心、呕吐等颅内高压的症状。少数患者可出现癫痫发作、偏瘫、定向力和语言障碍、肌无力及精神症状。

（2）骨骼：可引起骨痛和病理性骨折。

（3）腹部：部分小细胞肺癌可转移到胰腺，出现胰腺炎症状或阻塞性黄疸。

（4）淋巴结：最常见右侧锁骨上淋巴结转移。

4. 肺外表现　部分肺癌可产生内分泌物质，出现非转移性全身症状和体征，称为副癌综合征，主要表现如下。

（1）肥大性肺性骨关节病：多侵犯上、下肢长骨远端，发生杵状指（趾）和肥大性骨关节病。

（2）分泌异位促性腺激素：多见于大细胞肺癌，表现为男性乳房发育和增生性骨关节病。

（3）分泌促肾上腺皮质激素样物：如小细胞肺癌可引起库欣综合征。

（4）分泌抗利尿激素：可引起厌食、恶心、呕吐等水中毒症状。

（5）神经肌肉综合征：包括小脑皮质变性、周围神经病变、重症肌无力和肌病等。多见于小细胞未分化癌。

（6）高钙血症：患者表现为嗜睡、厌食、恶心、呕吐和体重减轻及精神变化。常见于鳞癌。

（7）类癌综合征：主要表现为面部、上肢、躯干的潮红或水肿，腹泻、心动过速、喘息、瘙痒和感觉异常。

二、辅助检查

1. 胸部X线检查　是发现肺癌最重要的基本方法。

（1）中央型肺癌：主要表现为单侧性、不规则的肺门肿块影，也可表现为支气管阻塞征象如局限性气肿、肺不张、阻塞性肺炎或肺脓肿等。

（2）周围型肺癌：可呈局限性小斑片状阴影，边缘不清，密度较淡。也可在肺野周围出现密度增高、圆形或类圆形块状影，常呈分叶状、有切迹或毛刺。

2. 胸部CT扫描和磁共振显像（MRI） 胸部CT的分辨率更高，其优点在于：能够发现普通X线检查所不能显示的病变，包括细小病灶和位于心脏后、脊柱旁、近肋骨处等隐蔽部位的病灶；可显示早期肺门和纵隔淋巴结肿大；邻近器官有无侵犯等。高分辨率CT还能清晰地显示肿瘤的分叶、边缘的毛刺、支气管充气征等。此外，利用三维重建技术还可发现段支气管以上管腔内的肿瘤或狭窄。磁共振显像在明确肿瘤与大血管之间的关系上比CT有优越性。

3. 单光子发射计算机断层显像（SPECT） 利用肿瘤细胞摄取放射性核素与正常细胞之间的差异，进行肿瘤定位、定性和骨转移的诊断。此方法简单、方便。

4. 正电子发射计算机体层显像（PET） PET对肺癌的敏感性和特异性均高达90%以上，对发现转移病灶也很敏感。故可用于肺癌及淋巴结或骨转移的定性诊断，价值优于SPECT。

5. 痰细胞学检查 对中央型肺癌的检出阳性率可达80%，但对周围型肺癌的诊断率仅为50%。连续3次以上送检可提高阳性率。

6. 纤维支气管镜检查 可直接观察到肿瘤，并可获取组织和细胞做病理学检查。经支气管镜肺活检可提高周围型肺癌的诊断率。对诊断、确定病变范围等均有很大帮助。

7. 经胸壁穿刺细胞学检查 对病变靠近胸壁的周围型肺癌可采用经胸壁穿刺细胞学检查，阳性率较高，但可能发生气胸、血胸、感染及肿瘤细胞扩散等并发症，故应严格掌握适应证。

8. 纵隔镜/胸腔镜检查 纵隔镜检查可以明确有无纵隔转移、淋巴结转移。胸腔镜检查则主要用于确定胸腔积液或胸膜肿块的性质。

9. 胸腔积液检查 抽取胸腔积液离心沉淀做细胞学检查，有可能找到癌细胞。

10. 肿瘤标志物检测 常用标志物包括蛋白质、内分泌物质和各种抗原物质如癌胚抗原（CEA）、CA-125、CA-199，神经特异性烯醇酶（NSE）对小细胞肺癌的诊断有一定帮助，但特异性不高。

11. 开胸肺活检 高度怀疑肺癌，但经痰细胞学检查、支气管镜检查和穿刺活检等多种检查均未能明确诊断者，可考虑开胸肺组织活检，但必须结合患者的年龄、肺功能等情况考虑能否耐受手术。

三、诊断

肺癌如能早期治疗，可以明显提高生存率甚至有望治愈，故应尽可能做到早期诊断。详细询问病史，及时进行影像学、细胞学及纤维支气管镜等检查，可使大多数肺癌患者得到确诊。对40岁以上长期重度吸烟者或有其他危险因素接触史者，出现以下情况应重点排查：无明显诱因的刺激性干咳持续2～3周，治疗无效；咳嗽性质在短期内发生改变；反复或持续咯血，无其他原因可以解释；反复发作的同一部位肺炎，治疗效果欠佳；原因不明的四肢关节疼痛及杵状指（趾）；影像学检查提示局限性肺气肿或肺不张；孤立性圆形病灶和单侧性肺门阴影增大；胸腔积液呈血性、进行性增加者。

肺癌应与肺结核、肺炎、肺脓肿、纵隔淋巴瘤、结核性渗出性胸膜炎等疾病相鉴别。

四、治疗

治疗方法有手术治疗、化学治疗、放射治疗、生物治疗和中医中药治疗等，但单一方法治疗的疗效均不令人满意，故应采用综合性治疗。具体方案主要根据肿瘤的组织学分类、分期、患者全身情况等决定。

1. 手术治疗　目前仍然是最为有效的治疗方法，对于可耐受手术的Ⅱb期以前的患者为首选。

2. 放射治疗（简称"放疗"）　Ⅲ期以上的患者以及拒绝或不能耐受手术的Ⅰ、Ⅱ期患者均可考虑根治性放疗；对有远处转移、恶性胸腔积液者可考虑姑息性放疗。

3. 化学治疗（简称"化疗"）　小细胞肺癌等对化疗较为敏感，联合化疗可增加此类患者生存率、缓解症状和提高生活质量。可选用如紫杉醇＋卡铂、长春瑞滨＋顺铂等以铂类为基础的化疗方案。

4. 生物反应调节剂　干扰素、转移因子、左旋咪唑等生物反应调节剂在肺癌尤其是小细胞肺癌的治疗中可能起到增加机体对化疗、放疗的耐受性，提高疗效的作用。

5. 中医中药　中医中药在提高机体的抗病能力，减少放疗、化疗的不良反应等方面可起到一定的辅助作用。

五、预防和预后

避免接触与肺癌发病有关的危险因素（如吸烟和大气污染），加强职业接触中的劳动保护。肺癌的预后取决于早发现、早诊断、早治疗。以手术、化疗和放疗为基础的综合性治疗近30年取得了一定的进展，使肺癌总体5年生存率有了较大幅度的提高。

第二章 肺脓肿的管理与康复教育

一、概念

肺脓肿指微生物引起肺实质发生坏死性病变，形成包含坏死物或液化坏死物的脓腔，常表现有气液平面。早期为肺组织的化脓性炎症，继而坏死、液化，由肉芽组织包绕形成脓肿。临床特点为高热、咳嗽和咳大量脓臭痰。本病可见于任何年龄，青壮年男性及年老体弱有基础疾病者多见。

二、临床表现

1. 厌氧菌感染　典型特征会提示肺部感染，包括发热、咳嗽和咳痰。患者通常存在慢性全身性疾病的证据，即盗汗、体重减轻和贫血。大部分患者都有恶臭或发酸的痰液。体格检查的典型表现是：牙龈疾病、伴有会降低意识水平或导致吞咽困难的疾病、发热，以及提示胸腔积液和（或）肺实质病变的异常肺音。

2. 其他细菌性病原体

（1）金黄色葡萄球菌：一般都是年轻成人或青少年流感患者中的暴发性疾病。表现为休克、中性粒细胞减少、肺部坏死。

（2）肺炎克雷伯杆菌：可引起肺脓肿，其病程可能进展较快，表现为组织坏死、菌血症高发及抗生素起效慢。

（3）诺卡菌：特别是长期使用糖皮质激素免疫功能受损宿主。

3. 其他病原体　分枝杆菌和真菌有时也会导致肺脓肿。

三、治疗

肺脓肿的治疗应根据病原体和相应情况进行。治疗的原则是早期应用有针对性的强有力的抗生素，辅以良好的支气管引流。

1. 抗生素治疗　一般选用青霉素。对青霉素过敏或不敏感者，可用林可霉素、克林霉素或甲硝唑等药物。若疗效不佳，要注意根据细菌培养和药物敏感试验结果选用有效抗菌药物。

2. 引流排痰　可缩短病程，提高疗效。无禁忌证者可采取体位引流排痰；有条件者可尽早应用纤维支气管镜冲洗及吸引治疗，脓腔内还可注入抗生素，加强局部治疗。

3. 外科手术治疗和介入治疗　经皮置管引流术、内镜下引流术、联合介入治疗、支气管内超声导管鞘下引流术、微创真空辅助闭合疗法等方法。

四、健康评估

1. 健康史

（1）个人史：评估患者的性别、年龄、文化程度、宗教信仰、职业、起居和卫生习惯、饮食习惯与质量、烟酒嗜好与摄入量，有无疫区居住史、其他不良嗜好，近1周内有无淋雨、劳累，以及有无营养不良等。

（2）既往史：评估患者既往是否患有病毒感染、高血压、糖尿病、心脏病、上呼吸道感染、肺炎、支气管炎以及口腔病灶等病史，有无外伤史、手术史、药物或食物过敏史，以及既往的接种史及服药情况。

2. 身心评估

（1）全身状况：评估患者生命体征、呼吸功能、皮肤、营养状况、有无不适主诉如发冷、胸痛等症状。

（2）心理-社会状况：评估患者有无痛苦、焦虑、抑郁、恐惧、悲观等不良情绪反应；疾病是否对患者生活、睡眠产生影响；患者的社会支持系统、家庭经济承受能力如何。

3. 相关治疗及检查　了解患者的治疗经过和方案；了解患者相关实验室检查、痰细菌学检查、X线检查和纤维支气管镜检查结果。

五、管理措施

1. 心理管理　肺脓肿患者经常因咳出大量脓痰产生的不良刺激，出现焦虑、忧郁情绪。医护人员应给予极大的关心，讲解疾病治疗的过程、配合方法，指导患者进行心理放松训练及有效咳嗽、咳痰方法，减轻焦虑、紧张情绪，增加战胜疾病的信心。

2. 病情观察及管理

（1）密切观察患者咳嗽、咳痰、胸痛的性质，痰液的颜色、性质、气味、量，静置后是否分层，是否带血。

（2）监测体温、脉搏、呼吸，每4h测量1次，体温忽然升高或骤降时，要与医师联系。

（3）严密观察患者是否有呼吸困难、发绀加重、烦躁不安、意识障碍等呼吸道阻塞的情况发生，根据病情，准备好气管插管和呼吸机等设备；出现胸闷气促、咳嗽无力、精神紧张、面色灰暗、喉部有痰鸣音等窒息先兆时，应立即让患者侧卧取头低足高位，立即吸出痰液或血块，并报告医师。

3. 一般管理　保持病室清洁，维持室温在18～22℃，湿度在50%～70%。嘱患者多饮水，每天1 500～2 000ml。吸烟者劝其戒烟。给予清淡、易消化的高热量、高蛋白、高维生素的流质或半流质饮食。协助做好口腔管理，以清除口臭，促进食欲。进餐的同时可以吸氧，以免进餐时气短，影响食欲。

4. 高热管理　患者高热时应卧床休息，出现畏寒、寒战时要保暖。观察皮肤颜色、出汗状况，出汗后要及时更换衣服，遵医嘱补液。

5. 体位引流　根据病变部位采用肺段、支气管引流的体位，使支气管内痰液借重力作用，经支气管、气管排出体外。对脓痰较多且体质虚弱的患者应进行监护，以免无力咳嗽、大量脓痰涌出造成窒息。对年老体弱、呼吸困难明显或在高热、咯血期间不宜行体位引流的患者，必要时可经口吸痰或支气管镜吸痰。

6. 用药管理

（1）祛痰药、支气管扩张药的管理：指导患者掌握药物疗效、剂量、用法，尤其注意药物不良反应，如溴己新偶见恶心、转氨酶升高，胃溃疡患者慎用。此类药物在用药过程中应及时清除气道分泌物，密切观察病情，协助患者翻身、拍背，以促进痰液排出。

（2）抗生素：首选青霉素，青霉素的不良反应主要是过敏反应，常见的有荨麻疹、药热、皮炎、关节红肿及血管性神经性水肿等，最严重的会出现过敏性休克。用药时应注意询问患者过敏史，用药后观察、记录降温、排痰效果。

六、康复教育

1. 为预防复发，抗菌治疗疗程会比较长，嘱患者遵医嘱坚持治疗。指导者不要过度疲劳，定期到医院复诊。

2. 指导患者预防呼吸道感染，每天要开窗通风，少去人员密集的场所，不随地吐痰。

3. 告知患者及时处理牙周脓肿病灶，及时治疗肺炎，控制肺外化脓性病灶，不挤压疖、痈，防止发生继发性或血源性肺脓肿。

第三章　肺栓塞的管理与康复教育

一、概念

肺栓塞是以各种栓子阻塞肺动脉或其分支为其发病原因的一组疾病或临床综合征的总称，包括肺血栓栓塞症、脂肪栓塞综合征、羊水栓塞、空气栓塞、肿瘤栓塞等，其中肺血栓栓塞症是最常见类型。

二、临床表现

肺栓塞的临床体征和症状缺乏特异性，部分肺栓塞患者可以完全无症状。大多数患者可出现呼吸困难、胸痛、先兆晕厥或晕厥以及咯血等症状。少数患者可出现动脉低血压和休克。

三、治疗

1. 抗凝

（1）对于所有院内急性肺栓塞患者，如无抗凝禁忌，均应立即给予抗凝治疗，并尽快请相关科室会诊。对于临床评估为肺栓塞可能的患者，在等待检查结果的同时就应开始抗凝治疗。

（2）对于癌症静脉血栓栓塞症患者或癌症仍处于活动期的患者推荐长期抗凝治疗，首选低分子量肝素，有助于减少复发风险。

（3）对于诱发型肺栓塞，在临时性危险因素已不存在情况下，推荐抗凝3个月。对于非诱发型肺栓塞，若出血风险低，推荐长期抗凝。对于二次发生非诱发型肺栓塞的大部分患者，推荐终生抗凝。

（4）常用抗凝药物：肝素一般需要持续静脉注射，而低分子量肝素为皮下注射用药。常用的口服抗凝药主要包括华法林、利伐沙班、阿哌沙班、达比加群和依度沙班。

2. 溶栓　溶栓治疗仅用于高危及部分中高危患者，在症状出现后48h内开始溶栓可观察到最大获益，但患病后6～14d溶栓同样可以获益。

四、健康评估

1. 健康史

(1) 个人史：评估患者的性别、年龄、营养状况、文化程度、宗教信仰、职业、起居和卫生习惯、饮食习惯与质量、烟酒嗜好与摄入量，有无疫区居住史、其他不良嗜好等。

(2) 既往史：评估患者既往是否患有静脉血栓栓塞症发病史、血栓性静脉炎、静脉曲张、晕厥病史、间断发作或进行性加重的呼吸困难和胸痛病史；有无外伤史、手术史、药物或食物过敏史、接种史及服药史。评估女性患者妊娠情况及是否有口服避孕药史。

(3) 家族史：评估患者是否有肺栓塞家族史。

2. 身心评估

(1) 全身情况：评估患者生命体征、呼吸功能、意识状况、有无不适主诉，如胸背疼痛等症状。

(2) 心理-社会状况：评估患者有无痛苦、焦虑、抑郁、恐惧、悲观等不良情绪反应；疾病是否对患者生活、睡眠产生影响；患者的社会支持系统、家庭经济承受能力如何。

3. 相关治疗及检查　了解患者的治疗经过和方案；了解患者已经进行的主要检查及阳性结果，包括影像学检查（螺旋CT、肺动脉造影、胸部X线检查、放射性核素肺扫描、心脏超声检查）、其他检查（心电图）。

五、管理措施

1. 心理管理　肺栓塞患者由于其呼吸困难、胸痛、咯血等症状有发生晕厥甚至猝死的可能，所以患者易产生恐惧心理。因此应加强沟通，鼓励患者表达自己恐惧的心理，并对患者进行心理疏导，增加其安全感。并鼓励家属理解患者，以增加患者的信心，使患者更好地配合治疗。

2. 病情观察及管理　由于PTE患者病情变化快，所以应注意观察呼吸、心率、血压、血氧饱和度及血气的变化。对高度怀疑或确诊PTE的患者，应进行24h监护。

(1) 呼吸状态：当出现呼吸困难、动脉血氧饱和度降低、心率加快等表现时则提示呼吸功能受损、机体处于缺氧状态。

(2) 意识状态：观察患者有无烦躁不安、嗜睡、意识模糊、定向力障碍等脑缺氧的表现。

（3）循环状态：肺动脉栓塞可导致心功能不全，需监测患者有无静脉充盈度增高、肝大、肝-颈静脉回流征阳性、下肢水肿及静脉压升高等右心功能不全的表现。当较大的肺动脉栓塞后，可使左心室充盈压降低、心排血量减少，因此需严密监测血压和心率的变化。

（4）心电活动：肺动脉栓塞时可导致心电图的改变，应密切监测心电图的变化。

（5）观察患者双下肢的变化：有无酸胀、肿胀、乏力、双下肢不对称等，每天用皮尺测量双下肢的周径（大腿：距髌骨上10cm处测量；小腿：距胫骨结节下10cm处测量），准确记录并报告医师。

（6）做好治疗过程中出凝血系统的监测：主要包括APTT、PT、INR和血小板计数的监测。

3. 低氧血症的管理　密切观察患者血氧饱和度的变化及症状、体征的改变，遵医嘱采取相应的治疗措施，如对低氧血症的患者可经鼻导管或面罩吸氧。当合并严重呼吸衰竭时，可采用经鼻（面）罩无创机械通气或经气管插管机械通气治疗等。

4. 抗凝治疗的管理

（1）由于低分子量肝素的抗凝作用，可能在注射部位出现小血肿及小硬结。皮下注射有其特殊要求：两次注射点间距不应小于2cm，像握笔一样握住注射器（注射前无须排气，将空气弹至药液上方即可），捏起高约2.5cm的清洁区域形成皮肤褶皱，将针头以90°垂直向下直接插入皮肤褶皱中，注射全程提捏皮肤，缓慢注射，注射后等待10s，使药液基本扩散后再拔针，以与插入时相同的角度将针头直接拔出，并释放皮肤褶皱，拔针后按压3～5min。

（2）抗凝治疗常见的并发症是出血和血小板减少，严重出血特别是颅内出血可直接导致患者死亡。所以在抗凝治疗过程中要密切观察患者神志、生命体征的变化，以及皮肤黏膜、大小便颜色、有无咖啡色呕吐物等，及时发现出血征象，并及时处理。

5. 生活管理

（1）休息：肺栓塞活动期间绝对卧床，一般应在充分抗凝的前提下卧床2～3周；无明显症状且生活能自理者也应卧床。床上活动时避免突然坐起并注意不要过度屈曲下肢，严禁挤压、按摩患肢，防止血栓脱落，造成再次栓塞。

（2）饮食管理：宜食用蛋白质、维生素、纤维素含量高的食品，少食高胆固醇食物，禁食辛辣食物，保持平衡膳食和良好的饮食习惯。在口服抗凝药，尤其是口服华法林期间应减少食用富含维生素K的食物。

（3）预防便秘：保持大便通畅，以免因腹腔压力突然增高使静脉血栓脱落，必要时给予缓泻药。

（4）皮肤管理：由于急性期限制患者活动，以卧床休息为主，应注意观察患者受压部位皮肤颜色的变化，保持床单的清洁、干燥，可以在患者受压的骨隆突处使用减压敷料，以预防压力性损伤的发生。

六、康复教育

1. 指导患者避免吸烟，适当增加液体摄入，防止血液凝缩。有高血脂、糖尿病等导致高血液凝固性病史的患者应积极治疗原发病。

2. 遵医嘱使用抗凝药物预防肺栓塞，包括低分子量肝素、低剂量肝素、华法林等。还可使用物理方法预防，包括序贯加压袜和间歇充气压缩泵等，这些方法能够增加下肢血流、减少血液瘀滞。

第四章 肺炎的管理与康复教育

一、概念

肺炎是由多种病原菌引起的肺实质或间质内的急性渗出性炎症。引起肺炎的病原体有细菌、真菌、衣原体、支原体、立克次体、病毒等微生物以及原虫、吸虫、绦虫等寄生虫，其他因素如理化因素及过敏因素亦能引起肺炎，其中以细菌性肺炎最常见。

二、临床表现（表4-1）

表4-1 不同类型病原体肺炎的临床表现

可能病原体	临床特征及危险因素
细菌	急性起病，高热，可伴有寒战，脓痰、褐色痰或血痰，胸痛 肺部实变体征或湿啰音 外周血白细胞计数明显升高，C反应蛋白（CRP）升高 影像学可表现为肺泡浸润或实变呈叶段分布
支原体、衣原体	年龄<60岁，基础病少，持续咳嗽，无痰或痰涂片检查未发现细菌 肺部体征少 外周血白细胞计数 $< 10 \times 10^9$/L 影像学可表现为小叶中心性结节、树芽征、磨玻璃影以及支气管壁增厚，病情进展可呈实变
病毒	多数具有季节性，可有流行病学接触史或群聚性发病，急性上呼吸道症状，肌痛，抗菌药物治疗无效 外周血白细胞计数正常或减低、降钙素原（PCT）< 0.1ng/ml 影像学表现为双侧、多叶间质性渗出，磨玻璃影，可伴有实变

三、治疗

选用抗生素应遵循抗菌药物治疗原则，即对病原体给予针对性的治疗。

1. 细菌性肺炎　根据本地区流行病学资料，先行经验性治疗，再根据病情演变和病原学检查结果进行调整。

2. 病毒性肺炎　抗病毒治疗，对症处理和支持疗法，预防继发细菌感染和并发症的发生。

3. 肺炎支原体　早期使用适当抗生素可减轻症状，缩短病程至 7～10 天，对剧烈咳嗽者，应适当给予镇咳药。

4. 肺炎支原体、衣原体肺炎　加强管理和休息，保持呼吸道通畅，抗生素治疗。

四、健康评估

1. 健康史

（1）个人史：评估患者的性别、年龄、文化程度、宗教信仰、职业、起居和卫生习惯、饮食习惯与质量、烟酒嗜好与摄入量，有无疫区居住史、其他不良嗜好。

（2）既往史：评估患者既往有无着凉、淋雨、劳累等诱因，是否患有上呼吸道感染史，慢性阻塞性肺疾病、糖尿病等慢性病史，使用过抗生素、激素、免疫抑制药等；有无外伤史、手术史、药物或食物过敏史。

2. 身心评估

（1）全身情况：评估患者意识状况、生命体征、皮肤黏膜、淋巴结、呼吸功能、有无不适主诉，如胸痛。

（2）心理 - 社会状况：评估患者有无痛苦、焦虑、恐惧、悲观等不良情绪反应；疾病是否对患者的生活、睡眠产生影响；患者的社会支持系统、家庭经济承受能力如何。

3. 相关治疗及检查　了解患者的治疗经过和方案；了解患者已经进行的主要检查及阳性结果，包括血常规、痰细菌学检查、X 线检查、血气分析结果等。

五、管理措施

1. 心理管理　以通俗易懂的语言耐心讲解疾病相关知识，各种检查、治疗和管理的目的。特别是感染性休克的患者，应及时与患者及家属进行沟通，减轻其心理负担，使患者能够积极配合治疗。

2. 病情观察及管理

（1）密切观察患者生命体征的变化，尤其是呼吸频率、节律、深度和形态的改变。

（2）观察痰液的颜色、性质、量和气味，如肺炎球菌肺炎患者的痰液呈铁锈色，厌氧菌感染者痰液多有恶臭味。

（3）遵医嘱留取痰标本进行痰培养及药物敏感试验，痰标本的留取最好在抗生素使用前，取气道深部痰液，室温采集后应在 2h 内送检。

（4）监测白细胞计数和分类、动脉血气分析结果，必要时监测每小时尿量和尿比重，准确记录24h出入量。

（5）密切监测体温变化并注意观察患者末梢循环情况，若体温高热而四肢厥冷、发绀等则提示病情加重。体温骤升或骤降时应随时测量和记录。

（6）患者大量出汗、食欲缺乏及呕吐时，应密切观察有无脱水现象，并监测血常规、血细胞比容、电解质变化等。

3. 一般管理

（1）病室空气流通，室温维持在18～20℃，湿度60%为宜，保持环境安静。

（2）限制家属探视，保证患者足够的休息，限制身体活动以减轻氧气消耗；管理工作集中进行，避免打扰患者休息。

（3）加强口腔管理，保持呼吸道畅通。进食前协助患者漱口，以清除口腔由痰液或药物引起的异味。

（4）指导并协助胸痛患者宜采取患侧卧位，通过减小呼吸幅度来减轻局部疼痛，注意每2h变化体位一次，以促进肺扩张，减少分泌物在肺部的淤积。

（5）高热时采取酒精擦浴、冰袋、冰帽等物理降温，预防惊厥。

4. 饮食管理　协助患者进食高蛋白、高热量、高维生素、清淡易消化的流质或半流质饮食，宜少食多餐，避免压迫膈肌；监测患者体重和能量供给，及时调整饮食。

5. 咳嗽与咳痰的管理

（1）指导患者做深而慢的呼吸练习，以及有效咳嗽和咳痰的方法。

（2）痰液黏稠不易咳出时，可扶患者坐起，给予叩背，协助咳痰。

（3）鼓励患者补充水分，每天摄入水量应在1～2L，必要时遵医嘱使用祛痰药物及雾化吸入，以稀释痰液，使痰液充分排出。

（4）无力咳痰者给予吸痰，严格执行无菌操作，咳痰后应充分漱口。

6. 用药管理　医护人员应熟悉所用抗生素的药理作用和不良反应，遵医嘱按时按剂量给药，并注意观察药物疗效和不良反应。

（1）常用药物

1）链霉素：容易损害听觉神经，可以引起眩晕，关注患者是否有药物引起的眩晕、耳鸣，有此症状时嘱咐患者卧床休息，通知医师，对症治疗。此药品还会引起过敏反应，以皮疹、发热、嗜酸性粒细胞增多较为多见，如发生过敏性休克，积极配合医师抢救。

2）大环内酯类：主要表现为消化道症状和肝毒性。消化道症状的临床症状为腹痛、腹胀、恶心、呕吐及腹泻等。如患者发生消化道反应，应遵医嘱及时补充水分和电解质，遵医嘱给药缓解恶心，呕吐等症状。

（2）抗菌药物应遵医嘱合理正确给药。

六、康复教育

1. 预防感冒，注意气温变化，及时增减衣服；注意居室空气流通，避免到人群密集的地方；如出现流涕、咳嗽等上呼吸道感染症状，应及时就医用药，防止感染向下蔓延。

2. 保持呼吸道通畅，指导患者每天保证足够的饮水量，并进行有效的咳嗽、排痰。

3. 指导患者在缓解期根据心肺功能进行适当的锻炼，锻炼形式应结合日常生活，如行走、慢跑、踏车、家务劳动等。锻炼初始一般坚持 5～10min，以后逐渐增加运动次数和强度，适应后每天 4～5 次，每次 20～30min。

第五章　急性呼吸窘迫综合征的管理与康复教育

一、概念

急性呼吸窘迫综合征是由于多种原发病和诱因作用下发生的急性呼吸衰竭，以非心源性肺水肿和顽固性低氧血症为特征，表现为严重呼吸困难、呼吸窘迫，是全身炎症反应综合征、代偿性抗炎反应综合征在肺部的表现。

二、临床表现

1. 症状　急性呼吸窘迫综合征的临床特征通常在诱发事件后 6～72h 出现，并迅速加重。患者通常表现为呼吸困难、发绀（即低氧血症）和弥漫性湿啰音。呼吸窘迫通常明显，包括呼吸急促、心动过速、出汗和使用辅助呼吸肌呼吸。也可能存在咳嗽和胸痛。

2. 体征　早期无阳性体征，中期肺部可闻及干湿啰音、喘鸣音，后期出现肺实变，呼吸音降低并闻及水泡音。

三、治疗

1. 积极治疗原发病，尽早除去诱因，是治疗的首要原则。为防止进一步损伤，应积极控制感染，纠正休克。

2. 一般治疗

（1）液体管理：严格控制输入液体量，既要维持适当的有效循环血量，以保证心、脑、肾等重要脏器的血流灌注，又要避免过多补液增加肺毛细血管流体静压，增加液体经肺泡毛细血管膜外渗而加重肺水肿。

（2）抗感染：抗感染治疗宜尽早开始，选用广谱抗生素，并给予足够剂量和疗程。

（3）加强营养：尽早加强营养。可采用鼻饲和静脉补充营养的方法。

3. 对各重要脏器功能的监测和保护　应密切监测和保护各重要脏器的功能，尽可能地向组织多输送氧，保障重要器官组织的基本氧供。努力维持 $PaO_2 >$ 60mmHg，$SaO_2 > 90\%$。应避免过高的 PEEP 或过高平均气道压，尽快纠正低血压及贫血，尽可能应用补充自主呼吸用力的通气模式。同时减低氧耗，如热者使用电冰毯、物理降温、药物降温。

4. 改善通气和组织供氧　可联合使用肺复张法、俯卧位辅助通气等方法进一步改善氧合。

5. 支持治疗　急性呼吸窘迫综合征患者需要审慎地应用支持治疗，包括合理使用镇静药、血流动力学管理、营养支持、控制血糖水平、快速评估和治疗医院内肺炎，预防深静脉血栓形成和胃肠道出血。

四、健康评估

1. 健康史

（1）个人史：评估患者的性别、年龄、文化程度、宗教信仰、职业、起居和卫生习惯、饮食习惯与质量、烟酒嗜好与摄入量，有无疫区居住史、其他不良嗜好等。

（2）既往史：评估患者是否有呼吸系统疾病病史，有无外伤史、手术史、药物和食物过敏史，评估患者既往接种史及服药情况。

（3）家族史：询问患者近亲及家属中是否有类似疾病。

2. 身心评估

（1）全身情况：评估患者意识情况、生命体征、皮肤黏膜、营养状况、体位以及呼吸功能，有无不适主诉，如呼吸困难、胸痛。

（2）心理-社会评估：评估患者有无痛苦、焦虑、抑郁、恐惧、悲观等不良情绪反应；疾病是否对患者的生活、睡眠产生影响；患者的社会支持系统、家庭经济承受能力如何。

3. 相关治疗及检查　了解患者的治疗经过和方案；了解患者相关检查，包括 X 线检查、心脏彩超和 Swan-Ganz 导管检查。

五、管理措施

1. 心理管理　加强与患者沟通，了解其需要，帮助患者解决问题。同情、理解患者的感受，和患者一起分析其焦虑产生的原因及表现，并对其焦虑程度做出评价。主动向患者介绍环境，耐心解释病情、机械通气、监测及呼吸机的报警系统，消除患者的陌生和紧张感。对患者提出的问题要给予明确、有效和积极的信息，消除心理紧张和顾虑。如果患者由于呼吸困难或人工通气不能讲话，可提供纸笔或以手势与患者交流。限制患者与其他有焦虑情绪的患者及亲友接触。

2. 一般管理　保持环境安静，保证患者的休息。由于患者病情复杂，生活基本无法自理，管理人员应认真做好相关生活管理措施，包括口腔与眼部清洁、会阴清洗、翻身叩背、鼻饲管理、预防压力性损伤与肺炎。

3. 用药管理

（1）糖皮质激素应用的观察：临床上根据急性呼吸窘迫综合征患者的情况可能会应用到大量的糖皮质激素。大量使用糖皮质激素后容易导致上消化道大出血，医护人员应严密观察胃液，大便的颜色、性状、量，并做常规检查。

（2）患者使用呼吸兴奋药时应保持呼吸道通畅，静脉滴注速度不宜过快，注意观察呼吸频率、节律、神志变化及动脉血气的变化。

（3）应用血管活性药物的观察：可使用微量泵经中心静脉泵入血管扩张药，以防止药物对小血管的刺激，并严密监测血流动力学状态的变化，为及时调整其用量提供准确的依据。

（4）预防肺水肿：准确记录每小时液体出入量，且在急性呼吸窘迫综合征早期应根据医嘱严格控制液体输入量，改善肺水肿症状。

4. 观察病情变化　监测生命体征，尤其是心律、血压、体温的变化；观察缺氧情况，动态观察血气分析，监测血氧饱和度、动脉血氧分压及发绀程度；在密切监测患者神志、病情、瞳孔变化的基础上，认真观察各项导致急性呼吸窘迫综合征的高危因素，并进行格拉斯哥昏迷指数（GCS）评分，及时处理早期脑疝。

5. 建立通畅气道，改善通气功能　湿化痰液、适当补液、清除气道分泌物。对咳嗽无力者定时翻身拍背，对痰液黏稠者给予雾化吸入，人工气道患者的呼吸道已丧失对气体的湿化作用导致排痰困难，适当地湿化便于分泌物排出呼吸道。对无力咳嗽或昏迷者可用导管吸痰。必要时建立人工气道。

6. 使用呼吸机的管理

（1）严密监视呼吸机的工作状态，各部件衔接情况，监听运转声音，并根据患者的病情变化，及时判断和排除故障。

（2）要密切注意患者的自主呼吸频率、节律与呼吸机是否同步；观察实际吸入气量，有效潮气量，同时观察漏气量、吸气压力水平、压力上升时间等指标。如患者安静，表明自主呼吸与机械同步；如出现烦躁，则自主呼吸与呼吸机可能不同步，或是由于通气量不足或痰堵，应及时清除痰液或调整通气量。

7. 营养支持　根据患者病情状态选择营养干预时机，给予患者禁食、胃肠减压，并给予静脉高营养干预。

六、护理诊断 / 医护合作解决的问题

1. 气体交换受损　与疾病所致肺换气功能障碍有关。
2. 清理呼吸道无效　与分泌物增多、痰液黏稠有关。
3. 语言沟通障碍　与人工气道影响患者说话有关。
4. 恐惧 / 焦虑　与病情、入住 ICU 及担心预后有关。
5. 生活自理能力缺陷　与长期卧床或气管插管有关。
6. 营养失调：低于机体需要量　与慢性疾病消耗有关。
7. 有皮肤完整性受损的危险　与长期卧床有关。

七、护理目标

1. 患者能维持有效的呼吸，经皮血氧饱和度在 90% 以上。
2. 患者在住院期间呼吸道通畅，没有因痰液阻塞而发生窒息。
3. 护士和患者能够应用图片、文字、手势等多种方式建立有效交流。
4. 患者焦虑减轻或消失，表现为合作、平静。
5. 患者卧床期间生活需要得到满足。
6. 患者每日摄入足够能量，保证机体能量供应。
7. 患者住院期间未发生压疮。

八、护理措施

（一）生活护理

1. 病室空气清新，保持室内温、湿度适宜。
2. 做好口腔护理，每日 2 次。
3. 做好皮肤护理，定时协助患者更换体位，保持床单位干燥、清洁，防止压疮的形成。
4. 协助患者保持肢体功能位，并进行肢体功能锻炼。
5. 肠内营养时应注意观察有无胃内潴留，对有消化道出血的患者可进行肠外营养，注意监测血糖变化。保证充足的液体入量，液体入量每日保持在 2 500～3 000ml。

（二）治疗配合

1. 机械通气的护理

（1）机械通气监测

1）机械通气期间要严密监测呼吸机工作状况，根据患者病情变化及时判断和排

除故障，保证有效通气。

2）密切注意患者自主呼吸频率、节律是否与呼吸机同步；观察实际吸入气量，有效潮气量，同时观察漏气量、吸气压力水平等指标。

3）如患者安静，表明自主呼吸与呼吸机同步；如出现烦躁，则自主呼吸与呼吸机不同步，或由于通气量不足或痰堵，应及时清除痰液或调整通气量。

（2）人工气道管理

1）妥善固定人工气道：选择合适的牙垫，防止导管被咬堵塞人工气道。更换体位时避免气管导管过度牵拉、扭曲。每班测量导管外露长度并交接班，防止导管移位。气管切开套管固定带应松紧适宜，以能放进一小指为宜。躁动患者给予适当的保护性约束。

2）痰液引流：及时吸痰，吸痰时注意痰的颜色、量、性状及气味。可采用胸部物理治疗、体位引流、雾化吸入等方法促进痰液引流。吸痰前后2min各给予100%氧气。吸痰时严格执行无菌操作，使用一次性吸痰管，吸痰顺序为气管内—口腔—鼻腔，不能用一根吸痰管吸引气管、口鼻腔。每次吸痰时间不能超过15s。

3）加强气道湿化，保持气道通畅。要求吸入气体温度保持在37℃，相对湿度100%。常用的湿化方法与装置有主动加热湿化器、热湿交换过滤器（HME）、雾化吸入、气管内直接滴注。

4）人工气囊管理：定时检查气囊压力，可采用最小漏气技术、最小闭合容量技术，或采用气囊测压表监测气囊压力（25～30cmH$_2$O是可接受的压力范围，1cmH$_2$O=98Pa），每隔6～8h进行气囊上滞留物的清除。

5）呼吸机相关肺炎（ventilator associated pneumonia，VAP）的预防：ARDS患者极易发生感染，且感染为致死常见原因之一，因此在护理患者时注意使用糖皮质激素更易导致大出血，因此应密切观察患者胃内容物及大小便的颜色和性状；同时使用糖皮质激素还可并发真菌感染，应注意观察口腔黏膜等部位有无真菌感染，并加强口腔护理，预防感染的发生。严密监测血流动力学变化，及时调整血管活性药物用量；最好应用输液泵经中心静脉输注，防止刺激外周血管。

2. 吸氧　一般需高浓度（>50%）给氧，使PaO$_2$>60mmHg或SpO$_2$>90%。但通常的鼻导管或面罩吸氧难以纠正缺氧状态，必须及早应用机械通气观察呼吸状况、口唇颜色，呼吸变化时还应注意有无烦躁、恶心、呕吐等氧中毒症状，一经发现，应立即降低氧流量并通知医师处理，监测动脉血气分析，及早发现病情变化。在氧疗中尤为重要的是应做到：严格无菌操作；加强气道管理，充分湿化气道；及时倾倒呼吸机管路冷凝水；每周更换呼吸机管路1次，管路受污染时应随时更换；

定时监测气道病原菌的变化，选用合适的抗生素；鼻饲前抬高床头，检查气囊充气情况，防止误吸；有条件时应尽量将患者安置于单间病房并安装新风装置，保证室内空气处于低尘、低病原微生物、恒温恒湿的状态。

（三）病情观察

1. 监测呼吸频率、节律、深度的变化，当安静平卧时呼吸频率＞25次/min，常提示有呼吸功能不全，是ALI先兆期的表现。

2. 准确记录每小时出入量，合理安排输液速度，避免入量过多加重肺水肿。

（四）心理护理

由于患者的健康状况发生改变，不适应环境。患者易出现紧张不安、忧郁、悲痛、易激动，治疗不合作。在护理患者时应注意以下几点。

1. 同情、理解患者的感受，和患者一起分析其焦虑产生的原因及表现，并对其焦虑程度做出评价。

2. 当护理患者时保持冷静和耐心，表现出自信和镇静。耐心向患者解释病情，对患者提出的问题要给予明确、有效和积极的信息，消除心理紧张和顾虑。

3. 如果患者由于呼吸困难或人工通气不能讲话，可应用图片、文字、手势等多种方式与患者交流。

4. 限制患者与其他具有焦虑情绪的患者及亲友接触。

（五）健康教育

1. 积极预防上呼吸道感染，避免受凉和过度劳累。
2. 适当锻炼身体，劳逸结合，保持生活规律，增强机体抵抗力。
3. 注意营养均衡，以高蛋白、高纤维素、低盐饮食为主，吸烟者须戒烟。
4. 避免到人多的场合活动，以防发生交叉感染。
5. 遵医嘱长期正确用药，切忌自用、自停药物。
6. 若有咳嗽加重、痰液增多和变黄、气急加重等，应尽早就医。

九、护理评价

1. 呼吸平稳，血气分析结果正常。
2. 患者住院期间感染得到有效控制。
3. 患者住院期间皮肤完好。
4. 患者及家属无焦虑情绪存在，能配合各种治疗。

第六章　弥漫性实质性肺疾病的管理与康复教育

一、概念

弥漫性实质性肺疾病（间质性肺疾病）是以肺泡壁和肺泡腔的不同形式和程度的炎症和纤维化导致的肺泡-毛细血管功能单位丧失为特征性病理改变，以气体交换障碍和限制性通气功能障碍而形成的进行性加重的呼吸困难为主要临床表现的一组弥漫性肺疾病的总称。

二、临床表现

1. 症状　主要表现为渐进性加重的活动时呼吸困难和干咳，病程数月甚至数年。可以伴有全身不适、乏力和体重减轻等症状，但很少发热。还有的患者可伴关节肿痛、晨僵、口眼干、皮疹、肌痛、肌无力和雷诺现象。

2. 体征　听诊发现大部分患者两肺底部有吸气末细小爆裂音或Velcro啰音，杵状指（趾）。晚期可见明显发绀、肺动脉高压和右心功能不全征象。少数患者可见关节肿胀/压痛，技工手、甲周红斑、指端血管炎、猖獗龋、硬指等。

三、治疗

1. 药物治疗　目前尚无特异性治疗药物，糖皮质激素和免疫抑制药的治疗效果十分有限。

（1）常用药物：糖皮质激素、环磷酰胺、硫唑嘌呤、秋水仙碱。

（2）其他药物：血管紧张素转化酶抑制药、内皮素拮抗药等许多药物治疗特发性肺纤维化的研究目前正在进行中。

2. 肺移植　肺移植的确切指征尚无肯定，一般认为预计寿命不超过1年或肺功能损害快速进展者优先考虑。

四、健康评估

1. 健康史

（1）个人史：评估患者的性别、年龄、文化程度、宗教信仰、职业、起居和卫生习惯、饮食习惯与质量、烟酒嗜好与摄入量，有无疫区居住史、其他不良嗜好等。

（2）既往史：评估患者是否患有免疫系统疾病，有无外伤史、手术史、药物或食物过敏史、有毒有害物质接触史，评估患者既往接种史及服药情况。

（3）家族史：询问患者近亲及家属中是否有类似疾病。

2. 身体评估

（1）全身状况：评估患者生命体征、呼吸功能、营养状况、皮肤黏膜、有无不适主诉，如呼吸困难、关节疼痛、乏力。

（2）心理-社会状况：评估患者有无痛苦、焦虑、抑郁、恐惧、悲观等不良情绪反应；疾病是否对患者生活、睡眠产生影响；患者的社会支持系统、家庭经济承受能力如何。

3. 相关治疗及检查　了解患者的治疗经过和治疗方案；了解患者已经进行的主要检查及阳性结果，如影像学检查（胸部X线、CT检查）、相关实验室检查（血液化验检查乳酸脱氢酶、血细胞沉降率和血清γ丙种球蛋白的结果）、其他检查（肺功能试验，支气管肺泡灌洗和经支气管肺活检）。

五、管理措施

1. 心理管理　加强心理疏导，耐心安慰解释，用温和的语言坦诚回答患者所提出的治疗、管理方面的问题，鼓励患者积极配合治疗并充分休息，增强患者战胜疾病的信心。向患者讲解自我管理方面的知识，指导患者使用放松技巧，如深呼吸、听音乐等方式，缓解焦虑、抑郁、紧张等负性情绪。允许家属陪伴，满足患者生活上、心理上的需求。

2. 一般管理

（1）注意休息，减少组织耗氧量，给患者提供舒适、安静的环境，鼓励患者卧床休息，并将日常用品放置于患者易于取到的地方，以减少体力的消耗。

（2）室内要保持适宜的温、湿度，一般温度22～24℃，湿度50%～60%为宜。室内温度过高易导致咽喉部干燥，室内湿度过高则利于细菌繁殖，易导致继发性感染。

（3）患者采取舒适的半卧位或坐位，使膈肌下降、肺容量增加，减少呼吸困难的程度。

（4）给予高热量、高维生素、低脂、高蛋白的无刺激性饮食。嘱患者多饮水。进食时可同时吸氧，避免进食时气短而影响食欲，必要时也可遵医嘱给予静脉补充营养。

3. 病情观察

（1）严密观察患者生命体征的变化，尤其是呼吸频率、节律、深度，注意患者神志、发绀情况。

（2）监测动脉血气变化，评定氧疗效果。

（3）注意记录患者每天的出入量，观察有无皮肤黏膜干燥、电解质不平衡的征象及体征。

（4）注意患者体温及血象的变化，以防继发感染，如体温升高超过39℃，可予以局部物理降温，也可遵医嘱给予降温药物及选用敏感抗生素，并观察药效及不良反应。

4. 用药管理

（1）糖皮质激素的应用：大量长期应用糖皮质激素前首先做好用药指导，让患者了解激素的作用和不良反应、准时、准剂量服药的重要性和突然停药的严重后果。因大量长时间使用激素可引起急性消化道溃疡出血，故要指导患者按时进食易消化、非刺激性食物；大剂量糖皮质激素易引起机体水和电解质、胃肠道和内分泌功能紊乱，须监测患者24h的出入量、电解质及血糖结果，观察患者大小便、呕吐物的颜色、气味、量及性状，同时遵医嘱按时给予保护胃黏膜药。

（2）细胞毒性制剂的应用：常用药物为硫唑嘌呤和环磷酰胺。

1）应用环磷酰胺常有食欲减退、恶心、呕吐、腹痛及腹泻等胃肠道反应，严重时可出现肠道黏膜脱落、坏死。应进食清淡饮食，多饮水，必要时可输液，维持水和电解质平衡。

2）应用环磷酰胺及硫唑嘌呤最大的不良反应为骨髓抑制，表现为白细胞、血小板减少，进而影响机体免疫力，增加合并感染的概率。应严密观察患者外周血象变化，严格执行清洁、消毒、隔离制度，并观察患者的体温变化。血小板减少者常有出血倾向，应注意观察患者有无牙龈出血、鼻出血、瘀斑等，同时要注意室内温度及湿度适宜，防止鼻黏膜及口唇黏膜干裂；注射时应注意止血带不宜过紧，注射完毕应注意压迫。

5. 呼吸治疗的管理

（1）氧疗管理：应给予中、高浓度氧气，以提高血氧分压，同时要保证湿化给氧；吸氧浓度要根据血气分析结果进行调整，病情严重者要做好气管插管、呼吸机辅助呼吸的准备。

（2）呼吸道管理

1）指导有效的咳嗽、排痰方法，保持呼吸道通畅，预防感染。

指导患者缓缓吸气，同时上身向前倾；咳嗽时将腹肌收缩，吸气1次后连续咳3声；停止咳嗽、缩唇将余气尽量呼尽，再缓慢吸气或平静呼吸片刻，准备再次咳嗽。如痰液较多，可由下至上、由外向内的轻叩背部，以利于痰液排出。如痰液黏稠，可予雾化吸入以稀释痰液。对剧烈刺激性干咳的患者，可遵医嘱给予镇咳药物，但应密切观察麻醉性镇咳药物的不良反应。遵医嘱给予抗生素以控制感染，密切观察药物疗效。

2）遵医嘱给予患者雾化治疗。雾化时选择半坐卧位，头部应稍向后倾，使气道通畅，药液充分达到呼吸道的深部。对呼吸无力、意识模糊的患者采取侧卧位，并适当抬高床头，可使膈肌下移，增大气体交换量，有利于药液雾滴在终末支气管沉降。雾化液每次需新配制，适宜温度为 35～38℃，过凉会引起刺激性咳嗽，过热会烫伤黏膜。

3）呼吸锻炼，可以提高呼吸效率，缓解呼吸肌疲劳。根据病情，患者可取站位或平卧位，全身放松经鼻吸气，从口呼气，呼吸要缓、细、匀。吸气时可见上腹部鼓起，呼气时内收，进行锻炼时将双手分别放置于上腹部和前胸部，检验胸腹呼吸的情况。锻炼初期医护人员应在场指导，每天 2 次，每次 10～15min，熟练后增加锻炼次数和时间。

六、康复教育

1. 鼓励患者保持乐观情绪，树立长期治疗的决心。
2. 注意营养均衡，以高蛋白、高纤维素、低盐饮食为主，吸烟者需戒烟。
3. 保持良好的卫生习惯，注意口腔卫生。
4. 避免到人多的场所活动，以防发生交叉感染。
5. 坚持呼吸功能锻炼和长期氧疗，促进肺功能的康复。
6. 定期随访，及时发现病情变化，掌握及时就医指征。
7. 遵医嘱长期正确用药，切忌自用、自停药物。

第七章 淋巴管肌瘤病的管理与康复教育

一、概念

淋巴管肌瘤病是一种几乎仅见于女性的罕见的肺部疾病。以肺间质内淋巴管、血管以及小气道周围有异常的平滑肌样细胞增生为特点。肾、腹膜后和盆腔可以出现血管肌脂瘤等肿瘤病灶。

二、临床表现

1. 呼吸困难 患者最常见的症状。早期症状不明显或仅表现为活动耐力下降。在疾病发展到一定程度后，呼吸困难成为一个十分显著的表现。

2. 气胸 约1/3的患者以气胸为第一症状，而在整个病程中，超过50%的患者会出现气胸，气胸的发生与肺的囊肿或大疱破裂有关，在发生时大多数患者没有任何诱因，称为自发性气胸。在一些情况下，如抬举重物或排便困难，胸腔内压力突然增高也可能会导致气胸，需要注意避免。

3. 乳糜胸 在我国，超过1/3的患者在病程中会出现乳糜胸，而且约8%的患者以乳糜胸为首发表现。由于LAM累及淋巴管，胸导管因为病变而容易破裂，导致乳糜液流入胸腔。

4. 咯血 咯血症状也比较常见，大多数患者症状轻微，表现为少量痰中带血。

5. 咳嗽和咳痰 虽然也比较常见，但缺乏特征性。

6. 胸痛 患者通常伴随着气胸、乳糜胸和呼吸困难而出现胸痛症状。

三、治疗

1. 一般建议均衡营养，保持正常体重，避免吸烟。

2. 注射流感疫苗和肺炎链球菌疫苗，减少肺部感染的发生。

3. 呼吸困难治疗可使用支气管扩张药、氧疗，对于呼吸困难严重的患者应详细评估后，纠正导致其呼吸困难的原因。

4. 并发症的处理 患者应在第一时间得知气胸和乳糜胸的发生风险、临床表现以及发生时的自我处理措施。

5. 气胸的处理　在第一时间应考虑胸膜粘连术。

6. 乳糜胸患者如有手术治疗的指征，需在术前评估淋巴循环系统，明确渗漏部位和淋巴管受损状况，再采取相应治疗。

7. mTOR 抑制剂　LAM 缺乏其他有效手段时，可考虑西罗莫司治疗。

8. 黄体酮　有肺功能或症状迅速恶化者，可考虑肌内注射黄体酮。

9. 对于肺功能或运动能力严重受损（纽约心功能分级 III / IV 级）的患者，推荐肺移植评估，必要时需进行肺移植手术。

10. 结节性硬化症的患者根据其临床表现给予相应的治疗。

四、健康评估

1. 健康史

（1）个人史：评估患者的性别、年龄、文化程度、宗教信仰、职业、起居和卫生习惯、饮食习惯与质量、烟酒嗜好与摄入量，有无疫区居住史、其他不良嗜好等。

（2）既往史：询问患者是否患有免疫系统疾病，有无外伤史、手术史、药物或食物过敏史、有毒有害物质接触史，评估患者既往接种史及服药情况。

（3）家族史：询问患者近亲及家属中是否有类似疾病。

2. 身体评估

（1）全身情况：评估患者生命体征、呼吸功能、淋巴结，有无不适主诉如呼吸困难、胸痛、乏力等。

（2）心理-社会状况：评估患者有无痛苦、焦虑、抑郁、恐惧、悲观等不良情绪反应；疾病是否对患者生活、睡眠产生影响；患者的社会支持系统、家庭经济承受能力如何。

3. 相关治疗及检查　了解患者的治疗经过和治疗方案；了解患者影像学（CT）检查结果。

五、管理措施

1. 心理管理　管理人员应主动关心患者，反复与患者沟通、交流，了解患者消极情绪的原因，给予耐心疏导，使其积极面对自己的疾病并介绍治愈和好转的病例，增强患者对治疗的信心，使患者病情得到改善。

2. 一般管理

（1）保持病房温湿度适宜，定时通风。保持床单位清洁、干燥。

（2）嘱患者多饮水，稀释痰液，防止泌尿系统感染。

（3）进食时协助患者取坐位，嘱其细嚼慢咽，防止呛咳和食物反流引起吸入性肺炎或加重肺部感染。

（4）指导患者在床上进行活动，病情平稳后可下地活动。告知患者，一旦出现气短、呼吸困难等不适，要立即休息、吸氧。注意安全管理，在患者休息时加床挡，防止坠床，如厕时予以协助，防止跌倒。

3. 用药管理

（1）使用西罗莫司口服液时：将给药器内溶液排入装有至少60ml水或橙汁的玻璃或塑料容器中，剧烈搅拌1min，立即饮毕。另取水或橙汁至少120ml加至同一容器内，剧烈搅拌。不可使用苹果汁，西柚汁或其他液体，只能用玻璃杯或塑料杯来稀释口服溶液。给药器及盖帽一旦用毕，即行弃去，始终将药瓶贮存于冰箱中。在冷藏时，溶液中可能出现浑浊，但不会影响西罗莫司的质量。一旦药液出现浑浊，可将溶液置于室温中振摇直至浑浊消失，在将西罗莫司放回冰箱前必须用干布拭净瓶口，以防将水或其他液体带入瓶中。

（2）西罗莫司片剂，每天1次，为使该药物吸收差异降至最小，本药应恒定地与食物或不与食物同服。不推荐压碎、咀嚼或切开片剂。对于不能服用片剂的患者可建议服用口服溶液。

（3）注意事项：服用西罗莫司期间，患者要定期检测血常规、肝肾功能、血药浓度等。

4. 呼吸治疗的管理

（1）胸腔闭式引流

1）保持引流管通畅：密切观察引流系统所有接头要连接紧密并妥善固定，随时检查引流装置是否密闭及引流管有无脱落，患者每一次体位改变都要查看，以防脱管。患者取半卧位，有利于呼吸和引流。经常查看引流管路有无扭曲、压迫、血凝块堵塞的情况，关注水封瓶中水柱波动情况，当水柱停止波动时，应警惕引流管有无堵塞，可通过挤压、旋转等方法解除梗阻，并嘱患者咳嗽、深呼吸，如以上方法仍未恢复其波动，应及时通知医师。

2）严格无菌操作：引流装置应保持无菌，更换引流瓶或其他连接管时应遵守无菌操作原则。保持胸壁引流口处敷料干燥清洁，一旦渗湿，及时更换。引流瓶位置应低于胸壁引流口平面60～100cm，搬运患者时应夹闭管路，以防瓶内液体反流回胸膜腔。按规定时间更换引流瓶及引流瓶内液体，更换时严格无菌操作。

3）注意观察长管中水柱波动范围，其反映无效腔及胸膜腔内负压的大小。一般波动范围在4～6cm。观察引流液的量、性质、颜色等，准确记录。

（2）呼吸道管理：密切观察患者咳嗽、咳痰情况，记录痰量及痰液性质和颜色。遵医嘱给予抗炎、镇咳化痰等药物治疗。保持病室温度在18～22℃，湿度在50%～60%，定时开窗通风，保持室内清洁。向患者说明排痰的重要性，指导患者有效地咳痰，协助患者定时翻身，嘱其多饮水，促进痰液排出并降低压力性损伤发生的概率。

（3）呼吸功能锻炼

1）深长而缓慢的缩唇呼吸，即患者闭嘴经鼻吸气，缩唇做吹哨样慢慢呼气4～6s，呼气时以能轻轻吹动面前30cm的白纸为适度，如此反复进行，每次10～15min，每天2～3次。

2）使用呼吸训练器，装置正放，吹气锻炼，循序渐进，直至可一次吹起3个小球；装置倒放，吸气锻炼，直至吸起3个小球，不可急于求成，过度疲劳。

3）全身呼吸操锻炼，具体方法如下：①扩胸深吸气，下蹲慢呼气；②抱头吸气，转体呼气；③双臂平举吸气，双手下垂呼气；④腹式缩唇呼吸。患者在医护人员指导下进行锻炼，直至独立掌握每天2～3次，每次10～15min，疗程为6个月，可减少呼吸肌做功，使其得到适当的休息，起到康复锻炼肺功能的作用。

5. 并发症的管理

（1）气胸的管理：指导患者卧床休息，尽量减少活动并避免咳嗽、打喷嚏、大笑等。

（2）乳糜胸的管理：饮食要保证补充足够营养和水分，推荐患者无脂饮食同时补充中链甘油三酯，保证充足睡眠，早睡早起，养成规律良好的生活习惯。

（3）咯血的管理：指导患者尽量静养，减少活动量，避免精神上的紧张及巨大刺激；叮嘱患者在有痰时要轻轻咳出，切勿屏气或吞咽，咯血后做好口腔的清洁管理工作。

（4）呼吸衰竭的管理：实时监测患者血氧饱和度、动脉血气等指标的情况，对于呼吸衰竭情况十分严重的患者，指导其卧床休息，减少活动，以降低耗氧量；指导患者勿自行取下面罩，只有在激烈咳嗽或打喷嚏时才可将呼吸机与面罩分离，以免气道内气压过高加重气胸的症状。

6. 营养支持　患者应多食膳食纤维含量高、易消化、高蛋白的食物，保证排便通畅，避免排便用力使胸腹腔压力增大，气胸加重。

六、康复教育

1. 注意休息，合理膳食，注意保暖，避免剧烈活动，警惕感染、气胸再发。

2. 家庭氧疗，监测生命体征情况。

3. 指导患者进行适宜的肺康复训练，训练患者进行腹式呼吸及缩唇呼吸。

4. 服用化痰及止咳药物，促进排痰，避免咳嗽剧烈时气胸发作。

5. 病情变化及时就诊。告知患者及家属病情变化的征象，如呼吸困难加重、体温升高、胸痛加重、口唇发绀加重、咳嗽剧烈、痰不易咳出等，均提示病情变化或加重，需及时就医。

第八章　慢性阻塞性肺疾病患者的管理与康复教育

一、概念

慢性阻塞性肺疾病是一种可以预防、可以治疗的疾病，以不完全可逆的气流受限为特点。由于有害颗粒或气体（主要是吸烟）的影响，肺部产生异常的炎症反应，从而产生气流受限，常呈进行性加重。慢性阻塞性肺疾病不仅影响肺，也可以引起显著的全身反应。慢性阻塞性肺疾病分为急性加重期和稳定期。

二、临床表现

1. 症状　慢性阻塞性肺疾病的3个主要症状是呼吸困难、慢性咳嗽和咳痰，最常见的早期症状是劳力性呼吸困难，随着病情进展，呼吸困难逐渐加重。慢性阻塞性肺疾病也可能出现全身表现，包括乏力、活动受限、体重下降、抑郁或焦虑等。

2. 体征　胸部体格检查结果随慢性阻塞性肺疾病的严重程度而不同。

（1）肺气肿征象：胸部膨隆，肋间隙增宽，桶状胸，呼气相延长，呼吸音减低。

（2）气流阻塞征象：呼气相延长，呼气末干鸣，三凹征等。

（3）其他征象：消瘦，发绀，杵状指，下肢水肿，颈静脉怒张等。

三、治疗

1. 稳定期的治疗

（1）支气管扩张药：短期应用以缓解症状，长期规律应用可预防和减轻症状。常选用 β_2 受体激动药如沙丁胺醇气雾剂等，抗胆碱药如异丙托溴铵气雾剂等，茶碱类如茶碱缓释片、氨茶碱等。

（2）祛痰药：对痰液不易咳出者可选用盐酸氨溴索或羟甲司坦。

（3）长期家庭氧疗：持续低流量吸氧，1～2L/min，每天15h以上，可提高慢性阻塞性肺疾病患者的生活质量和生存率。

2. 急性加重期治疗

（1）根据病情及严重程度决定门诊或住院治疗。

（2）支气管舒张药的使用同稳定期。有严重喘息症状的患者可给予较大剂量雾化吸入治疗，发生低氧血症者可用鼻导管持续吸氧。

（3）根据疾病情况选用合适的抗生素积极治疗，如给予β内酰胺类或β内酰胺酶抑制剂，第二代头孢类、大环内酯类或喹诺酮类药物。如出现持续气道阻塞，可使用糖皮质激素。

四、健康评估

1. 健康史

（1）个人史：评估患者的性别、年龄、文化程度、宗教信仰、职业、起居和卫生习惯、饮食习惯与质量、烟酒嗜好与摄入量，包括开始吸烟的时间，每天吸烟量，以（包·年）估计吸烟量（每天吸烟支数/20×吸烟年）。询问患者有无疫区居住史、其他不良嗜好等。

（2）既往史：评估患者是否患有高血压、糖尿病、心脏病等慢性病病史，有无外伤史、手术史、药物或食物过敏史、有毒有害物质或生物燃料接触史，评估患者既往接种史及服药情况。

（3）家族史：询问患者近亲及家属中是否有类似疾病。

2. 身心评估

（1）全身状况：评估患者生命体征和呼吸功能，有无不适主诉，如呼吸困难、乏力。

（2）心理-社会状况：评估患者有无痛苦、焦虑、抑郁、恐惧、悲观等不良情绪反应；疾病是否对患者生活、睡眠产生影响；患者的社会支持系统、家庭经济承受能力如何。

3. 相关治疗和检查　了解患者的治疗经过和治疗方案；了解患者肺功能检查、影像学检查、血气分析及痰培养结果。

五、管理措施

1. 心理管理　患者因长期患病，影响工作和日常生活，出现焦虑、抑郁、紧张、悲观、失望等不良心理，针对病情及心理特征及时给予精神安慰和心理疏导，做好患者及家属工作，鼓励他们给予患者精神安慰，强调坚持康复的重要性，以取得主动配合，树立战胜疾病的信心。

2. 一般管理

（1）生活管理：急性发作期有发热、喘息时应卧床休息，取舒适坐位或半卧位。衣服要宽松，被褥要松软、暖和，以减轻呼吸运动的限制。视病情安排适当的活动，以不感到疲惫、不加重症状为宜。保持室内空气的新鲜与流通，冬季注意保暖，避免直接吸入冷空气。禁止吸烟。

（2）饮食管理：对心、肝、肾功能正常的患者，应给予充足的水分和热量。每天饮水量应在 1 500ml 以上，充足的水分有利于维持呼吸道黏膜的湿润，使痰的黏稠度降低，咳痰较为容易。慢性阻塞性肺疾病患者在饮食方面需采用低碳水化合物、高蛋白、高纤维食物，同时避免产气食物。餐后避免平卧。少食多餐，每餐不要太饱，少食可以避免腹胀和呼吸短促。腹胀患者宜进软食，细嚼慢咽，避免产气食物，如汽水、啤酒、豆类、马铃薯等。

3. 用药管理　用药期间观察用药效果，包括患者体温、咳嗽与咳痰症状、肺部啰音情况，并注意观察药物的不良反应。感染控制后应及时停药。

（1）祛痰、镇咳药物应用管理：大多数的祛痰药物不良反应小，但氧化胺等对胃肠道有强烈刺激作用，可引起恶心、呕吐及上腹部疼痛。溃疡病及肝、肾功能不良者慎用。碘化钾可引起皮疹、鼻黏膜卡他症状和过敏表现。对呼吸储备功能减弱的老年人或痰量较多者，应以祛痰为主，协助排痰，不应选用强烈镇咳药物，以免抑制呼吸中枢及加重呼吸道阻塞和炎症，导致病情恶化。

（2）解痉平喘药物应用管理：用药后注意患者咳嗽是否减轻，气喘是否消失。使用时应注意及时发现不良反应，如心律失常、血压异常、疲乏、盗汗、心悸、视物模糊等。

4. 病情观察　患者急性发作期常有明显咳嗽、咳痰及痰量增多，合并感染时痰液颜色由白色黏痰变为黄色脓性痰。发绀加重常为原发病加重的表现。重度发绀患者应注意观察神志、呼吸、心率、血压及心肺体征的变化。

5. 咳嗽、咳痰的管理　发作期的患者呼吸道分泌物增多、痰液黏稠，咳痰困难，严重时可因痰堵引起窒息。可通过胸部物理疗法，帮助患者清除积痰，控制感染、提高治疗效果。胸部物理疗法包括深呼吸和有效咳嗽、胸部叩击、体位引流、吸入疗法。

（1）深呼吸和有效咳嗽：鼓励和指导患者进行有效咳嗽，及时排出呼吸道内分泌物。指导患者每 2～4h 定时进行数次随意的深呼吸，在吸气终末屏气片刻暴发性咳嗽，促使分泌物从远端气道随气流移向大气道。

（2）胸部叩击：通过叩击震动背部，间接地使附在肺泡周围及支气管壁的痰液松动脱落。方法为五指并拢，向掌心弯曲，呈空心掌，胸部放松，迅速而规律地叩击胸部。叩击顺序从肺底部到肺尖，从肺外侧到内侧，每一肺叶叩击 1～3min。叩击同时鼓励患者做深呼吸和咳嗽、咳痰。叩击时间以 15～20min 为宜，每天 2～3 次，餐前进行。叩击时应询问患者的感受,观察面色、呼吸、咳嗽、排痰情况,检查肺部呼吸音及啰音的变化。

(3)体位引流:按病灶部位,协助患者取适当体位,使病灶部位开口向下,利用重力,借有效咳嗽和胸部叩击将分泌物排出体外。引流多在早餐后1h、晚餐前及睡前进行,每次10~15min,引流期间防止头晕或意外危险,观察引流效果,注意神志、呼吸情况及有无发绀。

(4)吸入疗法:利用雾化器将祛痰平喘药加入湿化瓶中,使液体分散成极细的颗粒,吸入呼吸道以增强吸入气体的湿度,达到湿润气道黏膜、稀释气道痰液的作用,常用的祛痰平喘药为沐舒坦、爱全乐。在湿化过程中气道内黏稠的痰液和分泌物可湿化而膨胀,如不及时清除,有可能导致气道阻塞。在吸入疗法过程中,应密切观察病情,协助患者翻身、拍背,以促进痰液排出。

6. 氧疗过程中的管理 慢性阻塞性肺疾病急性发作期,大多数伴有呼吸衰竭、低氧血症及二氧化碳潴留。应遵医嘱根据患者情况给予吸氧。用氧前应向患者及家属做好解释工作,讲明用氧的目的、注意事项、嘱患者勿擅自调节氧流量或停止吸氧,以免加重病情。在吸氧治疗中应监测患者的心率、血压、呼吸频率及血气指标的变化,了解氧疗效果。注意勿使吸氧管打折,鼻腔干燥时可用棉签蘸水湿润鼻黏膜。

7. 呼吸功能锻炼 慢性阻塞性肺疾病患者急性症状后应尽早进行呼吸功能锻炼,教会患者及家属呼吸功能锻炼的方法,督促实施并提供有关咨询。可以在下述呼吸方法中选用一种或熟练后两种交替进行。

(1)腹式呼吸锻炼:通过呼吸肌锻炼,使浅快呼吸变慢,利用腹肌帮助膈肌运动,调整呼吸频率,呼气时间延长,以提高潮气容积,减少无效腔,增加肺泡通气量,改变气体分布,降低呼吸功耗,缓解气促症状。方法:患者取立位,体弱者也可取坐位或仰卧位,上身肌群放松呼气时腹部内陷,尽量将气体呼出,一般吸气2s,呼气4~6s。吸气与呼气时间比为1:2或1:3。用鼻吸气,用口呼气。要求缓呼深吸,不可用力,每分钟呼吸速度保持在7~8次,开始每天2次,每次10~15min,熟练后可增加次数和时间,使之成为自然的呼吸习惯。腹式呼吸需要增加能量消耗,因此指导患者只能在疾病恢复期如出院前进行训练。

(2)缩唇呼吸:通过缩唇呼吸徐徐呼气,可延缓呼气气流压力的下降,使肺内残气更易排出,有助于下一吸气周期进入更多的新鲜空气,增强肺泡换气,改善缺氧。方法:用鼻吸气,缩唇做吹口哨样缓慢呼气,在不感觉费力的情况下,自动调节呼吸频率、呼吸深度和缩唇程度,以能使距离口唇30cm处与唇等高点水平的蜡烛火焰随气流倾斜又不致熄灭为宜。每天 3 次，每次不超过 10min 或适当延长。

8. 疾病管理

（1）随访与评估：一旦确诊慢阻肺，即纳入慢阻肺患者分级管理，定期对患者进行随访与评估。建议对重度以上慢阻肺（FEV1 占预计值 % < 50%）患者每 6 个月检查一次，对轻度 / 中度慢阻肺（FEV_1 占预计值 % ≥ 50%）患者每年检查 1 次。检查内容应包括以下方面：

1）吸烟状况（一有机会就提供戒烟疗法）。

2）肺功能（FEV_1 占预计值 %）是否下降。

3）吸入剂使用方法：多达 90% 的患者存在吸入技术不正确的问题，在采用定量定压式气雾器时尤其常见。因此，需要在每次检查时检查患者吸入剂技术，并在必要时更正。在使用定量定压式气雾器时使用储雾罐会显著提高药物在肺部的沉积量。

4）患者了解其疾病以及自我管理的能力。

5）急性加重频率：每年 ≥ 2 次为频繁加重，考虑专科医师转诊。

6）运动耐量：mMRC 呼吸困难分级 3 级或以上，转诊进行肺疾病康复。

7）BMI：过高或过低，或随时间变化，为不良预后指标，考虑饮食干预。

8）血氧饱和度：如果吸入空气血氧饱和度 < 92%，转诊专科医师进行血氧评估。

9）疾病的心理影响：采用量表工具量化焦虑或抑郁程度，并提供治疗。

10）并发症：出现肺源性心脏病等并发症，为不良预后指标，应转诊专科医师。

（2）预防

一级预防：戒烟，减少危险因素的接触，预防接种。

二级预防：早发现、早诊断、早治疗。

三级预防：定期检查、规范治疗，防止伤残，促进功能恢复。

六、护理评估

（一）健康史

1. 了解患者患病的年龄、发生时间、诱因，主要症状的性质、严重程度和持续时间、加剧因素等。

2. 有无接触变应原，是否长期在污染的空气、自动或被动吸烟环境或拥挤的环境中生活、工作。

3. 详细询问吸烟史和过敏史，包括吸烟的种类、年限、每天的数量，或已停止吸烟的时间。

4. 询问患者日常的活动量和活动耐力，有无运动后胸闷、气急。

5. 了解患者有关的检查和治疗经过，是否按医嘱进行治疗，是否掌握有关的治疗方法。

（二）临床表现

1. 症状　早期患者，即使肺功能持续下降，可毫无症状，至中晚期，出现咳嗽、咳痰、气短等症状，痰量因人而异，为白色黏液痰，合并细菌感染后则变为黏液脓性，在长期患病过程中，反复急性发作和缓解是本病的特点，病毒或细菌感染常常是急性发作的重要诱因，常发生于冬季。咯血不常见，但痰中可带少量血丝。晚期患者即使是轻微的活动，都不能耐受。合并肺心病时可出现肺、心力衰竭及其他脏器的功能损坏表现。

2. 体征　早期无明显体征。随着病情发展可见桶状胸，呼吸活动减弱，辅助呼吸肌活动增强；触诊语颤减弱或消失；叩诊呈过清音，心浊音界缩小，肝浊音界下移；听诊呼吸音减弱，呼气延长，心音遥远等。晚期患者因呼吸困难，颈、肩部辅助呼吸肌常参与呼吸运动，可表现为身体前倾。呼吸时常呈缩唇呼吸，可有口唇发绀、右心衰竭体征。

3. 分型　COPD可分两型，即慢支型和肺气肿型，慢支型因缺氧发绀较重，常常合并肺源性心脏病，水肿明显；肺气肿型因缺氧较轻，发绀不明显，而呼吸困难、气喘较重。大多数患者兼具这两型，但临床上以某型的表现为主。

（三）辅助检查

1. 胸部X线检查与CT检查　胸廓前后径增大，肋骨水平，肋间隙增宽，膈肌低平，两肺野透明度增高，肺纹理变细、减少。CT上可见低密度的肺泡腔、肺大疱与肺血管减少。

2. 肺功能检查　最常用的指标是第1秒用力呼气量（FEV_1）占其预计值的百分比（$FEV_1\%$）和FEV_1占用力肺活量（FVC）之比。在诊断COPD时，必须以已使用支气管舒张药后测定的FEV_1为准，$FEV_1 < 80\%$预计值，和（或）$FEV_1/FVC < 70\%$可认为存在气流受限。

3. 动脉血气分析　早期无变化，随病情发展，动脉血氧分压降低，二氧化碳分压增高，并可出现代偿性呼吸性酸中毒，pH降低。

（四）心理社会评估

COPD是慢性过程，病情反复发作，对日常生活、工作造成很大的影响，应了解患者的心理状态及应对方式；是否对疾病的发生发展有所认识，对吸烟的危害性和采取有效戒烟措施的态度；评估患者家庭成员对患者病情的了解和关心、支持程度。

七、护理问题

1. 气体交换受损　与呼吸道阻塞、呼吸面积减少引起的通气换气功能障碍有关。
2. 清理呼吸道无效　与呼吸道炎症、阻塞，痰液过多而黏稠有关。
3. 营养失调　与呼吸困难、疲乏等引起患者食欲下降、摄入不足、能量需求增加有关。
4. 活动无耐力　与日常活动时供氧不足、疲乏有关。
5. 睡眠形态紊乱　与呼吸困难、不能平卧有关。
6. 焦虑情绪　与呼吸困难影响生活、工作和害怕窒息有关。

八、计划与实施

（一）目标

1. 患者的呼吸频率、节律和形态正常，呼吸困难得以缓解。
2. 患者能正确进行有效咳嗽、使用胸部叩击等措施，达到有效的咳嗽、咳痰。
3. 患者能认识到增加营养物质摄入的重要性。
4. 患者焦虑减轻，表现为平静、合作。
5. 患者能增加活动量，完成日常生活自理。
6. 患者能得到充足的睡眠。

（二）实施与护理

1. 生活护理

（1）急性发作期：有发热、喘息时应卧床休息取舒适坐位或半卧位，衣服要宽松，被褥要松软、暖和，以减轻对呼吸运动的限制。保持室内空气的新鲜与流通，室内禁止吸烟。

（2）饮食护理：对心、肝、肾功能正常的患者，应给以充足的水分和热量。每日饮水量应在 1 500ml 以上。充足的水分有利于维持呼吸道黏膜的湿润，使痰的黏稠度降低，易于咳出。适当增加蛋白质、热量和维生素的摄入。COPD 患者在饮食方面需采用低糖类、高蛋白、高纤维食物，同时避免产气食物。少食多餐，每餐不要吃得过饱，少食可以避免腹胀和呼吸短促。

2. 心理护理　COPD 患者因长期患病，影响工作和日常生活，出现焦虑、抑郁、紧张、恐惧、悲观失望等不良情绪，针对病情及心理特征及时给予精神安慰，心理疏导，做好家人及亲友工作，鼓励他们在任何情况下，都要给予患者精神安慰，调动各种社会关系给予精神及物质关怀，介绍类似疾病治疗成功的病例，强调坚持康复锻炼的重要性,以取得主动配合,树立战胜疾病的信心。

3. 治疗配合

(1)病情观察:患者急性发作期常有明显咳嗽、咳痰及痰量增多,合并感染时痰的颜色由白色黏痰变为黄色脓性痰。发绀加重常为原发病加重的表现。重症发绀患者应注意观察神志、呼吸、心率、血压及心肺体征的变化,应用心电监护仪,定时监测心率、心律、血氧饱和度、呼吸频率、节律及血压变化,发现异常及时通知医师处理。

(2)对症护理:主要为咳嗽、咳痰的护理,发作期的患者呼吸道分泌物增多、黏稠,咳痰困难,严重时可因痰堵引起窒息。因此,护士应通过为患者实施胸部物理疗法,帮助患者清除积痰,控制感染、提高治疗效果。

胸部物理疗法包括:深呼吸和有效咳嗽、胸部叩击、体位引流、吸入疗法。

1)深呼吸和有效咳嗽:鼓励和指导病患者行有效咳嗽,这是一项重要的护理。通过深呼吸和有效咳嗽,可及时排出呼吸道内分泌物。指导病患者2~4h定时进行数次随意的深呼吸,在吸气末屏气片刻后暴发性咳嗽,促使分泌物从远端气道随气流移向大气道。

2)胸部叩击:通过叩击震动背部,间接地使附在肺泡周围及支气管壁的痰液松动脱落。方法为五指并拢,向掌心微弯曲,呈空心掌,腕部放松,迅速而规律地叩击胸部。叩击顺序从肺底到肺尖,从肺外侧到内侧,每一肺叶叩击1~3min。叩击同时鼓励患者深呼吸和咳嗽、咳痰。叩击时间15~20min为宜,每日2~3次,餐前进行。叩击时应询问病患者感受,观察面色、呼吸、咳嗽,排痰情况,检查肺部呼吸音及啰音的变化。

3)体位引流:按病灶部位,协助患者取适当体位,使病灶部位开口向下,利用重力,及有效咳嗽或胸部叩击将分泌物排出体外。引流多在早餐前1h、晚餐前及睡前进行,每次10~15min,引流间期防止头晕或意外危险,观察引流效果,注意神志、呼吸及有无发绀。

4)吸入疗法:利用雾化器将祛痰平喘药加入湿化液中,使液体分散成极细的颗粒,吸入呼吸道以增强吸入气体的湿度,达到湿润气道黏膜,稀释气道痰液的作用,常用的祛痰平喘药:沐舒坦,异丙托溴铵。在湿化过程中气道内黏稠的痰液和分泌物可因湿化而膨胀,如不及时吸出,有可能导致或加重气道狭窄甚至气道阻塞。在吸入疗法过程中,应密切观察病情,协助患者翻身、拍背,以促进痰液排出。

(3)氧疗过程中的护理:COPD急性发作期,大多伴有呼吸衰竭、低氧血症及CO_2潴留。Ⅱ型呼吸衰竭患者按需吸氧,根据缺氧程度适当调节氧流量,呼吸衰竭患者给予低流量吸氧，以免抑制呼吸。但应避免长时间高浓度吸氧，以防氧中毒。用氧前应向患者家属做好解释工作，讲明用氧的目的、注意事项、嘱患者不要擅自调节氧流量或停止吸氧，以免加重病情。在吸氧治疗中应监测患者的心率、血压、呼吸频率及血气指标的变化，了解氧疗效果。注意勿使吸氧管打折，鼻腔干燥时可用棉签蘸水湿润鼻黏膜。

（4）呼吸功能锻炼：COPD患者急性症状控制后应尽早进行呼吸功能锻炼，教会患者及家属呼吸功能锻炼方法，督促实施并提供有关咨询材料。可以选用下述呼吸方法一种或两种交替进行。

1）腹式呼吸锻炼：由于气流受限，肺过度充气，膈肌下降，活动减弱，呼吸类型改变，通过呼吸肌锻炼，使浅快呼吸变为深慢有效呼吸，利用腹肌帮助膈肌运动，调整呼吸频率，呼气时间延长，以提高潮气容积，减少无效腔，增加肺泡通气量，改变气体分布，降低呼吸功耗，缓解气促症状。方法：患者取立位，体弱者也可取坐位或仰卧位，上身肌群放松做深呼吸，一手放于腹部一手放于胸前，吸气时尽力挺腹，呼气时腹部内陷，也可用手加压腹部，尽量将气呼出，一般吸气3～5s，呼气6～10s。吸气与呼气时间比为1:2或1:3。用鼻吸气，用口呼气要求缓呼深吸，不可用力，每分钟呼吸速度保持在7～8次，开始每日2次，每次10～15min，熟练后可增加次数和时间，使之成为自然的呼吸习惯。

2）缩唇呼吸法：通过缩唇徐徐呼气，可延缓吸气气流压力的下降，提高气道内压，避免胸内压增加对气道的动态压迫，使等压点移向中央气道，防止小气道的过早闭合，使肺内残气更易于排出，有助于下一吸气进入更多新鲜的空气，增强肺泡换气，改善缺氧。方法为：用鼻吸气，缩唇做吹口哨样缓慢呼气，在不感到费力的情况下，自动调节呼吸频率、呼吸深度和缩唇程度，以能使距离口唇30cm处与唇等高点水平的蜡烛火焰随气流倾斜又不致熄灭为宜。每天3次，每次30min。

4. 用药护理　按医嘱用抗生素、止咳、祛痰药物，掌握药物的疗效和副作用，不滥用药物。

（1）祛痰止咳药物应用护理。①祛痰药：通过促进气道黏膜纤毛上皮运动，加速痰液的排出；能增加呼吸道腺体分泌，稀释痰液，使痰液黏稠度降低，以利咳出。②黏液溶解剂：通过降低痰液黏稠度，使痰液易于排出。③镇咳药：直接作用于咳嗽中枢。④其他还有中药化痰制剂。用药观察：观察用药后痰液是否变稀、容易咳出。及时协助患者排痰。注意事项：对呼吸储备功能减弱的老年人或痰量较多者，应以祛痰为主，协助排痰，不应选用强烈镇咳药物，以免抑制呼吸中枢及加重呼吸道阻塞和炎症，导致病情恶化。

（2）解痉平喘药物应用护理。解痉平喘药物可解除支气管痉挛，使通气功能有所改善，也有利于痰液排出。常用有：①M胆碱受体阻滞药。②β_2肾上腺素能受体激活剂。③茶碱类。用药观察：用药后注意患者咳嗽是否减轻，气喘是否消失。β_2受体兴奋药常同时有心悸、心率加快、肌肉震颤等副作用，用药一段时间后症状可减轻，如症状明显应酌情减量。茶碱引起的不良反应与其血药浓度水平密切相关，个体差异较大，常有恶心、呕吐、头痛、失眠，严重者心动过速、精神失常、昏迷等，应严格掌握用药浓度及滴速。

5. 健康教育

（1）告诉患者及家属应避免烟尘吸入，气候骤变时注意预防感冒，避免受凉以及与上呼吸道感染患者的接触。

（2）加强体育锻炼，要根据每个人的病情、体质及年龄等情况量力而行、循序渐进，天气良好时到户外活动，如散步、慢跑、打太极拳等，以不感到疲劳为宜，增加患者呼吸道对外界的抵抗能力。

（3）教会患者学会自我监测病情变化，尽早治疗呼吸道感染，可在家中配备常用药物及掌握其使用方法。

（4）重视营养的摄入，改善全身营养状况，提高机体抵抗力。

（5）严重低氧血症患者坚持长期家庭氧疗，可明显提高生活质量和劳动能力，延长生命。每天吸氧 10～15h，氧流量 1～2L/min。并指导家属及患者氧疗的目的及注意事项。

九、预期结果与评价

1. 患者发绀减轻，呼吸频率、深度和节律趋于正常。
2. 能有效咳痰，痰液易咳出。
3. 能正确应用体位引流、胸部叩击等方法排出痰液。
4. 营养状态改善；能运用有效的方法缓解症状，减轻心理压力。
5. 参与日常活动不感到疲劳，活动耐力提高。

第九章 气胸的管理与康复教育

一、概念

胸膜腔为不含气体的密闭潜在腔隙,当气体进入胸膜腔,造成积气状态时,称为气胸。气胸可分为自发性、外伤性和医源性 3 类。

二、临床表现

1. 症状

(1) 胸痛:患者突感一侧针刺样或刀割样胸痛,持续时间较短,继之出现胸闷、呼吸困难。呼吸困难:严重程度与有无肺基础疾病及肺功能状态、气胸发生速度、胸膜腔内积气量及压力有关。

(2) 咳嗽:可有轻到中度刺激性咳嗽,由气体刺激胸膜所致。

2. 体征　取决于积气量。少量气胸时体征不明显。大量气胸时,出现呼吸增快,呼吸运动减弱,发绀,患侧胸部膨隆;气管向健侧移位,肋间隙增宽,语颤减弱;叩诊过清音或鼓音,心浊音界缩小或消失,右侧气胸时肝浊音界下降;患侧呼吸音减弱或消失,左侧气胸或并发纵隔气肿时可在左心缘处听到与心脏搏动一致的气泡破裂音,称为 Hamman 征。液气胸时,可闻及胸内振水声。

3. 并发症　纵隔气肿、皮下气肿、血气胸和脓气胸。

三、治疗

1. 非手术治疗　自发性气胸的内科保守治疗,需区分原发性气胸和继发性气胸,主要根据患者的症状和患肺受压程度进行处理,对于症状轻、肺轻度压缩患者可门诊观察,肺压缩明显者可选择胸腔置管处理,引流管可选择细的引流管(包括猪尾巴管或深静脉管),不推荐常规持续负压吸引,不推荐常规注入粘连剂进行胸膜固定。而继发性气胸以原发病治疗为主,优选手术,无法手术者可注入粘连剂或安置单向活瓣等内科治疗。对于经内科保守治疗仍持续漏气(持续漏气时间 > 3 天者)或痊愈后再次发作的患者,往往提示有隐匿的肺部病变存在,建议手术治疗。

2. 排气疗法

(1) 紧急排气:张力性气胸患者的病情危急,短时间内可危及生命。紧急情况下可立即将无菌粗针头经患侧肋间插入胸膜腔，使胸腔内高压气体得以排出，以达到暂时减压和挽救患者生命的目的。

（2）胸腔穿刺排气：适用于少量气胸、呼吸困难较轻、心肺功能尚好的人。通常选择患侧锁骨中线外侧第2肋间为穿刺点（局限性气胸除外），皮肤消毒后，用气胸针穿刺入胸腔，并用胶管（便于抽气时钳夹，防止空气进入）将针头与50ml或100ml注射器相连进行抽气并测压，一次抽气量不宜超过1 000ml，每天或隔天抽气1次。

3. 胸腔闭式引流　对于呼吸困难明显、肺压缩程度较大的不稳定型气胸患者，包括交通性气胸、张力性气胸和气胸反复发作的患者。插管部位一般都取锁骨中线外侧第2肋间或腋前线第4～5肋间（局限性气胸和有胸腔积液的患者需经X线胸片定位）。肺复张不满意时可采用负压吸引。

4. 化学性胸膜固定术　对于气胸反复发生，肺功能欠佳，不宜手术治疗的患者，可胸腔内注入硬化剂，如多西环素、无菌滑石粉等。

5. 手术治疗　对于反复性气胸、长期气胸、张力性气胸引流失败、双侧自发性气胸、血气胸或支气管胸膜瘘的患者，可经胸腔镜，促使破口关闭；可开胸行破口修补术、肺大疱结扎术或肺叶肺段切除术，手术治疗的成功率高，复发率低。

（1）胸膜粘连术：非手术治疗的气胸容易在1年内复发，在估计无明显胸膜增厚或阻塞性肺不张，肺能完全复张前提下，经插管或胸腔镜，注入硬化剂（滑石粉、四环素等），使胸膜产生无菌性炎症，闭锁胸膜腔，防止复发。

（2）外科治疗：经内科治疗无效的气胸可为手术的适应证，主要应用于长期气胸、血气胸、双侧气胸、复发性气胸、张力性气胸引流失败者、胸膜增厚致肺膨胀不全或影像学有多发性肺大疱者。手术方法包括电视辅助胸腔镜手术（VATS）和传统的开胸手术。

四、健康评估

1. 健康史

（1）个人史：评估患者的性别、体型、年龄、文化程度、宗教信仰、职业、起居和卫生习惯、饮食习惯与质量、烟酒嗜好与摄入量，有无疫区居住史、其他不良嗜好、女性患者是否处于月经期、是否使用正压机械通气、有无抬举重物、高喊大笑、屏气等情况。

（2）既往史：评估患者有无胸部外伤情况，女性患者是否患有子宫内膜异位，既往有无肺部疾病史、外伤史、手术史、药物或食物过敏史，评估患者既往的接种史及服药情况。

2. 身心评估

（1）身体状况：评估患者生命体征、呼吸功能、皮肤黏膜、不适主诉如胸痛。

（2）心理-社会评估：评估患者有无痛苦、焦虑、抑郁、恐惧、悲观等不良情绪反应；疾病是否对患者生活、睡眠产生影响；患者的社会支持系统、家庭经济承受能力如何。

3. 相关治疗及检查　了解患者的治疗经过和治疗方案；了解患者影像学检查（如X线胸片和胸部CT）及肺功能检查结果。

五、管理措施

1. 心理管理　告知患者气胸是一种良性疾病，大部分可痊愈，以减轻其心理压力。

2. 一般管理

（1）病情观察：若出现体温升高、寒战、胸痛加剧、血白细胞增多，可能并发胸膜炎或脓气胸，应及时通知医师，取痰液标本及胸腔引流液进行细菌培养，遵医嘱给予有效抗生素抗感染治疗。同时应密切观察血压、脉搏及呼吸的变化，如出现血压下降、呼吸困难、脉搏细弱等休克症状，应立即通知医师进行抢救。加强巡视，如发现患者出现咳痰和咯血症状，需评估痰量和血液性质，及时进行处理。

（2）休息：提供舒适安静的休养环境，保持室内空气新鲜，阳光充足，保持适当的湿度及温度。如果胸腔内气体量少，一般无明显呼吸困难，可不用吸氧，应限制活动，以卧床休息为主。如有明显的呼吸困难，应给予半坐卧位，并给予吸氧，必要时排气治疗。气胸痊愈后，1个月内避免剧烈运动，避免抬举重物，避免屏气。

（3）饮食管理：宜食用蛋白质、维生素、纤维素含量高的食品。

（4）预防便秘：保持排便通畅，减少排便用力引起胸膜腔内压力升高。

（5）感染管理：在进行管理的过程中要严格地落实无菌操作的原则，观察水封瓶当中液体的量和性状，了解患者手术伤口的情况，对穿刺点周围的皮肤进行定期消毒，如果发现患者存在体温升高、畏寒和胸痛加剧，应考虑患者出现感染，及时通知医师进行对症处置。

3. 气胸的管理

（1）闭合性气胸：闭合性气胸气量少于该侧胸腔容积20%时，气体可在2～3周自行吸收，可不抽气，但要定期作胸部X线检查，直到气胸消失。气量较多时，可行胸腔闭式引流排气。

（2）张力性气胸：由于病情危急，必须紧急进行减压处理。为了有效地持续排气，一般安装胸腔闭式引流。

1）保持管道密闭。随时检查整个装置是否密闭及引流管有无脱落，长玻璃管没入水中 3～4cm，并始终保持直立，搬动患者或更换引流瓶时，需双重关闭引流管，以防空气进入。

2）引流管连接处脱落或引流瓶损坏，应立即双钳夹闭胸腔引流导管，并更换引流装置，若引流管从胸腔滑脱，立即用手捏闭伤口处皮肤，消毒处理后，用凡士林纱布封闭伤口。

3）严格无菌操作，防止逆行感染，每天更换水封瓶内的液体，引流瓶应低于胸壁引流口平面 60～100cm，以防瓶内液体逆流入胸膜腔。

4）保持引流管通畅：定时挤压胸膜腔引流管，防止引流管阻塞、扭曲、受压；鼓励患者咳嗽、深呼吸及变换体位，利于胸腔内液体、气体排出，促进肺扩张。

（3）开放性气胸紧急处理：将开放性气胸转变为闭合性气胸。可使用无菌敷料，如凡士林纱布加棉垫盖住伤口，以绷带包扎固定。当凡士林纱布密闭伤口后，应严密观察患者有无张力性气胸的现象，如果出现严重呼吸困难，应立即将敷料打开。送至医院后应给予输血、补液纠正休克、给氧、清创、缝合伤口，并作胸腔闭式引流。

六、康复教育

1. 指导患者在日常生活中避免诱发气胸，如避免抬举重物、剧烈咳嗽、屏气、用力排便等，并采取有效措施预防便秘。注意劳逸结合，在气胸痊愈后的 1 个月内，不要进行剧烈运动，如打球跑步等。保持心情愉快，避免情绪波动。吸烟者应指导戒烟。

2. 告知自发性气胸患者要按时复查，直至气胸完全吸收，嘱患者若出现呼吸困难等症状及时随诊。

3. 指导患者气胸复发时处理，一旦出现胸闷、气急时即突发性气胸，要及时就诊。

第十章 支气管肺癌的管理与康复教育

一、概念

原发性支气管肺癌简称肺癌，为起源于支气管黏膜或腺体的恶性肿瘤。肺癌是严重危害人类健康的疾病，根据世界卫生组织 2018 年公布的资料显示，肺癌的发病率和死亡率均居全球癌症的首位。

二、临床表现

1. 常见症状　肺癌临床表现多种多样，与肿瘤的发生部位、大小、类型、发展阶段、有无并发症或转移有密切关系。

2. 肿瘤局部扩散引起的压迫症状　累及喉返神经，引起声音嘶哑；累及食管，引起咽下困难甚至支气管食管瘘；累及上腔静脉，引起上腔静脉压迫综合征；累及心包膜时，可产生心包积液引起心脏压塞症状；累及膈神经，引起膈肌麻痹。

3. 体征　胸部体征视肺癌的发展程度而出现不同的表现，早期可无明显阳性体征，发生支气管阻塞肺不张、继发肺部感染、胸腔积液、心包积液、淋巴静脉回流受阻时可出现相应的体征。部分肺癌患者有皮肤色素沉着、皮疹、皮肌炎、杵状指等肺癌相关的伴癌综合征表现。

三、治疗

1. 肺癌的治疗是根据患者的机体状况、肿瘤的组织学类型、生物学特性和临床病期等加以全面分析，合理地、有计划地应用现有的治疗手段，以期较大幅度地提升治愈点率、延长生存期和提高患者的生活质量。

2. 小细胞肺癌以化学治疗为主，辅以手术和/或放射治疗。对于非小细胞肺癌，早期患者以手术治疗为主，病变局部可切除的晚期患者采取新辅助化疗、手术治疗、放射治疗相结合的方式，不同种类不同分期的非小细胞肺癌治疗方案的选择需结合患者个体状况适当选用。

四、健康评估

1. 健康史

（1）个人史：评估患者的性别、年龄、文化程度、宗教信仰、职业、起居和卫生习惯、饮食习惯与质量、烟酒嗜好与摄入量，有无疫区居住史、其他不良嗜好等。

（2）既往史：评估患者是否患有呼吸系统疾病、高血压、糖尿病、心脏病等慢性病史，有无外伤史、手术史、药物或食物过敏史，评估患者既往的接种史及服药情况。

（3）家族史：评估患者家庭成员是否有肿瘤病史等。

2. 身心评估

（1）全身情况：评估患者生命体征、呼吸功能、营养状况、不适主诉如胸痛、头痛、恶心、呕吐等症状。

（2）心理-社会状况：评估患者有无痛苦、焦虑、抑郁、恐惧、悲观等不良情绪反应；疾病是否对患者生活、睡眠产生影响；患者的社会支持系统、家庭经济承受能力如何。

3. 相关治疗及检查　了解患者肺癌种类及临床分期，以及根据患者的疾病分期进行的治疗情况，如手术、放疗、化疗、分子靶向治疗以及免疫治疗等；了解患者已经进行的主要检查及阳性结果，包括影像学检查（正侧位胸部X线片、CT、MRI等）、细胞学和病理学检查、其他检查（如经皮肺活检，经纵隔镜及电视胸腔镜活检，锁骨上肿大淋巴结及胸膜活检，超声引导下行肺病灶或转移灶针吸或活检）。

五、管理措施

1. 心理管理

（1）为患者提供正向的支持，可有效缓解负性情绪。可通过音乐疗法、使患者在知觉与情感上产生共鸣、以改善躯体症状和负性情绪；肌肉放松疗法可有意识地控制自身的生理和心理活动、降低机体唤醒水平、间接调节患者的心理情绪，使患者保持心情舒畅。重视家庭社会支持，及时了解家属情绪变化，引导家属对患者的病情保持镇静，帮助患者建立战胜疾病的信心。

（2）晚期患者机体功能衰退，呈恶病质状态，身心极为痛苦，亦感到生命快要终结。此时更需要医务人员和亲人的体贴和关心，需采取各种支持措施，解除患者身心痛苦，做好死亡教育和临终关怀。

2. 饮食管理　饮食原则以高蛋白、高热量、高维生素、易消化的食物为主。处于治疗阶段和早期恢复阶段的患者少食多餐、选择易于吞咽的食物。体重减轻的患者可以服用高能量营养补充制剂，当摄入的饮食不能满足患者的营养需求时可选择服用补充特定微量元素和矿物质的营养制剂。有吞咽困难者应给予流食；若无法进食时，遵医嘱予鼻饲或肠外营养；定时对患者进行营养风险筛查，推荐使用患者主观整体评估量表，根据评分情况对患者进行饮食调整。患者机体抵抗力下降，易引起口唇干裂，口腔溃疡等，应在餐后、睡前进行口腔清洁，保持口腔湿润、舒适。

3. 应用镇痛药物管理

（1）疼痛的评估：疼痛评估遵循全面、常规、量化、动态的原则。对于疼痛强度评分至少询问患者"当前"疼痛，以及过去24h内"最严重"、"平均"和"最轻"的疼痛程度。临床推荐使用NRS数字评分量表进行疼痛程度的快速评估。

（2）镇痛药物应用：遵医嘱按WHO制定的三阶梯止痛方案给药，同时应遵循"口服给药、按时给药、个体化给药、注意细节"的原则。及时评价止痛药物的效果，非肠道给药者，应在用药后15～30min评估效果，口服给药1h后开始评估。

（3）患者教育及社会支持：告知患者及家属阿片类药物常见的不良反应，以及药物潜在的误用、滥用、成瘾的风险，以便于患者和家属更好地配合治疗。

4. 化学治疗的管理

（1）预防化疗引起的组织坏死：合理选用静脉，首选中心静脉、深静脉留置导管或输液港。静脉给药时可先用生理盐水引导静脉注射，确定通畅无外渗后再输入化疗药物，注射时要边抽回血边注药，注射完毕后用生理盐水冲洗，减少药物对局部血管的刺激。一旦出现药液外渗现象，立即停止输液，迅速用5%利多卡因5ml+地塞米松5mg局部封闭，冰敷24h。

（2）胃肠道不良反应：常见胃肠道不良反应为恶心、呕吐，一般发生在24h内，以化疗药物的副作用为主。应指导患者在化疗前后2h内减少进食，当出现恶心、呕吐时及时清除呕吐物，保持口腔清洁。对于使用高度致吐的化疗药，如铂类、环磷酰胺等，可在用药前遵医嘱使用止吐药物以减少不良反应的发生。

5. 放射治疗的管理

（1）皮肤管理：向患者解释放疗会引起皮肤红斑、表皮脱屑、色素沉着、瘙痒者等症状，嘱患者保持皮肤清洁；避免受理化因素刺激，如烈日下暴晒等，穿宽松、棉质、柔软、吸汗的衣物，防止衣领的摩擦；勿用肥皂及粗糙的棉制毛巾摩擦皮肤。照射部位避免涂抹刺激性物品，禁止在照射部位贴胶布。

（2）注意放疗后的全身反应：由于瘤组织的崩解，毒素被吸收，在照射数小时或1～2天后，患者可出现全身反应，易头晕、头痛、乏力、恶心或呕吐。故照射前不宜进食，照射后应卧床休息30min，宜进食清淡易消化食物，多食蔬菜、水果、多饮水，促进毒素排出。有放射性食管炎发生时，可出现咽下困难、疼痛、黏液增多。嘱患者注意保持口腔清洁，饭后漱口，饮食宜流质或半流质，避免刺激性饮食。放疗1个月后易并发放射性肺炎，应严密观察呼吸情况，有无咳嗽、咳痰加重等。放疗中应每周复查血象，如血象明显降低，要暂停放疗。

六、康复教育

1. 疾病知识指导　对肺癌高危人群定期进行体检，开展防止肺癌的宣传教育，做到早发现、早治疗。

2. 生活指导　提倡健康的生活方式，大力宣传吸烟对人体健康的危害，提倡戒烟，并注意避免被动吸烟。改善工作和生活环境，减少或避免吸入被致癌物质污染的空气和粉尘。对职业性致癌物接触者和高发地区人群，定期进行重点普查。

3. 饮食指导　指导患者加强营养支持，多食高蛋白、高热量、高维生素、高纤维、易消化的饮食，尽可能改善患者的食欲。

4. 休息与活动　合理安排休息和活动，保持良好精神状态，避免呼吸道感染以调整机体免疫力，增强抗病能力。

5. 心理指导　做好患者及家属的心理管理，保持较好的精神状态，增加治疗疾病的信心。向患者解释治疗过程中可能出现的反应，消除患者的恐惧心理。

6. 出院指导　督促患者遵医嘱坚持进行治疗，并告知患者出现呼吸困难，疼痛等症状加重时应及时随访。指导家属及患者在门诊随访，掌握下次放疗、化疗的时间，及时就诊。

第十一章　胸腔积液的管理与康复教育

一、概念

正常情况下，位于脏胸膜和壁胸膜之间的胸膜腔内仅有微量的液体，为 13～15ml，在呼吸运动时起润滑作用。胸膜腔内液体（简称"胸液"）的形成与吸收处于动态平衡状态，任何原因使胸液形成过多或吸收过少时，均可导致胸液异常积聚，成为胸腔积液。

二、临床表现

1. 呼吸困难　最常见，与胸腔积液的量有关。当胸腔积液量超过 500ml 时，由于胸腔积液使胸廓顺应性下降、膈肌受压和肺容量下降，可出现胸闷和呼吸困难。

2. 胸痛　多为单侧锐痛，并随呼吸或咳嗽加重，向肩颈或腹部放射。

3. 伴随症状　病因不同，其伴随症状不同。结核性胸膜炎多见于青年人，伴有发热、干咳；恶性胸腔积液多见于中年以上患者，伴有消瘦和呼吸道或原发部位肿瘤的症状；炎性积液多为渗出性，伴有咳嗽、咳痰和发热；心力衰竭所致胸腔积液为渗出液，伴有心功能不全的其他表现；肝脓肿所致的右侧胸腔积液可为反应性胸膜炎，亦可为脓胸，常伴有发热和肝区疼痛。

三、治疗

1. 胸腔积液为胸部或全身疾病的一部分，病因治疗尤为重要。渗出液常在纠正病因后可吸收。

2. 渗出液常见于结核性胸膜炎、类肺炎性胸腔积液、脓胸及恶性肿瘤，结核性胸膜炎绝大多数患者治疗效果好，能恢复健康。恶性胸腔积液治疗效果不佳。

四、健康评估

1. 健康史

（1）个人史：评估患者的性别、年龄、文化程度、宗教信仰、职业、起居和卫生习惯、饮食习惯与质量、烟酒嗜好与摄入量，有无疫区居住史、其他不良嗜好等。

（2）既往史：评估患者是否患有呼吸系统疾病、高血压、糖尿病、心脏病等慢性病史，有无外伤史、手术史、药物或食物过敏史，评估患者既往的接种史及服药情况。

（3）家族史：了解患者家庭成员是否有肿瘤等。

2. 身心评估

（1）全身情况：评估患者生命体征、意识状态、呼吸功能、营养状况、体位、不适主诉如胸痛。

（2）心理-社会状况：评估患者有无痛苦、焦虑、抑郁、恐惧、悲观等不良情绪反应；疾病是否对患者生活、睡眠产生影响；患者的社会支持系统、家庭经济承受能力如何。

3. 相关治疗及检查　了解患者的治疗经过和治疗方案；了解患者已行主要检查及阳性结果，包括血液检查、胸腔积液细胞学检查、影像学检查（胸片、胸部 CT、PET/CT，胸部超声）、胸膜活检、支气管镜等。

五、管理措施

1. 心理管理　加强与患者沟通，鼓励患者说出焦虑的感受，并对患者表示理解。耐心向患者解释病情，消除其悲观、焦虑不安的情绪，配合治疗。当患者进行诊断和手术、检查及各种管理前，耐心做好解释和宣教，消除其焦虑不安的情绪。指导患者使用放松技巧，如仰视、控制呼吸、垂肩、冷静地思考、改变说话的语音、搓脸、自我发泄等。

2. 结核性胸膜炎用药管理

（1）抗结核药物：由于抗结核的长期性及需联合多种抗结核药物，在治疗中部分患者会出现肝、肾功能，血尿酸增高及不能耐受的消化道症状等副作用，对部分患者不能耐受，不能坚持，失去治疗信心，导致治疗失败，因此在抗结核治疗前向患者详细讲解治疗计划、内容、疗效、时间、副作用以及出现毒副作用的临床表现，自我预防措施，使患者有充分的思想准备，积极配合完成整个治疗过程。借助多种手段（如科普读物等）帮助患者加深理解，强调早期、联合、适量、规律、全程化学治疗的重要性，使患者树立治愈疾病的信心，督促患者按医嘱服药，积极配合治疗。如有异常及时与医师联系，不能自行停药。

（2）毒副作用的管理：肝脏功能损害是抗结核药治疗中最多见的毒副作用之一。要在治疗过程中随时注意观察患者是否有乏力、纳差、欲吐、上腹不适、目黄、身黄、尿黄等肝病症状，及时检查或复查肝功能。若肝功能有中度或轻度损害时立即辅以保肝解毒等综合治疗；若肝功能出现严重异常并明显黄疸，则应立即停用全部抗结核药物，保肝治疗后肝功能正常，才能重新开始抗结核治疗，同时检测肝功能的变化。胃肠道反应主要表现恶心、顽固性呕吐、食欲明显降低、上腹部烧灼不适。一般采用服药前进少量食物或喝少量牛奶以减少药物对胃肠黏膜的刺激，缓解恶心、呕吐症状。对于严重者可肌内注射甲氧氯普胺，直至呕吐症状缓解。

（3）糖皮质激素：全身中毒症状严重、有大量胸腔积液者，需在有效抗结核药物治疗的同时加用糖皮质激素，根据病情逐渐减量至停用。向患者及家属解释本病的特点及药物的用法、不良反应等，遵医嘱安全用药，不能私自减药或者停药。

3. 类肺炎性胸腔积液和脓胸用药管理　抗生素治疗为主，原则是足量和联合用药，体温正常以后仍需继续用药 2 周以上，以防复发。

4. 病情观察

（1）注意观察患者的胸痛及呼吸困难的程度、体温变化。检测血氧饱和度或动脉血气分析的改变。在胸腔穿刺的过程中应注意观察抽液速度、抽液量及患者呼吸、脉搏、血压的变化。

（2）鼓励患者积极排痰，保持呼吸道通畅。

（3）大量胸腔积液影响呼吸时按患者的缺氧程度遵医嘱予低、中流量持续吸氧，改善患者的缺氧状态。

5. 胸腔闭式引流的管理

（1）术前将胸腔闭式引流相关知识、具体方法及注意事项向患者进行详细讲解，并将可能出现的并发症进行告知，将其顾虑消除，提升患者的配合度，并指导患者排便、更衣、洗浴。

（2）穿刺过程中指导患者均匀呼吸，避免剧烈咳嗽，告知患者与医师进行配合，如有不适，应及时向医师说明。

（3）妥善固定导管，保持导管通畅，防止滑脱、扭曲。一旦脱管立即用手捏闭伤口处皮肤，消毒后用凡士林纱布封闭伤口，协助医师进一步处理；水封瓶破裂或连接部位脱出，应立即反折胸管或用血管钳夹闭胸壁导管，按无菌操作更换整个装置。

（4）引流期间保持导管周围皮肤清洁干燥，每周更换敷料 2～3 次，观察局部皮肤有无红肿。引流瓶每天更换 1 次，特别注意夹闭管道，严防空气逸入胸腔。

（5）维持有效引流。指导患者经常更换体位，协助离床活动，以利充分引流，促使肺部早日复张，注意在任何情况下均使引流瓶低于胸腔出口平面至少 60cm，下床活动时低于膝盖位置；定时挤压胸管，以免血块或纤维素性物质沉着阻塞管口；

若导管阻塞时可用生理盐水冲洗，冲洗时压力不宜过大，注意观察和询问患者反应。

（6）观察并记录引流液的量、色，第1次引流量不超过600ml，以后每次引流不超过1 000ml，引流要匀速，不可过快，术后引流量每小时超过100ml，或术后前3h超过500ml时应立即报告医师。

6. 胸痛的管理　观察胸痛的程度，了解患者产生胸痛的原因及疼痛的性质。鼓励患者说出部位，范围以及疼痛的程度；了解患者对胸部疼痛的控制能力、疲劳程度和应激水平。给予舒适的体位，如端坐、半健侧卧位，嘱患者避免剧烈咳嗽、深呼吸，避免剧烈活动或突然改变体位。分散患者的注意力，如听音乐、看书等，保证患者交替使用减轻疼痛的方法。必要时遵医嘱使用镇痛剂。

7. 呼吸及康复锻炼　指导患者进行呼吸功能训练：吹气球训练、缩唇呼吸、腹式呼吸训练、咳嗽训练，有利于患者增加肺活量，促进肺康复。鼓励患者下床活动，增加肺活量，以防肺功能丧失。

六、康复教育

1. 疾病知识指导　向患者及家属解释本病的特点及目前的病情，介绍所采用的治疗方法、药物剂量、用法和不良反应。

2. 饮食指导　向患者及家属讲解加强营养是胸腔积液治疗的重要组成部分，需合理调配饮食，给予高能量、高蛋白、富含维生素的食物，增强机体抵抗力。

3. 休息与活动　指导患者合理安排休息与活动，逐渐增加活动量，避免过度劳累。

4. 心理指导　做好患者及家属的心理管理，保持较好的精神状态，增加治疗疾病的信心。向患者解释治疗过程中可能出现的反应，消除患者的恐惧心理。

5. 出院指导　向患者强调坚持用药的重要性，即使临床症状消失，也不可自行停药，应定期复查，遵从治疗方案，防止复发。

第十二章　慢性阻塞性肺疾病的管理与康复教育

弥漫性肺部疾病可以分为两大类：一是阻塞性疾病（气道疾病），主要表现为气流通过气道受限，主要是因为多种原因所致的肺实质和小气道受损，从而导致气道完全性或部分性闭塞，继而出现慢性气道阻塞、呼吸阻力增加和肺功能不全的症状；二是限制性疾病，主要特点为肺实质扩张受限而导致肺活量下降。

慢性阻塞性肺疾病主要包括肺气肿、慢性支气管炎、支气管扩张和哮喘。此类疾病患者总肺活量和用力肺活量正常或略有增加，主要表现为呼气流量下降，呼气流量通常通过测量一秒内用力呼吸容量而获得。因此，对于阻塞性肺疾病患者而言，FEV_1 和 FVC 比率显著下降。呼气阻塞既可以是解剖性气道狭窄，比如哮喘，也可以是肺弹性回缩力下降，比如肺气肿。

相反在限制性肺疾病中，FVC 下降，但呼吸流量正常或略有下降。因此，总肺活量和用力肺活量的比率接近正常。限制性疾病主要发生于两种情况下：一是胸壁异常，如严重的肥胖、胸膜疾病、神经肌肉异常。二是急性或慢性间质性肺疾病，经典的急性限制性肺疾病是急性呼吸窘迫综合征，慢性限制性肺疾病包括尘肺、不明原因的间质纤维化等。

一、慢性支气管炎

慢性支气管炎是一种慢性非特异性炎性疾病，发生于支气管黏膜及其周围组织，是一种常见病、多发病，有研究表明 40～65 岁的男性人群中发病率达 20%～25%。临床对于慢性支气管炎的界定为：出现反复发作的咳嗽、咳痰或伴有喘息症状，每年至少持续 3 个月，连续 2 年以上。部分慢性支气管炎患者伴有气道高反应性，表现为间断性气道痉挛和喘息，称之为慢性哮喘性支气管炎；慢性支气管炎一般不伴有气道阻塞，但部分患者（尤其是重度吸烟者）可出现慢性流出道阻塞，称为慢性阻塞性支气管炎。

（一）病因和发病机制

慢性支气管炎是由多种因素长期综合作用的结果。

1. 吸烟　在慢性支气管炎的发病中起关键作用。吸烟者患病率比不吸烟者高 2～10 倍，且与吸烟时间长短、每日吸烟量成正比。香烟烟雾中的尼古丁及其他有害化学物质（例如焦油、镉等）可损伤呼吸道黏膜，增加气道黏液分泌；同时烟雾可导致小气道痉挛造成气道阻力增加。

2. 感染　细菌和病毒感染与慢性支气管炎发病密切相关，凡能引起上呼吸道感染的病毒和细菌均可参与慢性支气管炎的发生发展，感染可使局部炎症不易消退并加重症状。在病毒性感染中，以鼻病毒、呼吸道合胞病毒、腺病毒为主要致病原；在细菌性感染中，以肺炎球菌、流感嗜血杆菌、肺炎克雷伯杆菌为主要病原菌。

3. 空气污染与过敏因素　慢性支气管炎在空气污染较重的城市发病率也较高，工业烟雾（例如二氧化硫、二氧化氮）、汽车尾气、粉尘等造成的大气污染参与了慢性支气管炎的发病过程。过敏性因素与慢性支气管炎也有一定关系，喘息型慢性支气管炎患者往往有过敏史。

4. 其他　呼吸系统防御功能下降、内分泌功能失调也可导致慢性支气管炎反复发作。

各种刺激因素均可致气管和主支气管壁内黏液腺肥大、小支气管和细支气管上皮内黏液分泌杯状细胞数目增多，同时可导致 CD8+T 细胞、巨噬细胞和单核细胞浸润。刺激物对气道上皮细胞的作用主要由局部释放的 T 细胞因子（比如白介素 -13）所介导。

（二）病理改变

病变常起始于较大的支气管，随病情进展逐渐累及各级支气管均肉眼观，可见大气道黏膜充血水肿，附有黏液分泌物或者黏液脓性分泌物，管腔内可见水肿液。光镜下：①最主要特点是黏膜内黏液分泌腺体增多、增大，正常情况下，黏膜下腺体的厚度和支气管壁比值为 0.4，此时可显著增加。②可见数量不等的炎性细胞浸润，主要为单核细胞，亦可见中性粒细胞。中性粒细胞的出现往往与疾病的严重程度相关。③上皮可见杯状细胞化生，管腔内可见黏液栓、管壁可见炎性细胞浸润及纤维化。④同时可见管壁平滑肌断裂、萎缩（喘息型患者可出现平滑肌束增生、肥大），软骨可变性、萎缩或骨化。

慢性支气管炎反复发作会造成支气管周围纤维化及管腔狭窄进一步严重，最终会导致气道阻塞，且炎症易向周围组织及肺泡扩展，形成细支气管周围炎，成为慢性阻塞性肺气肿的病变基础。

（三）临床病理联系

患者早期主要表现为持续性咳嗽及咳痰，但不伴有通气功能障碍。急性发作期，可因细菌感染出现黏液脓性或脓性痰。久而久之，可因流出道阻塞发展为慢性阻塞性肺疾病。最终将会出现肺动脉高压和心力衰竭。慢性萎缩性支气管炎可出现痰量减少或无痰，在慢性支气管炎的病程中，反复感染是加重疾病的重要因素。

二、支气管哮喘

支气管哮喘简称哮喘,是一种呼吸道慢性炎症疾病,主要表现为反复发作的喘息、呼吸困难、胸闷和咳嗽,以夜间和晨起最为明显。临床表现为可逆性气道阻塞、慢性嗜酸细胞性支气管炎症、支气管平滑肌肥大和气道高反应性,若伴发感染则会加重气道高反应性。大部分病例为外源性或者特异性病例,主要是 Th2 细胞介导、IgE 参与的免疫反应(针对环境过敏原);还有少部分病例为内源性或非特异性病例,通常不是由免疫性刺激所致,而是发生在肺部感染(尤其是病毒性感染)、冷空气刺激、精神压力、过劳或者吸入有害物质的情况下。

(一)病因和发病机制

本病的病因复杂,对于特异性病例,主要是 I 型超敏反应、急慢性气道炎症及支气管的高反应性。有多种细胞和炎症介质参与了这一发病过程,其中最主要的为 Th2 细胞,Th2 细胞释放 IL-4,刺激 B 细胞分化为浆细胞产生 IgE;释放 IL-5 激活嗜酸性粒细胞;释放 IL-13 可刺激黏液的分泌。同时,气道上皮细胞可释放趋化因子,使更多 Th2 细胞、嗜酸性粒细胞和其他炎性细胞到达病灶部位,从而加重炎症反应。除此之外,近年来研究显示支气管平滑肌肥大及上皮下胶原沉积也参与了哮喘的发病。气道重构发生原因尚不清楚,可能与某些基因异常有关(如 ADAM33)。同时肥大细胞在哮喘发病中也起到了重要作用,其可以分泌生长因子刺激平滑肌的增殖。

特异性哮喘常起始于儿童阶段,一般有家族史。用相应过敏原进行皮肤试验可出现速发的风团红疹,此为特征性 I 型超敏反应。在刺激后数分钟内出现哮喘称为急性速发型反应,此外还有迟发型反应,主要发生于接触刺激后 4~8h,并可以持续 12~24h。嗜酸性粒细胞可在去除刺激因素后继续增多,并维持局部炎症反应,故在迟发型反应中作用尤为重要,在哮喘治疗中,炎症细胞、炎症介质及抗炎治疗越来越受到重视。

非特异性哮喘主要原因为气道的高反应性,此类患者没有明显的家族史,气道痉挛时间长、程度重,血清 IgE 水平没有明显改变。病毒感染后可降低气道上皮下迷走神经的反应阈值,导致气道反应性增高。

尽管特异性和非特异性哮喘的发病机制不完全相同,但是体液及细胞免疫均发挥了较为明显的作用,所以治疗上无明显区别。除此以外,还有药物性哮喘(阿司匹林)、机会性哮喘(主要为理化性刺激)。

（二）病理变化

肉眼观，肺因过度充气而明显膨胀，有时可伴有灶性肺组织萎陷。最显著特点为支气管或细支气管管腔内出现黏附紧密的黏液栓。光镜下，黏液栓内可见脱落的上皮细胞，呈螺旋状排列，并可见较多的嗜酸性粒细胞和夏科-雷登结晶，夏克-雷登结晶主要来源于嗜酸性粒细胞的蛋白结晶。同时可见基底膜增厚及玻璃样变，黏膜下水肿，嗜酸性粒细胞和肥大细胞浸润，黏膜下黏液腺增生，平滑肌细胞肥大等。

（三）临床病理联系

哮喘发作时主要表现为严重的呼吸困难伴喘息，以呼气时尤为明显。大部分患者症状可自行缓解或经治疗（支气管调节剂和皮质类固醇）后缓解。发病间期患者无明显异常，但肺活量检测可出现轻微异常。偶尔可见对治疗无反应的哮喘持续状态（数天至数周）。长期反复发作可致胸廓变形及弥漫性肺气肿，有时可合并自发性气胸。

三、支气管扩张

在慢性坏死性感染中，当气管周围肌肉及弹力支持组织破坏后，可导致支气管和细支气管管腔持久性扩张，被称为支气管扩张。通常为反复长期肺部感染或者阻塞的继发改变。临床表现为慢性咳嗽、咳大量脓痰、反复咯血等症状。

（一）病因和发病机制

由于肿瘤、异物导致支气管阻塞时，受累肺段可发生支气管扩张。特异性哮喘、慢性支气管炎、肺囊性纤维化也可出现支气管扩张。肺囊性纤维化可致肺部出现广泛的、严重的支气管扩张，主要是因为肺组织发育异常及气道内异常分泌。

此外，反复的化脓性或者坏死性感染可导致支气管壁肌肉及弹力纤维坏死，并出现管壁周围肺纤维化，呼气时管壁不能完全回缩，同时受外周纤维瘢痕组织的牵拉，最终导致支气管壁持久性扩张。

（二）病理变化

肉眼观，病灶主要为双肺下叶，尤以气道垂直分支处更为明显。病灶处可见支气管呈囊柱状扩张。常累及远端支气管和细支气管，肺膜下可见扩张的支气管或细支气管（正常情况下肺膜下2～3cm处无肉眼可见支气管或细支气管），病灶较多者肺组织呈蜂窝状。扩张的支气管腔内常可见黏液脓性、血性或黄绿色脓性渗出物。若继发腐败菌感染可伴有恶臭。扩张支气管周围肺组织常有不同程度的萎陷、纤维化或肺气肿。若由于气道阻塞所致，则病灶往往局限于某一肺段。

光镜下，支气管壁明显增厚，黏膜上皮坏死、脱落伴溃疡形成，有时可见鳞状上皮化生；黏膜下血管扩张充血，可见较多急、慢性炎性细胞浸润，管壁平滑肌、弹力纤维、甚至软骨出现不同程度的萎缩或消失，由肉芽组织或纤维瘢痕组织所取代。周围肺组织常发生纤维化或肺气肿。

（三）临床病理联系

患者主要症状为严重的、持续性的咳嗽，咳大量黏液脓痰、脓痰，味臭。痰中可带有血块或咯血，大量的咯血可致失血过多出现休克，若血凝块阻塞气道可导致严重呼吸困难严重。部分患者可出现杵状指，严重患者可出现缺氧、发绀、肺动脉高压和慢性肺源性心脏病。少数患者可见脑脓肿、反应性淀粉样变性。

（四）护理问题

1. 气体交换受损　与支气管痉挛、气道炎症、黏液分泌增加、气道阻塞有关。
2. 清理呼吸道无效　与气道平滑肌痉挛、痰液黏稠、排痰不畅、疲乏有关。
3. 知识缺乏　缺乏正确使用吸入药物治疗的相关知识。
4. 焦虑 - 哮喘反复发作或症状不缓解，使患者容易出现焦虑情绪。
5. 潜在并发症　呼吸衰竭、气胸或纵隔气肿。

（五）计划与实施

1. 目标

（1）患者呼吸困难缓解，能平卧。

（2）能进行有效咳嗽，痰液能咳出。

（3）能正确使用吸入药物治疗。

（4）尽快使患者胸闷、呼吸困难得到缓解，增加舒适感，心理护理缓解焦虑恐惧情绪。

（5）护士严密监测和管理患者，及时发现并发症并配合医师抢救。

2. 实施与护理

（1）生活护理：发现和避免诱发因素：询问患者导致发作的因素，如能发现和避免诱发因素，有助于哮喘症状的控制，并保持环境清洁、空气新鲜。饮食护理：根据需要供给热量，必要时可静脉补充营养。禁食用可能诱发哮喘的食物，如鱼、虾、蟹、牛奶及蛋类。

（2）心理护理：哮喘反复发作可以导致心理障碍，而心理障碍也会影响哮喘的临床表现和治疗效果。正确认识和处理这些心理问题，有利于提高哮喘的治疗成功率。护士应关心、体贴患者。通过暗示、说服、示范、解释、训练患者逐渐学会放松技巧及转移自己的注意力。

（3）治疗配合：病情观察：密切观察患者症状体征的变化，了解其呼吸困难的程度，辅助呼吸肌的活动情况，测量和记录体温、脉搏和呼吸及哮喘发作的持续时间。配合医师监测肺功能指标（FEV1 或 PEF），进行动脉血气分析，防止出现并及时处理危及生命的严重哮喘发作。当 $PaO_2 < 60mmHg$、$PaCO_2 > 50mmHg$ 时，说明患者已经进入呼吸衰竭状态。发现上述情况及时通知医师，并作相应的护理。

对症护理：

1）体位：让患者取坐位，将其前臂放在小桌上，背部靠着枕头，注意保暖，防止肩部着凉。

2）氧疗：患者哮喘发作严重，遵医嘱给予鼻导管或面罩吸氧，改善呼吸功能。

3）保持呼吸道通畅：遵医嘱给予祛痰药和雾化吸入，以湿化气道，稀释痰液，利于排痰。在气雾湿化后，护士应注意帮助患者翻身拍背，引流排痰。

4）重度哮喘发作有可能导致呼吸衰竭，有窒息等危险，可准备物品行气管插管进行机械通气。因此，应备好气管插管和所需物品及各种抢救物品，配合医师抢救。

（4）用药护理：糖皮质激素（简称"激素"）：是当前治疗哮喘最有效的药物。可采取吸入、口服和静脉用药。指导患者吸入药物后用清水充分漱口，使口咽部无药物残留，减轻局部反应。长期用药可引起骨质疏松等全身反应，指导患者联合用药，减轻激素的用量。口服用药时指导患者不可自行停药或减量。

色甘酸钠：是一种非皮质激素抗炎药物。能预防变应原引起速发和迟发反应，以及运动和过度通气引起的气道收缩。少数病例可有咽喉不适、胸闷，偶见皮疹，孕妇慎用。

β_2 受体激动药（沙丁胺醇）：可舒张气道平滑肌，解除气道痉挛和增加黏液纤毛清除功能等。吸入后 $5 \sim 10min$ 即可起效，药效可维持 $4 \sim 6h$，多用于治疗轻度哮喘急性发作的患者，用药方法应严格遵医嘱间隔给药。用药期间应注意观察副作用，如心悸、低血钾和骨骼肌震颤等。但一般反应较轻，停药后症状即可消失，应宽慰患者不必担心。

茶碱：具有松弛支气管平滑肌、兴奋呼吸中枢等作用。主要不良反应为胃肠道症状（恶心、呕吐），心血管症状（心动过速、心律失常、血压下降）。最好用药中监测血浆氨茶碱浓度。发热、妊娠、小儿或老年，患有肝、心、肾功能障碍及甲状腺功能亢进者尤须慎用。

其他药物：半胱氨酰白三烯受体拮抗药主要的不良反应是胃肠道症状，通常较轻微，少数有皮疹，血管性水肿，转氨酶升高，停药后可恢复正常。吸入抗胆碱药物不良反应少，少数患者有口苦或口干感。

3. 健康教育

（1）指导患者注意哮喘发作的前驱症状，自我处理并及时就医，鼓励并指导患者坚持每日定时测量峰流速值（peak expiratory flow，PEF），监视病情变化，记录哮喘日记。指导患者各种雾化吸入器的正确使用方法。

（2）积极参加锻炼，尽可能改善肺功能，最大限度恢复劳动能力，预防疾病向不可逆性发展，预防发生猝死。

（3）指导患者了解目前使用的每一种药物的主要作用、用药的时间、频率和方法及各种药物的不良反应。

（4）指导峰流速仪的使用：站立水平位握峰流速仪，不要阻挡游标移动。游标放在刻度的最基底位"0"处。深吸气，嘴唇包住口器，尽可能快地用力呼气。记录结果，将游标拨回"0"位，再重复2次，取其最佳值。当峰流速值用诊断时，首先用患者峰流速值与预计值比较。儿童一般根据性别、身高而调整确定其正常范围，亦可通过2～3周的正规治疗及连续观察，取无症状日的下午所测PEF为患儿个人最佳值。若该值低于一般统计正常值的80%，则考虑为中度发作，应调整原有治疗。

PEF 变异率 = 最高 PEF− 最低 PEF1/2（最高 PEF+ 最低 PEF）×100%

当变异率＜20%提示轻度哮喘，变异率在20%～30%为中度哮喘，变异率＞30%时为重度哮喘。

（5）指导患者识别和避免过敏原或诱因，并采取相应措施。

在花粉和真菌最高季节应尽量减少外出。保持居住环境干净、无尘、无烟，窗帘、床单、枕头应及时清洗。避免香水、香的化妆品及发胶等可能的过敏原。回避宠物，不用皮毛制成的衣物或被褥。如必须拜访有宠物家庭，应提前吸入气雾剂。运动性哮喘患者在运动前应使用气雾剂。充分休息、合理饮食、定期运动、情绪放松、预防感冒。

（6）推荐患者家属参与哮喘的管理，起到监督管理的作用。

（六）预期结果与评价

患者呼吸频率、节律平稳，无奇脉、三凹征；正确运用有效咳嗽、咳痰方法，咳嗽咳痰程度减轻；能正确掌握雾化吸入器的使用方法和注意事项；掌握哮喘发作先兆及相应自我处理方法；消除焦虑情绪。

四、肺气肿

肺气肿的特点是末梢肺组织（肺泡、肺泡囊、肺泡管、呼吸性细支气管）出现异常的持续性增大，伴有腔壁破坏，但没有明显纤维化。患者通气功能降低，是支气管和肺部疾病常见并发症。

（一）肺气肿的类型

肺气肿可以根据病变部位来进行分类，包括：腺泡性肺气肿、间质性肺气肿和其他类型肺气肿。腺泡性肺气肿可分为①腺泡中央型肺气肿，②全腺泡型肺气肿，③腺泡周围型肺气肿，前两种可以出现显著性的气道阻塞，且以腺泡中央型肺气肿最常见。

1. 肺泡性肺气肿

1）腺泡中央型肺气肿：累及部位主要位于肺腺泡中央区或近端部位的呼吸性细支气管，远端肺泡管及肺泡囊不受影响。多位于上叶，尤以尖段为甚，严重腺泡中央型肺气肿可累及远端肺泡。此型肺气肿多见于长期吸烟者或有慢性支气管炎病史者，多不伴 α1-抗胰蛋白酶（α1-antitrypsin，α1-AT）的先天性异常。

2）全腺泡型肺气肿：从呼吸性细支气管到终末肺泡的肺腺泡均扩张，多见于肺下部。常见于青壮年、先天性 α1-AT 缺乏症患者。肺泡间隔破坏严重时，囊腔相互融合形成直径超过 1cm 的囊泡，称之为囊泡性肺气肿。

3）腺泡周围型肺气肿：也称隔旁肺气肿，肺腺泡远端受累。在靠近胸膜、叶间裂、肺叶边缘处，病变更为明显。易发生于纤维化、瘢痕或者肺膨胀不全的临近部位，多位于上肺。

2. 间质性肺气肿 指气体进入肺间质的纤维结缔组织、纵隔或者皮下组织。由于肺泡内压急剧升高（呕吐、剧烈咳嗽）或者穿透性伤（肋骨骨折、胸壁穿透伤）导致肺撕裂使气体进入间质。有时可见于发生喘息性咳嗽的儿童。当气体进入皮下组织时，患者头颈部明显肿胀，似气球，胸壁可出现捻发音。大多数情况下，当破裂口封闭后，气体可以逐渐被吸收。

3. 其他类型肺气肿 包括：①瘢痕旁肺气肿，也称为不规则型肺气肿，肺腺泡受累部位形状不规则且不恒定，多位于瘢痕灶周围。若气肿直径超过 2cm，破坏肺小叶间隔时，称为肺大疱（bullae），通常位于胸膜下，破裂后可出现气胸；②代偿性肺气肿，指肺泡的代偿性扩张，主要是因为其他部位的肺组织减少（肺叶切除、肺萎缩等）而引起。③老年性肺气肿，源于老年人肺组织弹性回缩力减弱而出现的肺残气量增多。

（二）病因和发病机制

肺气肿常继发于其他阻塞性疾病，最常见的为慢性支气管炎。肺气肿的发病机制目前并不完全清楚，目前的观点认为肺气肿主要源于两种关键因子的失衡：蛋白酶和抗蛋白酶的失衡、氧化剂和抗氧化剂的失衡。

1. 阻塞性通气障碍　慢性支气管炎时，炎症反复刺激可致小支气管和细支气管管壁破坏、纤维化，从而出现管壁增厚、管腔狭窄，同时黏液性渗出物及黏液栓形成会进一步加剧小气道通气障碍，使肺内残气量增多。

2. 呼吸性细支气管和肺泡壁弹力降低　慢性炎症可以破坏细支气管及肺泡壁上的弹力纤维，使其呼气时回缩力减弱；同时阻塞性通气障碍使细支气管和肺泡处于长期高张力状态，进一步使残气量增多。

3. α1-AT 在肺气肿发病中的作用　先天性 α1-AT 缺陷患者发生肺气肿的概率比普通人群高很多，约 1% 的肺气肿患者带有此种缺陷。α1-AT 通常存在于血浆、组织液和巨噬细胞内，是胰蛋白酶的主要抑制剂（尤其是弹力酶）。炎症过程中，胰蛋白酶主要由中性粒细胞所分泌，破坏细支气管和肺泡壁的弹力蛋白、胶原及糖蛋白，此时，高蛋白酶活性和低抗蛋白酶活性共同作用导致破坏性作用。

4. 吸烟　吸烟者中性粒细胞和巨噬细胞常在肺泡腔内聚集。烟雾中的尼古丁及活性氧自由基可以激活核因子 κB，刺激肿瘤坏死因子和其他细胞因子的表达，继而可趋化和激活中性粒细胞，使其释放颗粒，颗粒内含有较多的细胞蛋白酶（中性粒细胞弹力酶、蛋白酶Ⅲ和组织蛋白酶 G），导致组织损伤。吸烟同样可以激活巨噬细胞的弹力酶活性，而且巨噬细胞的弹力酶活性不受 α1-AT 的抑制。

同时吸烟可以导致氧化剂-抗氧化剂失衡，正常情况下，肺内存在足够的抗氧化剂（超氧化物歧化酶、谷胱甘肽）。但是香烟烟雾中含有大量的氧自由基，可以抵消机体抗氧化剂的作用，造成组织损伤。

（三）病理变化

肉眼观，肺体积显著膨大，颜色灰白，肺柔软而缺乏弹性，指压后压痕不易消退。全小叶型肺气肿病变比小叶中央型更加明显，小叶中央型肺气肿时肺上部 2/3 病变更明显。

光镜下见肺泡壁变薄、破坏，随着疾病进展，肺泡可相互融合形成大的囊腔。终末细支气管和呼吸性细支气管可因间隔消失而发生形状改变，肺泡间隔弹力组织消失可降低小气道的回缩性，因此导致呼气时肺泡塌陷，出现气道阻塞。肺泡间隔内毛细血管床数量减少，肺小动脉内膜纤维性增厚。腺泡中央型肺气肿的气囊壁上可见呼吸上皮、平滑肌束的残迹。全腺泡型肺气肿的囊泡壁上偶见残存的平滑肌束片段，在较大的囊泡腔内偶可见间质和肺小动脉构成的悬梁。

临床病理联系　呼吸困难通常是首发症状，且逐渐加重；伴有慢性支气管炎的患者以咳嗽、咳痰为首发症状，可出现体重下降。因长期处于过度吸气状态，患者可出现肋骨上抬。肋间隙增宽，胸廓前后径加大，形成特征性的"桶状胸"，呼气相明显延长。部分患者因代偿性血红蛋白增多，面色呈粉红色。有的患者伴有慢性支气管炎及反复肺部感染，易发生二氧化碳潴留，出现发绀，此型患者一般易于发生肥胖。最终因为低氧诱导的肺血管痉挛和肺毛细血管面积减少导致肺动脉高压及慢性肺源性心脏病。X线检查可见肺野扩大、横隔下降、肺透过度增加。

第十三章　阻塞性睡眠呼吸暂停低通气综合征

成人睡眠呼吸障碍包括阻塞性睡眠呼吸暂停低通气综合征（阻塞性睡眠呼吸暂停低通气综合征）、中枢性睡眠呼吸暂停综合征、上气道阻力综合征、肥胖低通气综合征。临床上以阻塞性睡眠呼吸暂停低通气综合征最为常见。阻塞性睡眠呼吸暂停低通气综合征主要表现为睡眠时打鼾并伴有呼吸暂停和呼吸表浅，夜间反复发生低氧血症、高碳酸血症和睡眠结构紊乱，导致白天嗜睡、心脑肺血管并发症乃至多脏器损害，严重影响患者的生活质量和寿命。

一、定义

1. 睡眠呼吸暂停系指睡眠中口和鼻气流均停止 10s 以上。
2. 低通气则是指睡眠中呼吸气流幅度较基础水平降低 50% 以上并伴有 3%～4% 以上的血氧饱和度下降或脑电图 α 波觉醒。
3. 睡眠呼吸暂停综合征是指 7h 睡眠中呼吸暂停及低通气反复发作在 30 次以上，或睡眠呼吸暂停＋低通气指数（AHI，即平均每小时睡眠中的呼吸暂停＋低通气次数）≥5 次 /h，同时伴过度嗜睡等临床症状。
4. 觉醒反应是指睡眠过程中由于呼吸障碍导致的觉醒，它可以是较长的觉醒而使睡眠总时间缩短，也可以是频繁而短暂的微觉醒。但是目前尚未将觉醒反应计入总的醒觉时间，但可导致白天嗜睡加重。
5. 睡眠片断是指反复觉醒导致的睡眠不连续。
6. 微觉醒是指睡眠过程中持续 3s 以上的脑电图频率改变，包括 θ 波、α 波和（或）频率＞16Hz 的脑电波（但不包括纺锤波）。

二、流行病学

以阻塞性睡眠呼吸暂停低通气综合征为例，在 40 岁以上人群中，美国患病率为 2%～4%，男性多于女性。西班牙 1.2%～3.9%，澳大利亚高达 6.5%，日本为 1.3%～4.2%，我国香港地区 4.1%，上海市 3.62%，长春市为 4.81%。65 岁以上老年人患病率更高，为 20%～40%。

三、解剖学

（一）上气道解剖异常

1. 鼻部原因　肥厚性鼻炎、变应性鼻炎、鼻息肉、鼻中隔偏曲等引起鼻阻塞的疾病。

2. 咽部原因　腺样体肥大、扁桃体肥大、软腭松弛肥大低垂、悬雍垂粗大及过度下垂、舌根淋巴组织肥大及咽壁黏膜下脂肪组织肥厚等。

3. 口腔及颌面颈部异常　舌体的肥厚、下颌骨发育畸形（如小颌畸形）、下颌骨后缩等导致气道狭窄。

4. 喉部疾病　会厌水肿、会厌肿瘤、声带麻痹及喉蹼等可为本病的发病因素。

睡眠时因上气道狭窄、软组织松弛、舌根的后坠、松弛等，在吸气时胸腔负压的作用下，软腭、舌坠入咽腔紧贴咽后壁，造成上气道阻塞，是引起阻塞性睡眠呼吸暂停的主要原因。

（二）咽喉部神经肌肉控制异常

咽气道扩张肌的收缩是维持气道开放的重要力量。清醒状态下，阻塞性睡眠呼吸暂停综合征患者颏舌肌的活动即达到其最大活动能力的40%。远较正常人12%的水平高，提示为了维持上气道的开放，其上气道肌肉的活动代偿性增强。可以假设，如果没有这种代偿性活动，清醒时即有可能出现上气道阻力明显增高，甚至发生呼吸暂停。在睡眠时，阻塞性睡眠呼吸暂停综合征患者上气道肌肉活动的变化明显不同于正常人。睡眠一开始，即可见颏舌肌的吸气时相性活动减弱，其他扩张肌的张力性活动也明显减弱，对吸气负压增加的反射性代偿活动消失，不能对抗胸腹部呼吸肌产生的吸气负压而发生呼吸暂停。此外，上气道肌肉的张力性活动减弱还可以使咽气道的顺应性增加。阻塞性睡眠呼吸暂停综合征患者出现咽气道肌肉功能异常的确切机制尚不十分清楚。饮酒、吸烟、服用镇静催眠药以及某些神经系统疾患可明显降低上气道肌肉的张力性活动。

四、病因

1. 肥胖　肥胖是阻塞性睡眠呼吸暂停低通气综合征的一个独立危险因素，60%以上的阻塞性睡眠呼吸暂停低通气综合征患者为肥胖者。肥胖者咽壁脂肪增多致咽腔体积缩小和顺应性增加，颈部脂肪对咽气道的直接压迫及肥胖导致的肺功能残气量减少与阻塞性睡眠呼吸暂停低通气综合征的发生有关。

2. 年龄　随年龄增加，睡眠呼吸暂停的发生率也增加，50～70岁之间的就诊者最多见，70岁以后患病率趋于稳定。在老年人中，中枢性睡眠呼吸暂停的发生比率增加，临床症状如嗜睡等常不典型，可能与老年患者各种器官功能减退，咽部肌张力降低有关。

3. 性别　人群中，男性阻塞性睡眠呼吸暂停综合征的发病率约为女性的2～3倍。国内外有报道称在睡眠中心就诊的患者中，男女比率高达8～10∶1。目前普遍认为雄激素为阻塞性睡眠呼吸暂停低通气综合征的易感因素，可能使得男性的发病率更高。黄体酮对女性有潜在的保护作用。女性，特别是绝经前的女性，阻塞性睡眠呼吸暂停低通气综合征的发病率低，而更年期后女性阻塞性睡眠呼吸暂停低通气综合征的发病率明显上升。

4. 上气道解剖异常　如上所述。

5. 遗传因素　有报道称阻塞性睡眠呼吸暂停低通气综合征的发生具有种族差异性，东方人与西方人颅面结构发育有一定差异，东方人的发病率可能高于西方人。另外，阻塞性睡眠呼吸暂停低通气综合征患者有家庭聚集现象，可能是因为过重和肥胖患者存在家庭聚集性。

6. 长期大量饮酒、重度吸烟、服用镇静催眠类或肌松类药物。

7. 其他相关疾病　包括甲状腺功能减退、肢端肥大症、垂体功能减退、淀粉样变性、声带麻痹、小儿麻痹后遗症或其他神经肌肉疾患（如帕金森病）、长期胃食管反流等。

8. 中枢性睡眠呼吸暂停综合征主要由呼吸调节紊乱所致。下列疾病均可出现呼吸调节异常：脑血管意外、神经系统的病变、脊髓前侧切断术、血管栓塞或变性病变引起的脊髓病变、家族性自主神经异常，与胰岛素相关的糖尿病、脑炎、肌肉疾患、枕骨大孔发育畸形、脊髓灰质炎、充血性心力衰竭等。

五、发病机制和病理生理

阻塞性睡眠呼吸暂停低通气综合征患者由于肥胖及睡眠中反复出现呼吸停止会导致低氧血症、高碳酸血症及睡眠质量低下，后者主要表现为慢波睡眠减少或消失及唤醒反应所致的睡眠片段化。入睡后舌咽部肌群松弛使咽部狭窄、舌根后坠，吸气时在胸腔负压的作用下，软腭、舌坠入咽腔紧贴咽后壁，造成上气道闭塞、呼吸暂停。呼吸停止后体内二氧化碳潴留、氧分压降低，刺激呼吸感受器，使中枢呼吸驱动增加，同时大脑出现唤醒反应，咽、舌部肌群收缩。当气道压力足以冲破上气道机械性阻塞时，上气道重新开放，呼吸恢复，体内二氧化碳排除，氧分压上升，患者再度入睡。此后进入下一次呼吸暂停。伴随呼吸暂停出现的唤醒反应主要是脑电波的反应，患者行为可能仍处于睡眠状态。患者的低氧呈间歇性或锯齿样模式，呼吸暂停发生时血氧降到非常低的水平，而呼吸暂停恢复后又可以回到完全正常水平。如此大幅度的缺氧和再氧合过程对机体的影响和危害是严重的，其危害程度远大于持续低氧模式。间歇低氧或伴有高碳酸血症及胸腔压力的大幅度变化可导致自主神经、体液和血流动力学反应，包括体内儿茶酚胺水平升高、胰岛素抵抗等。此外，间歇低氧可导致血管内皮功能障碍，包括收缩血管物质内皮素增加和舒张血管物质 NO 减少。频繁的间歇低氧还能激发炎性反应，引起 C 反应蛋白、纤维蛋白原、白细胞介素和黏附因子等升高。炎症反应是启动和持续导致血管内皮功能损害的重要机制。

六、病理学

（一）光镜下腭咽组织病理学

苏木精-伊红染色：阻塞性睡眠呼吸暂停低通气综合征患者黏膜层及黏膜下疏松结缔组织中有大量脂肪空泡散在分布或聚集成团，多数小血管呈不同程度的扩张充血状态。腺泡大小不一致，形态欠规则，腺泡间可见脂肪细胞浸润；黏液性腺泡的数量明显减少，被细胞质深染的浆液性腺泡所取代。肌束排列紊乱，肌纤维呈多形性改变，包括肿胀、萎缩和退行性变，部分弹性纤维中断、排列粗乱。

（二）电镜下腭咽组织病理学

细胞呈缺氧性损伤改变，染色质边集，核膜皱缩；细胞质中有不典型的髓鞘样结构形成，内质网扩张变形。线粒体肿胀，嵴缩短或消失，甚至空泡化。肌原纤维中散在较多脂滴，其明带（I 带）和暗带（A 带）扭曲变形，排列不整齐；明带中的 Z 线和暗带中的 M 线失去连贯性，呈局灶性模糊中断，相邻 Z 线间距离缩短，甚至出现 Z 线物质聚集现象。肌节间界限不清，肌浆网囊性扩张呈空泡状。

七、临床分型

睡眠呼吸暂停综合征分型：①阻塞性睡眠呼吸暂停低通气综合征睡眠时口和鼻气流停止或减低，但胸、腹式呼吸仍存在。②中枢型睡眠呼吸暂停综合征睡眠时口、鼻气流和胸、腹式呼吸运动同时停止，膈肌和肋间肌也都停止活动。③混合性睡眠呼吸暂停综合征指一次呼吸暂停过程中开始时出现中枢型呼吸暂停，继之出现阻塞型呼吸暂停。目前把阻塞型和混合型两种类型统称为阻塞性睡眠呼吸暂停低通气综合征。

八、临床表现

（一）白天症状

1. 嗜睡　是最常见的症状，轻者表现为日间工作或学习时间困倦、瞌睡，严重时吃饭、与人谈话时即可入睡，甚至发生严重的后果，如驾车时打瞌睡导致交通事故。

2. 头晕、乏力　由于夜间反复呼吸暂停、低氧血症，使睡眠连续性中断，醒觉次数增多，睡眠质量下降，常有轻重不同的头晕、疲倦、乏力。

3. 精神行为异常　注意力不集中、精细操作能力下降、记忆力和判断力下降，症状严重时不能胜任工作，老年人可表现为痴呆。夜间低氧血症对大脑的损害以及睡眠结构的改变，尤其是深睡眠时相减少是造成精神行为异常的主要原因。

4. 头痛　常在清晨或夜间出现，隐痛多见，不剧烈，可持续 1～2h，有时需服止痛药才能缓解。与血压升高、颅内压及脑血流的变化有关。

5. 个性变化　烦躁、易激动、焦虑等，家庭和社会生活均受一定影响，由于与家庭成员和朋友情感逐渐疏远，可出现抑郁症。

（二）夜间症状

1. 打鼾　是主要症状，鼾声不规则，高低不等，往往是鼾声 - 气流停止 - 喘气 - 鼾声交替出现，一般气流中断的时间为 20～30s，个别长达 2min 以上，此时患者可出现明显的发绀。

2. 呼吸暂停　75% 患者有呼吸暂停，呼吸暂停多随着喘气、憋醒或响亮的鼾声而终止。阻塞性睡眠呼吸暂停低通气综合征患者有明显的胸腹矛盾呼吸。

3. 憋醒　呼吸暂停后突然憋醒，常伴有翻身，四肢不自主运动甚至抽搐，或突然坐起，感觉心慌、胸闷或心前区不适。

4. 多动不安　因低氧血症，患者夜间翻身、转动较频繁。

5. 多汗　出汗较多，以颈部、上胸部明显，与气道阻塞后呼吸用力和呼吸暂停导致的高碳酸血症有关。

6. 夜尿　部分患者诉夜间小便次数增多，个别患者出现遗尿。

7. 睡眠行为异常　表现为恐惧、惊叫、呓语、夜游、幻听。

老年人阻塞性睡眠呼吸暂停低通气综合征的症状易与一般衰老症状相混淆。老年人由于体内各系统、器官衰老，免疫功能下降，出现记忆力减退、反应迟钝、性格改变、易困倦乏力以及夜尿增多等症状，而这些又都是阻塞性睡眠呼吸暂停低通气综合征常见的临床表现。所以，要详细询问老年人的睡眠病史，注意鉴别。

（三）全身器官损害的表现

阻塞性睡眠呼吸暂停低通气综合征患者常以心血管系统异常表现为首发症状和体征，是高血压、冠状动脉粥样硬化性心脏病的独立危险因素。

1. 高血压病　流行病学调查发现一般人群中高血压患病率约为20%，而阻塞性睡眠呼吸暂停低通气综合征患者中高血压患病率高达45%～48%，同时约30%高血压患者合并阻塞性睡眠呼吸暂停低通气综合征。中华医学会呼吸病学分会睡眠呼吸疾病学组对我国14个省市20家三甲医院进行了阻塞性睡眠呼吸暂停低通气综合征人群高血压患病率等相关流行病学调查。在1 012例确诊阻塞性睡眠呼吸暂停低通气综合征的患者中，高血压患病率为56.2%。阻塞性睡眠呼吸暂停低通气综合征是继发性高血压的主要病因之一。多项研究认为阻塞性睡眠呼吸暂停低通气综合征是独立于年龄、肥胖、饮食、吸烟、遗传等因素的高血压重要危险因素。阻塞性睡眠呼吸暂停低通气综合征患者血压升高的临床特征之一是24h血压模式改变，患者血压波动的"杓型"曲线消失，代之以"反杓型"，即夜间血压不降反升，且高于日间。因而多数阻塞性睡眠呼吸暂停低通气综合征患者表现为夜间及晨起高血压。另外，顽固性高血压（需要三种或三种以上降压药治疗）与阻塞性睡眠呼吸暂停低通气综合征关系更为密切，研究显示有83%顽固性高血压患者合并不同程度的阻塞性睡眠呼吸暂停低通气综合征。阻塞性睡眠呼吸暂停低通气综合征患者睡眠时反复发作呼吸暂停，伴随间歇性低氧血症、高碳酸血症，通过反馈机制刺激主动脉弓和主动脉体的化学感受器，影响脑干及心血管中枢，使得交感神经张力增加。另外，肾素-血管紧张素-醛固酮系统激活、化学反射敏感性增强、压力感受器反射异常、胰岛素抵抗导致胰岛素分泌增多，刺激中枢交感神经兴奋或加重水钠潴留、内皮功能障碍以及压力性利尿机制障碍等，在阻塞性睡眠呼吸暂停低通气综合征高血压的发生、发展中也起着重要作用。

2. 冠状动脉粥样硬化性心脏病　表现为各种类型心律失常、夜间心绞痛和心肌梗死。这是由于缺氧引起冠状动脉内皮损伤，脂质在血管内膜沉积，以及红细胞增多血黏度增加所致。阻塞性睡眠呼吸暂停低通气综合征是心肌梗死发生的独立危险因素。一项历时5年的随访研究发现AHI是预测冠状动脉粥样硬化性心脏病患者病死率的独立指标。观察还发现急性心肌梗死发生后患者的低氧性睡眠呼吸紊乱事件明显增多。间歇低氧和交感神经兴奋性增高引起机体的氧化应激和炎症反应。缺氧和再氧合过程是线粒体内活性氧族（ROS）持续和过量增加的主要原因，高浓度ROS或氧自由基会导致人体各种细胞结构的损害，是阻塞性睡眠呼吸暂停低通气综合征患者心血管疾病发生的细胞学基础。频繁的间歇低氧激发炎性反应，引起C反应蛋白、纤维蛋白原、白介素（IL）-6和黏附因子等升高，它们作用于冠状血管引起内皮功能损伤。儿茶酚胺增加也可以活化血小板肾上腺素受体，促进高凝状态发生。高凝状态无疑是重要的心血管疾病危险因素，在心血管疾病的形成过程中有重要的作用。

3. 心律失常　多种不同类型的心律失常与阻塞性睡眠呼吸暂停低通气综合征相关，包括房性期前收缩、心房颤动、心房扑动、顽固性室上性心动过速、室性期前收缩以及其他严重的室性心律失常，其中以房性和室性期前收缩最常见。近一半的阻塞性睡眠呼吸暂停低通气综合征患者有严重的心律失常，多数患者的心律失常发生在睡眠中。严重阻塞性睡眠呼吸暂停低通气综合征患者较非阻塞性睡眠呼吸暂停低通气综合征患者夜间复杂心律失常发生风险升高2～4倍。阻塞性睡眠呼吸暂停低通气综合征患者的房颤发生率达32%，房颤的发生与患者日间嗜睡和呼吸暂停的严重程度呈正相关关系。治疗阻塞性睡眠呼吸暂停低通气综合征可显著降低房颤复发风险。此外，阻塞性睡眠呼吸暂停低通气综合征被认为是冠脉旁路移植术后发生房颤的独立预测因素。在呼吸暂停时一般表现为副交感神经兴奋，心律失常多以窦缓、窦性停搏、房室传导阻滞为主；在恢复呼吸时则表现为交感神经兴奋性增高，常出现心率加快。呼吸暂停时动脉血氧含量与心肌氧的需求之间出现不匹配而发生的暂时性心肌缺血易使心肌受损，心肌异位兴奋点的阈值降低是发生异位心律失常和猝死的主要原因。

4. 心力衰竭　调查显示阻塞性睡眠呼吸暂停低通气综合征人群心力衰竭的发生率是普通人群的2.38倍。心力衰竭会使睡眠中呼吸事件发生次数增加和程度加重，是导致阻塞性睡眠呼吸暂停低通气综合征病死率增高的重要因素。阻塞性睡眠呼吸暂停低通气综合征患者睡眠时上气道阻力增加，患者用力吸气对抗上气道的关闭，结果造成胸腔内负压增大，右心房压下降和静脉回流增加。右心室舒张末期容量增加，右心房前负荷增加；同时呼吸暂停缺氧时可引起肺动脉收缩，肺动脉高压，右心室后负荷增加，从而促发右心衰竭。同时，右心室舒张末期容量增加后，室间隔左移，左心室充盈量及顺应性下降，从而导致心排血量减少，促发左心衰竭。另外，阻塞性睡眠呼吸暂停低通气综合征常伴发高血压，高血压使左心室后负荷增加，也是促发左心衰竭的一个重要因素。

5. 肺源性心脏病和呼吸衰竭　睡眠时伴随呼吸暂停引起的低氧可使肺动脉压反复升高。持久的肺动脉高压能引起肺心病。阻塞性睡眠呼吸暂停低通气综合征患者多为肥胖者，易出现限制性通气功能障碍，比单纯肥胖者气体交换障碍严重，仰卧位时通气/血流失衡加重，易引起血氧降低。睡眠呼吸暂停的发生会加重低氧血症。

在清醒状态下，部分患者动脉血气可出现不同程度的血氧分压降低和二氧化碳分压升高。动脉血气的异常除可能与夜间呼吸暂停的频度和程度有关外，还受肺功能好坏和呼吸调节系统敏感性高低的影响。

6. 主动脉夹层及主动脉瘤　主动脉疾病是威胁生命的严重心血管疾病，其危险因素并不十分清楚。由于阻塞性睡眠呼吸暂停低通气综合征是动脉粥样硬化、高血压的常见危险因素，而后两者与主动脉疾病关系密切，近两年有学者开始关注阻塞性睡眠呼吸暂停低通气综合征与主动脉疾病的关系。Kohler 等观察了 61 例马方综合征患者与 26 名正常对照者，发现马方综合征患者患阻塞性睡眠呼吸暂停低通气综合征的比例明显高于对照组，且 AHI 与主动脉内径呈正相关，提示阻塞性睡眠呼吸暂停低通气综合征可能是马方综合征患者发生主动脉扩张的危险因素。日本学者 Naito 观察到主动脉夹层患者中阻塞性睡眠呼吸暂停低通气综合征相关的间歇低氧发生率较对照组明显升高。Saruhara 等观察到主动脉夹层及主动脉瘤的患者阻塞性睡眠呼吸暂停低通气综合征发病率明显高于对照组。阻塞性睡眠呼吸暂停低通气综合征很可能是推动主动脉夹层及主动脉瘤发生、发展的危险因素之一，但缺少大规模临床研究依据。目前认为阻塞性睡眠呼吸暂停低通气综合征参与主动脉疾病的可能机制为：阻塞性睡眠呼吸暂停低通气综合征患者上气道阻力增加，从而吸气做功增加，使得胸腔内压力增高，导致主动脉壁机械应力升高从而导致主动脉壁发生病理改变。当前尚无明确的研究证实单纯针对阻塞性睡眠呼吸暂停低通气综合征的 n 气道正压通气治疗治疗可改善主动脉夹层及主动脉瘤。但 Yama-shita 等通过 n 气道正压通气治疗联合休息、控制血压等治疗措施成功救治一名合并阻塞性睡眠呼吸暂停低通气综合征的急性主动脉夹层患者，并建议在救治此类患者时，常规治疗同时积极治疗阻塞性睡眠呼吸暂停低通气综合征减少其对主动脉的影响。

引起高血压病、冠状动脉粥样硬化性心脏病、糖尿病等疾病的因素很复杂，但阻塞性睡眠呼吸暂停低通气综合征是高血压病、冠状动脉粥样硬化性心脏病、心力衰竭、心律失常、肺源性心脏病等心血管疾病的病因或独立危险因素。而这方面往往被临床所忽视，只孤立地认为某些临床表现是高血压病、冠状动脉粥样硬化性心脏病所引起，未究其病因所在。因而与这些疾病有关的阻塞性睡眠呼吸暂停低通气综合征常被误诊或漏诊。

7. 其他系统　除呼吸和循环系统出现上述病理生理变化外，长期低氧还可引起继发性红细胞增多和血糖增高；睡眠时反复的唤醒反应和深睡眠减少、睡眠的片段化会对脑组织有一定的损害，出现相应的精神神经和行为方面的异常表现。

（四）临床体征

中枢性睡眠呼吸暂停综合征可有原发病的相应体征，阻塞性睡眠呼吸暂停低通气综合征患者可能有下列体征（表13-1）。

表13-1 睡眠呼吸暂停低通气综合征的临床体征

肥胖（BMI > 28kg/m^2）	下颌后缩
颈围 > 40cm	腭垂肥大
鼻甲肥大	扁桃体肥大
鼻中隔偏曲	舌体肥大
下颌短小	杵状指

九、实验室和辅助检查

1. 血液检查　病情时间长，低氧血症严重者，血红细胞计数和血红蛋白可有不同程度的增加。

2. 动脉血气分析　病情严重或已合并肺源性心脏病、呼吸衰竭者，可有低氧血症、高碳酸血症和呼吸性酸中毒。

3. 胸部X线检查　并发肺动脉高压、高血压、冠状动脉粥样硬化性心脏病时，可有心影增大，肺动脉段突出等相应表现。

4. 肺功能检查　病情严重有肺源性心脏病、呼吸衰竭时，可有不同程度的通气功能障碍。

5. 心电图　合并高血压、冠状动脉粥样硬化性心脏病时，可出现心室肥厚、心肌缺血或心律失常等变化。

6. PSG监测

（1）整夜PSG监测：是诊断阻塞性睡眠呼吸暂停低通气综合征的"金标准"。包括二导EEG多采用C3A2和C4A1、二导眼电图（EOG）、下颌颏肌电图（EMG）、ECG、口、鼻呼吸气流、胸腹呼吸运动、SaO$_2$、体位、鼾声、胫前肌EMG等，正规监测一般需要整夜不少于7h的睡眠。

其适用指征为：①临床上怀疑为阻塞性睡眠呼吸暂停低通气综合征者；②临床上其他症状体征支持患有阻塞性睡眠呼吸暂停低通气综合征，如夜间哮喘、肺或神经肌肉疾患影响睡眠；③难以解释的白天低氧血症或红细胞增多症；④原因不明的夜间心律失常、夜间心绞痛、清晨高血压；⑤监测患者夜间睡眠时的低氧程度，为氧疗提供客观依据；⑥评价各种治疗手段对阻塞性睡眠呼吸暂停低通气综合征的治疗效果；⑦诊断其他睡眠障碍性疾患。

（2）夜间分段进行 PSG 监测：在同一晚上的前 2～4h 进行 PSG 监测，之后进行 2～4h 的持续气道正压通气（气道正压通气治疗）压力调定。其优点在于可以减少检查和治疗费用，只推荐在以下情况采用：① AHI＞20 次/h，反复出现持续时间较长的睡眠呼吸暂停或低通气，伴有严重的低氧血症；②因睡眠后期快动眼相（REM）睡眠增多，气道正压通气治疗压力调定的时间应＞3h；③当患者处于平卧位时，气道正压通气治疗压力可以完全消除 REM 及非 REM 睡眠期的所有呼吸暂停、低通气及鼾声。如果不能满足以上条件，应进行整夜的 PSG 监测，并另选整夜时间进行气道正压通气治疗压力调定。

（3）午后小睡的 PSG 监测：对于白天嗜睡明显的患者可以试用，通常需要保证有 2～4h 的睡眠时间（包括 REM 和非 REM 睡眠）才能满足诊断阻塞性睡眠呼吸暂停低通气综合征的需要，因此存在一定的失败率和假阴性结果。

（七）嗜睡程度的评价

（1）嗜睡的主观评价：主要有 Epworth 嗜睡量表（ESS）（表 13-2）和斯坦福嗜睡量表（SSS）。现多采用 ESS 嗜睡量表，ESS＞9 分为白天嗜睡。

表 13-2　Epworth 嗜睡量表

在以下情况有无瞌睡的可能	从不（0）	很少（1）	有时（2）	经常（3）
坐着阅读时				
看电视时				
在公共场所坐着不动时（如在剧场或开会）				
长时间坐车时中间不休息（超过 1h）				
坐着与人谈话时				
饭后休息时（未饮酒时）				
开车等红绿灯时				
下午静卧休息时				

（2）嗜睡的客观评价：应用 PSG 监测对患者白天嗜睡程度进行客观评估。多次睡眠潜伏期试验（MSLT）：通过让患者白天进行一系列的小睡来客观判断其白天嗜睡程度的一种检查方法。每 2h 测试 1 次，每次小睡持续 30min，计算患者入睡的平均潜伏时间及异常 REM 睡眠出现的次数，睡眠潜伏时间＜5min 者为嗜睡，5～10min 为可疑嗜睡，＞10min 者为正常。

十、诊断

（一）诊断标准

主要根据病史、体征和 PSG 监测结果。临床上有典型的夜间睡眠时打鼾及呼吸不规律、白天过度嗜睡症状，经 PSG 监测提示每夜 7h 的睡眠中呼吸暂停及低通气反复发作在 30 次以上，或 AHI 大于或等于 5 次/h。

（二）SAHS 病情分度

根据 AHI 和夜间 SaO_2 将 SAHS 分为轻、中、重度（表 13-3）。其中以 AHI 作为主要判断标准，夜间最低 SaO_2 作为参考。

表 13-3 睡眠呼吸暂停低通气综合征的病情程度分级

病情分度	AHI（次/h）	夜间最低 SaO_2（%）
轻度	5～14	85～89
中度	15～30	80～84
重度	>30	<80

十一、鉴别诊断

主要应与其他引起白天嗜睡的疾病相鉴别。

（一）发作性睡病

主要临床表现为白天嗜睡、猝倒、睡眠瘫痪和睡眠幻觉，多发生在青少年，主要诊断依据 MSLT 时出现异常的 REM 睡眠。鉴别时应注意询问发病年龄、主要症状及 PSG 监测的结果，同时应注意该病与阻塞性睡眠呼吸暂停低通气综合征合并发生的机会也很多，临床上不可漏诊。

（二）不宁腿综合征和睡眠中周期性腿动综合征

患者主诉多为失眠或白天嗜睡，多伴有醒觉时的下肢感觉异常，PSG 监测有典型的周期性腿动，每次持续 0.5～5s，每 20～40s 出现 1 次，每次发作持续数分钟到数小时。通过详细向患者及同床睡眠者询问患者睡眠病史，结合体检和 PSG 监测结果可予以鉴别。

（三）单纯性鼾症

有明显的鼾声，PSG 检查无呼吸暂停和低通气，无低氧血症。

（四）上气道阻力综合征

气道阻力增加，PSG 检查反复出现 α 醒觉波，夜间微醒觉 > 10 次/h，睡眠连续性中断，有疲倦及白天嗜睡，可有或无明显鼾声，无呼吸暂停和低氧血症。

十二、治疗

（一）病因治疗

纠正引起阻塞性睡眠呼吸暂停低通气综合征或使之加重的基础疾病，如应用甲状腺素治疗甲状腺功能减退等。

（二）一般性治疗

对每一位阻塞性睡眠呼吸暂停低通气综合征患者均应进行多方面的指导，包括：

（1）减肥、控制饮食和体重、适当运动；

（2）戒酒、戒烟、停用镇静催眠药物及其他可引起或加重阻塞性睡眠呼吸暂停低通气综合征的药物；

（3）侧卧位睡眠；

（4）适当抬高床头；

（5）白天避免过度劳累。

（三）口腔矫治器

适用于单纯鼾症及轻度的阻塞性睡眠呼吸暂停低通气综合征患者（AHI < 15 次/h），特别是有下颌后缩者。对于不能耐受气道正压通气治疗、不能手术或手术效果不佳者可以试用。禁忌证是患有颞颌关节炎或功能障碍。优点是无创伤、价格低；缺点是由于矫正器性能不同及不同患者的耐受情况不同，效果也不同。

（四）气道内正压通气治疗

包括持续气道正压通气治疗和双水平气道正压通气（Bi 肺泡蛋白沉积症），以经口鼻气道正压通气治疗最为常用。如合并慢性阻塞性肺疾病（慢性阻塞性肺疾病）即为重叠综合征，有条件者可用 Bi 肺泡蛋白沉积症。

1. 原理　提供一个生理性压力支撑上气道，以保证睡眠时上气道的开放。

2. 适应证

（1）阻塞性睡眠呼吸暂停低通气综合征，特别是 AHI 在 20 次/h 以上者。

（2）严重打鼾。

（3）白天嗜睡而诊断不明者可进行试验性治疗。

（4）阻塞性睡眠呼吸暂停低通气综合征合并慢性阻塞性肺疾病者，即"重叠综合征"。

（5）阻塞性睡眠呼吸暂停低通气综合征合并夜间哮喘。

3. 以下情况应慎用

（1）胸部 X 线或 CT 检查发现肺大疱。

（2）气胸或纵隔气肿。

（3）血压明显降低（血压低于 90/60mmHg）或休克时。

（4）急性心肌梗死患者血流动力学指标不稳定者。

（5）脑脊液漏、颅脑外伤或颅内积气。

（6）急性中耳炎、鼻炎、鼻窦炎感染未控制时。

4. 治疗前的准备

（1）呼吸机及配件的准备：鼻罩或口鼻面罩的选择与固定；吸机管道、排气孔和湿化器的连接。

（2）医师或技术员应向患者简单介绍阻塞性睡眠呼吸暂停低通气综合征的一般知识，SAHS 的危害和治疗的必要性，气道正压通气治疗治疗原理、疗效及治疗中的注意事项。

5. 气道正压通气治疗压力的调定　设定合适的气道正压通气治疗压力水平是保证疗效的关键。理想的压力水平是指能够防止在各睡眠期及各种体位睡眠时出现的呼吸暂停所需的最低压力水平，同时这一压力值还能消除打鼾，并保持整夜睡眠中的 SaO_2 在正常水平（>90%），并能为患者所接受。①初始压力的设定：可以从较低的压力开始，如 4~6cmH$_2$O，多数患者可以耐受。②气道正压通气治疗压力的调定：临床观察有鼾声或呼吸不规律，或血氧监测有 SaO_2 下降、睡眠监测中发现呼吸暂停时，将气道正压通气治疗压力上调 0.5~1.0cmH$_2$O；鼾声或呼吸暂停消失，SaO_2 平稳后，保持气道正压通气治疗压力或下调 0.5~1.0cmH$_2$O，观察临床情况及血氧监测，反复此过程以获得最佳气道正压通气治疗压力。有条件的单位可应用自动调定压力的气道正压通气治疗（Auto 气道正压通气治疗）进行压力调定。如用 Auto 气道正压通气治疗压力调定，选择 90%~95% 可信限的压力水平。

（五）外科治疗

国内最常用的手术方式是悬雍垂腭咽成形术（UPPP）及其改良手术，但是这类手术仅适合于上气道口咽部阻塞（包括咽部黏膜组织肥厚、咽腔狭小、悬雍垂肥大、软腭过低、扁桃体肥大）并且 AHI<20 次/h 者；肥胖者及 AHI>20 次/h 者均不适用。对于某些非肥胖而口咽部阻塞明显的重度阻塞性睡眠呼吸暂停低通气综合征患者，可以考虑在应用气道正压通气治疗治疗 1～2 个月其夜间呼吸暂停及低氧已基本纠正的情况下试行 UPPP 治疗，但手术后须严密随访，一旦失败应立即恢复气道正压通气治疗。但少数有适应证者可进行 II 期手术。

气道造瘘：对于严重的阻塞性睡眠呼吸暂停低通气综合征患者由于无法适应气道正压通气治疗或 Bi 肺泡蛋白沉积症，或不适于行 UPPP，或为防止 UPPP 及其他外科术时发生意外可考虑进行气管造瘘。

（六）药物治疗

主要是通过改变睡眠结构和呼吸的神经控制功能，疗效尚不肯定，且有不同程度的不良反应。如黄体酮、抗抑郁药物丙烯哌三嗪、米氮平及氨茶碱。

（七）合并症的治疗

合并高血压者应注意控制血压；合并冠心病者应予扩冠治疗及其他对症治疗。

第十四章 老年呼吸系统疾病的管理与康复教育

第一节 老年呼吸衰竭疾病

呼吸衰竭是指各种原因引起的肺通气和/或换气功能严重障碍,以致在静息状态下不能维持足够的气体交换,导致低氧血症伴(或不伴)高碳酸血症,进而引起一系列病理生理改变和相应临床表现的综合征。其临床表现缺乏特异性,明确诊断有赖于动脉血气分析:在海平面、静息状态、呼吸空气条件下,动脉血氧分压(PaO_2)< 60mmHg,伴或不伴二氧化碳分压($PaCO_2$)> 50mmHg,并排除心内解剖分流和原发于心排出量降低等因素,可诊为呼吸衰竭。

一、流行病学

呼吸衰竭是老年人的常见危重急症,由于社会老龄化,老年人在人口总数中的比例不断增加;老年人又易患肺炎、心脏疾病、创伤,由此诱发的呼吸衰竭的比例随之增加。Krieger报道:在重症监护病房(ICU),老年患者已达50%以上,其中很多人都因呼吸衰竭需要机械通气。Chelluri等报道:入住ICU的>85岁的患者中,82%需要机械通气。目前,要准确统计老年呼吸衰竭的发病率十分困难,因为呼吸衰竭是综合征,不是一种疾病,所以目前没有确切的流行病学资料。

二、病因

完整的呼吸过程由相互衔接并同时进行的外呼吸、气体运输和内呼吸三个环节来完成。参与外呼吸即肺通气和肺换气的任何一个环节的严重病变,都可导致呼吸衰竭。

1. 气道阻塞性病变　气管-支气管的炎症等,如慢性阻塞性肺疾病(慢性阻塞性肺疾病)、重症哮喘等引起气道阻塞和肺通气不足,或伴有通气/血流比例失调,导致缺氧和CO_2潴留,发生呼吸衰竭。

2. 肺组织病变　各种累及肺泡和/或肺间质的病变,如肺炎、肺气肿、严重肺结核、弥漫性肺纤维化、肺水肿、硅肺等,均致肺泡减少、有效弥散面积减少、肺顺应性减低、通气/血流比例失调,导致缺氧或合并CO_2潴留。

3. **肺血管疾病** 肺栓塞、肺血管炎等可引起通气/血流比例失调，或部分静脉血未经过氧合直接流入肺静脉，导致呼吸衰竭。

4. **胸廓与胸膜病变** 胸部外伤造成连枷胸、严重的自发性或外伤性气胸、脊柱畸形、大量胸腔积液或伴有胸膜肥厚与粘连、强直性脊柱炎、类风湿性脊柱炎等，均可影响胸廓活动和肺脏扩张，造成通气减少及吸入气体分布不均，导致呼吸衰竭。

5. **神经肌肉疾病** 脑血管疾病、颅脑外伤、脑炎以及镇静催眠剂中毒，可直接或间接抑制呼吸中枢。脊髓颈段或高位胸段损伤（肿瘤或外伤）、脊髓灰质炎、多发性神经炎、重症肌无力、有机磷中毒、破伤风以及严重的钾代谢紊乱，均可累及呼吸肌，造成呼吸肌无力、疲劳、麻痹，导致呼吸动力下降而引起肺通气不足。

老年呼吸衰竭最常见的病因如下：细菌性肺炎或流感、误吸、容量负荷过度、急性呼吸窘迫综合征、慢性阻塞性肺疾病或晚期间质性肺疾病等；最常见的诱因或基础病因有伴存的疾病和各种医疗问题（如心力衰竭、肾衰竭、慢性阻塞性肺疾病等），呼吸生理功能的老年性改变，黏液纤毛廓清能力降低，细胞或体液免疫功能减弱，营养不良等。

三、发病机制与病理生理

1. **低氧血症和高碳酸血症的发生机制** 各种病因通过引起肺泡通气不足、弥散障碍、肺泡通气/血流比例失调、肺内动-静脉解剖分流增加和氧耗量增加五个主要机制，使通气和/或换气过程发生障碍，导致呼吸衰竭。临床上单一机制引起的呼吸衰竭很少见，往往是多种机制并存或随着病情的发展先后参与发挥作用：

（1）肺通气不足（hypoventilation）：正常成人在静息状态下有效肺泡通气量约为4L/min，才能维持正常的肺泡氧分压（PO_2）和二氧化碳分压（PCO_2）。肺泡通气量减少会引起PO_2下降和PCO_2上升，从而引起缺氧和CO_2潴留。

（2）弥散障碍：系指O_2、CO_2等气体通过肺泡膜进行交换的物理弥散过程发生障碍。气体弥散的速度取决于肺泡膜两侧气体分压差、气体弥散系数、肺泡膜的弥散面积、厚度和通透性，同时气体弥散量还受血液与肺泡接触时间以及心排出量、血红蛋白含量、通气/血流比例的影响。O_2的弥散能力仅为CO_2的1/20，故在弥散障碍时，通常以低氧血症为主。

（3）通气/血流比例失调：正常成人静息状态下，通气/血流比值约为0.8。肺泡通气/血流比值失调有下述两种主要形式：①部分肺泡通气不足：肺部病变如肺泡萎陷、肺炎、肺不张、肺水肿等引起病变部位的肺泡通气不足，通气/血流比值减小，部分未经氧合或未经充分氧合的静脉血（肺动脉血）通过肺泡的毛细血管或短路流入动脉血（肺静脉血）中，故又称肺动-静脉样分流或功能性分流（functional shunt）。②部分肺泡血流不足：肺血管病变如肺栓塞引起栓塞部位血流减少，通气/血流比值增大，肺泡通气不能被充分利用，又称为无效腔样通气（dead space-like ventilation）。通气/血流比例失调通常仅导致低氧血症，而无CO_2潴留。

（4）肺内动-静脉解剖分流增加：肺动脉内的静脉血未经氧合直接流入肺静脉，导致PaO_2降低，是通气/血流比例失调的特例。在这种情况下，提高吸氧浓度并不能提高分流静脉血的血氧分压。分流量越大，吸氧后提高动脉血氧分压的效果越差；若分流量超过30%，吸氧并不能明显提高PaO_2。常见于肺动-静脉瘘。

（5）氧耗量增加：发热、寒战、呼吸困难和抽搐均增加氧耗量。寒战时耗氧量可达500ml/min；氧耗量增加，肺泡氧分压下降，正常人借助增加通气量以防止缺氧。故氧耗量增加的患者，若同时伴有通气功能障碍，则会出现严重的低氧血症。

2. 低氧血症和高碳酸血症对机体的影响　呼吸衰竭时发生的低氧血症和高碳酸血症，能够影响全身各系统器官的代谢、功能甚至使组织结构发生变化。通常先引起各系统器官的功能和代谢发生一系列代偿适应反应，以改善组织的供氧，调节酸碱平衡和适应改变的内环境。当呼吸衰竭进入严重阶段时，则出现代偿不全，表现为各系统器官严重的功能和代谢紊乱直至衰竭。

（1）对中枢神经系统的影响：脑组织耗氧量大，占全身耗氧量的1/5～1/4。中枢皮质神经元细胞对缺氧最为敏感。通常完全停止供氧4～5min即可引起不可逆的脑损害。对中枢神经影响的程度与缺氧的程度和发生速度有关。当PaO_2降至60mmHg时，可以出现注意力不集中、智力和视力轻度减退；当PaO_2迅速降至40～50mmHg以下时，会引起一系列神经精神症状，如头痛、不安、定向与记忆力障碍、精神错乱、嗜睡；低于30mmHg时，神志丧失乃至昏迷；PaO_2低于20mmHg时，数min即可导致神经细胞不可逆性损伤。CO_2潴留使脑脊液H^+浓度增加，影响脑细胞代谢，降低脑细胞兴奋性，抑制皮质活动；但轻度的CO_2增加，对皮质下层刺激加强，间接引起皮质兴奋。CO_2潴留可引起头痛、头晕、烦躁不安、言语不清、精神错乱、扑翼样震颤、嗜睡、昏迷、抽搐和呼吸抑制，这种由缺氧和CO_2潴留导致的神经精神障碍症候群称为肺性脑病，又称CO_2麻醉。肺性脑病早期，往往有失眠、兴奋、烦躁不安等症状。除上述神经精神症状外，患者还可表现出木僵、视力障碍、球结膜水肿及发绀等。肺性脑病的发病机制尚未完全阐明，但目前认为低氧血症、CO_2潴留和酸中毒三个因素共同损伤脑血管和脑细胞是最根本的发病机制。

（2）对循环系统的影响：一定程度的PaO_2降低和$PaCO_2$升高，可以引起反射性心率加快、心肌收缩力增强，使心排出量增加；缺氧和CO_2潴留时，交感神经兴奋引起皮肤和腹腔器官血管收缩，而冠状血管主要受局部代谢产物的影响而扩张，血流量增加。严重的缺氧和 CO_2 潴留可直接抑制心血管中枢，造成心脏活动受抑和血管扩张、血压下降和心律失常等严重后果。心肌对缺氧十分敏感，早期轻度缺氧即在心电图上显示出来。急性严重缺氧可导致心室颤动或心脏骤搏。长期慢性缺氧可导致心肌纤维化、心肌硬化。在呼吸衰竭的发病过程中，缺氧、肺动脉高压以及心肌受损等多种病理变化导致肺源性心脏病。

（3）对呼吸系统的影响：呼吸衰竭患者的呼吸变化受到 PaO_2 降低和 $PaCO_2$ 升高所引起的反射活动及原发疾病的影响，因此实际的呼吸活动需要视诸多因素综合而定。低氧血症对呼吸的影响远较 CO_2 潴留的影响小。低 PaO_2（<60mmHg）作用于颈动脉体和主动脉体化学感受器，可反射性兴奋呼吸中枢，增强呼吸运动，甚至出现呼吸窘迫。当缺氧程度缓慢加重时，这种反射性兴奋呼吸中枢的作用迟钝。缺氧对呼吸中枢的直接作用是抑制作用，当 PaO_2 < 30mmHg 时，此作用可大于反射性兴奋作用而使呼吸抑制。CO_2 是强有力的呼吸中枢兴奋剂，$PaCO_2$ 急骤升高，呼吸加深加快；长时间严重的 CO_2 潴留，会造成中枢化学感受器对 CO_2 的刺激作用发生适应；当 $PaCO_2$ > 80mmHg 时，会对呼吸中枢产生抑制和麻醉效应，此时呼吸运动主要靠 PaO_2 降低对外周化学感受器的刺激作用得以维持。因此对这种患者进行氧疗时，如吸入高浓度氧，由于解除了低氧对呼吸的刺激作用，可造成呼吸抑制，应注意避免。

（4）对肾功能的影响：呼吸衰竭的患者常常合并肾功能不全，若及时治疗，随着外呼吸功能的好转，肾功能可以恢复。

（5）对消化系统的影响：呼吸衰竭的患者常合并消化道功能障碍，表现为消化不良、食欲缺乏，甚至出现胃肠黏膜糜烂、坏死、溃疡和出血。缺氧可直接或间接损害肝细胞使谷丙转氨酶上升，若缺氧能够得到及时纠正，肝功能可逐渐恢复正常。

（6）呼吸性酸中毒及电解质紊乱：肺通气、弥散和肺循环功能障碍引起肺泡换气减少，血 $PaCO_2$ 增高（>45mmHg），pH 下降（<7.35），H^+ 浓度升高（>45mmol/L），导致呼吸性酸中毒。早期可出现血压增高，中枢神经系统受累，如躁动、嗜睡、精神错乱、扑翼样震颤等。由于 pH 值取决于 HCO_3^- 与 H_2CO_3 的比值，前者靠肾脏调节（需 1~3d），而 H_2CO_3 的调节靠呼吸（仅需数小时），因此急性呼吸衰竭时 CO_2 潴留可使 pH 迅速下降。在缺氧持续或严重的患者体内，组织细胞能量代谢的中间过程如三羧酸循环、氧化磷酸化作用和有关酶的活动受到抑制，能量生成减少，导致体内乳酸和无机磷产生增多而引起代谢性酸中毒（实际碳酸氢盐 AB < 22mmol/L）。此时患者出现呼吸性酸中毒合并代谢性酸中毒，可引起意识障

碍，血压下降，心律失常，乃至心脏停搏。由于能量不足，体内转运离子的钠泵功能障碍，使细胞内 K^+ 转移至血液，而 Na^+ 和 H^+ 进入细胞，造成细胞内酸中毒和高钾血症。

慢性呼吸衰竭时因 CO_2 潴留发展缓慢，肾减少 HCO_3^- 排出以维持 pH 的恒定。但当体内 CO_2 长期增高时，HCO_3^- 也持续维持在较高水平，导致呼吸性酸中毒合并代谢性碱中毒。此时 pH 可处于正常范围，称为代偿性呼吸性酸中毒合并代谢性碱中毒。因血中主要阴离子 HCO_3^- 和 Cl^- 之和相对恒定（电中性原理），当 HCO_3^- 持续增加时血中 Cl^- 相应降低，产生低氯血症。当呼吸衰竭恶化，CO_2 潴留进一步加重时，HCO_3^- 已不能代偿，pH 低于正常范围（7.35）则呈现失代偿性呼吸性酸中毒合并代谢性碱中毒。

四、分类

1. 按照动脉血气分析分类

（1）Ⅰ型呼吸衰竭：即缺氧性呼吸衰竭，血气分析特点是 $PaO_2 < 60mmHg$，$PaCO_2$ 降低或正常。主要见于肺换气障碍（通气/血流比例失调、弥散功能损害和肺动-静脉分流）疾病，如严重肺部感染性疾病、弥漫性实质性肺疾病、急性肺栓塞等。

（2）Ⅱ型呼吸衰竭：即高碳酸血症型呼吸衰竭，血气分析特点是 $PaO_2 < 60mmHg$，同时伴有 $PaCO_2 > 50mmHg$。系肺泡通气不足所致。单纯通气不足，低氧血症和高碳酸血症的程度是平行的，若伴有换气功能障碍，则低氧血症更为严重，如慢性阻塞性肺疾病。老年人的呼吸储备很小，易发生Ⅱ型呼吸衰竭。

2. 按照发病急缓分类

（1）急性呼吸衰竭：由于某些突发的致病因素，如严重肺疾患、创伤、休克、电击、急性气道阻塞等，使肺通气和/或换气功能迅速出现严重障碍，在短时间内引起呼吸衰竭。因机体不能很快代偿，不及时抢救，会危及患者生命。

（2）慢性呼吸衰竭：指一些慢性疾病，如慢性阻塞性肺疾病、肺结核、间质性肺疾病、神经肌肉病变等，其中以慢性阻塞性肺疾病最常见，造成呼吸功能的损害逐渐加重，经过较长时间发展为呼吸衰竭。早期虽有低氧血症或伴高碳酸血症，但机体通过代偿适应，生理功能障碍和代谢紊乱较轻，仍保持一定的生活活动能力，动脉血气分析 pH 在正常范围（7.35～7.45）。另一种临床较常见的情况是在慢性呼吸衰竭的基础上，因合并呼吸系统感染、气道痉挛或并发气胸等情况，病情急性加重，在短时间内出现 PaO_2 显著下降和 $PaCO_2$ 显著升高，称为慢性呼吸衰竭急性加重，其病理生理学改变和临床情况兼有急性呼吸衰竭的特点。

3. 按照发病机制分类　可分为通气性呼吸衰竭和换气性呼吸衰竭，也可分为泵衰竭（pump failure）和肺衰竭（lung failure）。驱动或制约呼吸运动的中枢神经系统、外周神经系统、神经肌肉组织（包括神经-肌肉接头和呼吸肌）以及胸廓统称为呼吸泵，这些部位的功能障碍引起的呼吸衰竭称为泵衰竭。通常泵衰竭主要引起通气功能障碍，表现为Ⅱ型呼吸衰竭。肺组织、气道阻塞和肺血管病变造成的呼吸衰竭，称为肺衰竭。肺组织和肺血管病变常引起换气功能障碍，表现为Ⅰ型呼吸衰竭。严重的气道阻塞性疾病（如慢性阻塞性肺疾病）影响通气功能，造成Ⅱ型呼吸衰竭。

五、临床表现

呼吸衰竭的症状和体征无特异性，主要有4方面临床表现：导致呼吸衰竭的基础疾病的临床表现、低氧血症、高碳酸血症和呼吸衰竭并发症的临床表现。低氧血症的主要症状是呼吸困难，主要体征有发绀、烦躁、焦虑、意识模糊、谵妄、呼吸急促、心动过速、高血压和心律失常等。高碳酸血症的主要症状是呼吸困难和头痛，主要体征有皮肤和结膜充血、高血压、心动过速、呼吸急促、神志改变等。老年患者可能对症状陈述不清，而查体所见易与伴随疾病相混淆，故应提高对呼吸衰竭的警惕，及时检查动脉血气分析。

1. 急性呼吸衰竭的临床表现　急性呼吸衰竭的临床表现主要是低氧血症所致的呼吸困难和多器官功能障碍。

（1）呼吸困难是呼吸衰竭最早出现的症状。多数患者有明显的呼吸困难，可表现为频率、节律和幅度的改变。较早表现为呼吸频率增快，病情加重时出现呼吸困难，辅助呼吸肌活动加强，如三凹征。中枢性疾病或中枢神经抑制性药物所致的呼吸衰竭，表现为呼吸节律改变，如潮式呼吸、比奥呼吸等。

（2）发绀是缺氧的典型表现。当动脉血氧饱和度低于90%时，可在口唇、指甲出现发绀；但是应该注意，因发绀的程度与还原型血红蛋白含量相关，所以红细胞增多者发绀更明显，贫血者则发绀不明显或不出现；严重休克等原因引起末梢循环障碍的患者，即使动脉血氧分压尚正常，也可出现发绀，称作外周性发绀。而真正由于动脉血氧饱和度降低引起的发绀，称作中央性发绀。发绀还受皮肤色素及心功能的影响。

（3）精神神经症状：急性缺氧可出现精神错乱、躁狂、昏迷、抽搐等症状。如合并急性CO_2潴留，可出现嗜睡、淡漠、扑翼样震颤，以至呼吸骤停。

（4）循环系统表现：多数患者有心动过速；严重低氧血症、酸中毒可引起心肌损害，亦可引起周围循环衰竭、血压下降、心律失常、心搏停止。

（5）消化和泌尿系统表现：严重呼吸衰竭对肝、肾功能都有影响，部分病例可出现谷丙转氨酶血浆尿素氮升高；个别病例可出现尿蛋白、红细胞和管型。因胃肠道黏膜屏障功能损伤，导致胃肠道黏膜充血水肿、糜烂渗血或应激性溃疡，引起上消化道出血。

2. 慢性呼吸衰竭的临床表现　慢性呼吸衰竭的临床表现与急性呼吸衰竭大致相似。但以下几个方面有所不同。

（1）呼吸困难：慢性阻塞性肺疾病所致的呼吸衰竭，病情较轻时表现为呼吸费力伴呼气延长，严重时发展成浅快呼吸。若并发 CO_2 潴留，$PaCO_2$ 升高过快或显著升高以致发生 CO_2 麻醉时，患者可由呼吸过速转为浅慢呼吸或潮式呼吸。

（2）神经症状：慢性呼吸衰竭伴 CO_2 潴留时，随 $PaCO_2$ 升高可表现为先兴奋后抑制现象。兴奋症状包括失眠、烦躁、躁动、夜间失眠而白天嗜睡（昼夜颠倒现象）。但此时切忌用镇静或催眠药，以免加重 CO_2 潴留，发生肺性脑病。肺性脑病表现为神志淡漠、肌肉震颤或扑翼样震颤、间歇抽搐、昏睡，甚至昏迷等。亦可出现腱反射减弱或消失，锥体束征阳性等。此时应与合并脑部病变作鉴别。

（3）循环系统表现：CO_2 潴留使外周体表静脉充盈、皮肤充血、温暖多汗、血压升高、心排出量增多而致脉搏洪大；多数患者有心率加快；因脑血管扩张产生搏动性头痛。

六、诊断

除原发疾病和低氧血症及 CO_2 潴留导致的临床表现外，呼吸衰竭的诊断主要依靠血气分析。而结合肺功能、胸部影像学和纤维支气管镜等检查对于明确呼吸衰竭的原因至为重要。

1. 动脉血气分析　对于判断呼吸衰竭和酸碱失衡的严重程度及指导治疗具有重要意义。pH 可反映机体的代偿状况，有助于对急性或慢性呼吸衰竭加以鉴别。当 $PaCO_2$ 升高、pH 正常时，称为代偿性呼吸性酸中毒，若 $PaCO_2$ 升高、pH < 7.35，则称为失代偿性呼吸性酸中毒。需要指出，由于血气受年龄、海拔高度、氧疗等多种因素的影响，在具体分析时一定要结合临床情况。此点对于老年患者更为重要。

2. 肺功能检测　尽管在某些重症患者，肺功能检测受到限制，但通过肺功能的检测能判断通气功能障碍的性质（阻塞性、限制性或混合性）及是否合并有换气功能障碍，并对通气和换气功能障碍的严重程度进行判断。而呼吸肌功能测试能够提示呼吸肌无力的原因和严重程度。

3. 胸部影像学检查　包括普通 X 线胸片、胸部 CT 和放射性核素肺通气/灌注扫描、肺血管造影等。

4. **支气管镜检查** 对于明确大气道情况和取得病理学证据具有重要意义。

七、治疗

呼吸衰竭总的治疗原则是：加强呼吸支持，包括保持呼吸道通畅、纠正缺氧和改善通气等；呼吸衰竭病因和诱发因素的治疗；加强一般支持治疗和对其他重要脏器功能的监测与支持。

1. **保持呼吸道通畅** 对任何类型的呼吸衰竭，保持呼吸道通畅是最基本、最重要的治疗措施。气道不畅使呼吸阻力增加，呼吸功消耗增多，会加重呼吸肌疲劳；气道阻塞致分泌物排出困难将加重感染，同时也可能发生肺不张，使气体交换面积减少；气道如发生急性完全阻塞，会发生窒息，在短时间内导致患者死亡。

保持气道通畅的方法主要有：①若患者昏迷应使其处于仰卧位，头后仰，托起下颌并将口打开；②清除气道内分泌物及异物；③若以上方法不能奏效，必要时应建立人工气道。气管内导管是重建呼吸通道最可靠的方法。

若患者有支气管痉挛，需积极使用支气管扩张药物，可选用 β_2 肾上腺素受体激动剂、抗胆碱药、糖皮质激素或茶碱类药物等。在急性呼吸衰竭时，主要经静脉给药。

2. **抗感染治疗** 感染是呼吸衰竭的重要原因，控制感染是防止休克、多脏器衰竭、争取病情好转的关键。针对严重感染，抗生素应用应该遵循"联合、足量、交替"的原则，尽可能根据细菌培养和药敏试验结果选药。此点对于经常使用抗生素的老年患者更为重要，行气管插管或气管切开的机械通气患者，吸痰应严格无菌操作，管道应及时消毒以防止呼吸机相关性肺炎的发生。

3. **氧疗** 通过增加吸入氧浓度来纠正患者缺氧状态的治疗方法即为氧疗。对于急性呼吸衰竭患者，应给予氧疗。

（1）吸氧浓度：确定吸氧浓度的原则是保证 PaO_2 迅速提高到 60mmHg 或脉搏容积血氧饱和度（SpO_2）达 90% 以上的前提下，尽量减低吸氧浓度。

Ⅰ型呼吸衰竭的主要问题为氧合功能障碍而通气功能基本正常，较高浓度（>35%）给氧可以迅速缓解低氧血症而不会引起 CO_2 潴留。对于伴有高碳酸血症的急性呼吸衰竭，往往需要低浓度给氧。

（2）吸氧装置

1）鼻导管或鼻塞：主要优点为简单、方便；不影响患者咳痰、进食。缺点为氧浓度不恒定，易受患者呼吸的影响；高流量时对局部黏膜有刺激，氧流量不能大于

7L/min。吸入氧浓度与氧流量的关系：吸入氧浓度（%）=21+4×氧流量（L/min）。

2）面罩：主要包括简单面罩、带储气囊无重复呼吸面罩和文丘里（Venturi）面罩，主要优点为吸氧浓度相对稳定，可按需调节，该方法对于鼻黏膜刺激小，缺点为在一定程度上影响患者咳痰、进食。

4. 增加通气量、改善 CO_2 潴留

（1）呼吸兴奋剂：呼吸兴奋药的使用原则：必须保持气道通畅，否则会促发呼吸肌疲劳，并进而加重 CO_2 潴留；脑缺氧、水肿未纠正而出现频繁抽搐者慎用；患者的呼吸肌功能基本正常；不可突然停药。主要适用于以中枢抑制为主、通气量不足引起的呼吸衰竭，对以肺换气功能障碍为主所导致的呼吸衰竭患者，不宜使用。常用的药物有尼可刹米和洛贝林，及多沙普仑（doxapram），该药对于镇静催眠药过量引起的呼吸抑制和慢性阻塞性肺疾病并发急性呼吸衰竭有显著的呼吸兴奋效果。

（2）机械通气：当机体出现严重的通气和/或换气功能障碍时，以人工辅助通气装置（呼吸机）来改善通气和/或换气功能，即为机械通气。呼吸衰竭时应用机械通气能维持必要的肺泡通气量，降低 $PaCO_2$；改善肺的气体交换效能；使呼吸肌得以休息，有利于恢复呼吸肌功能。

气管插管的指征因病而异。急性呼吸衰竭患者昏迷逐渐加深，呼吸不规则或出现暂停，呼吸道分泌物增多，咳嗽和吞咽反射明显减弱或消失时，应行气管插管使用机械通气。机械通气过程中应根据血气分析和临床资料调整呼吸机参数。机械通气的主要并发症为通气过度，造成呼吸性碱中毒；通气不足，加重原有的呼吸性酸中毒和低氧血症；出现血压下降、心排血量下降、脉搏增快等循环功能障碍；气道压力过高或潮气量过大可致气压伤，如气胸、纵隔气肿或间质性肺气肿；人工气道长期存在，可并发呼吸机相关肺炎。

对于无创正压通气（NIPPV）用于急性呼吸衰竭的治疗已取得了良好效果。经鼻/面罩行无创正压通气，无须建立有创人工气道，简便易行，与机械通气相关的严重并发症的发生率低。但患者应具备以下基本条件：①清醒能够合作；②血流动力学稳定；③不需要气管插管保护（即患者无误吸、严重消化道出血、气道分泌物过多且排痰不利等情况）；④无影响使用鼻/面罩的面部创伤；⑤能够耐受鼻/面罩。

5. 病因治疗　在解决呼吸衰竭本身造成危害的前提下，针对不同病因采取适当的治疗措施十分必要，也是治疗呼吸衰竭的根本所在。

6. 一般支持疗法　电解质紊乱和酸碱平衡失调的存在，可以进一步加重呼吸系统乃至其他系统器官的功能障碍，并可干扰呼吸衰竭的治疗效果，因此应及时加以纠正。加强液体管理，防止血容量不足和液体负荷过大，保证血细胞比容在一定水

平，对于维持氧输送能力和防止肺水过多具有重要意义。呼吸衰竭患者由于摄入不足或代谢失衡，往往存在营养不良，需保证充足的营养及热量供给。

7. 其他重要脏器功能的监测与支持　呼吸衰竭往往会累及其他重要脏器，因此应及时将重症患者转入ICU，加强对重要脏器功能的监测与支持，预防和治疗肺动脉高压、肺源性心脏病、肺性脑病、肾功能不全、消化道功能障碍和弥散性血管内凝血（DIC）等。特别要注意防治多器官功能障碍综合征（MODS）。

八、并发症

老年呼吸衰竭的常见并发症有电解质紊乱、酸碱失衡、上消化道出血、弥散性血管内凝血、心律失常等。

第二节　老年支气管哮喘

一、定义

老年哮喘指60岁以上的哮喘患者，根据发病时间分为早发性和晚发性老年哮喘两类。早发性老年哮喘指青少年期发病迁延至老年期，晚发性老年哮喘指60岁以后新发的哮喘患者。与年轻人相比，老年哮喘的死亡率明显升高。老年人基础肺功能的降低及伴发的慢性心肺疾病对平喘药物的选择和疗效有重要影响。支气管哮喘的发病率有逐年增高的趋势，但其病因和发病机制尚不完全清楚。支气管哮喘的诊断以可逆性气流受限和/或气道高反应性（AHR）为依据，治疗上涵盖控制和预防哮喘发作、缓解哮喘发作。哮喘教育与管理是提高疗效、减少复发，提高患者生活质量不可或缺的重要措施。由世界各国的哮喘防治专家共同起草，并不断更新的全球哮喘防治倡议，是目前哮喘防治的重要指南。

二、流行病学

据我国现有流行病学调查结果显示，哮喘患病率为0.31%～3.38%。2002年我国北方地区调查老年支气管哮喘总患病率为5.17%。

三、病因和发病机制

支气管哮喘的病因和发病机制尚不完全清楚。

患者个体过敏体质及外界环境的影响是支气管哮喘发病的危险因素，其发病受遗传因素和环境因素的双重影响。

发病机制主要包括气道炎症机制、免疫-变态反应机制、神经机制和气道高反应性及其相互作用。慢性气道炎症是支气管哮喘的本质,气道高反应性是支气管哮喘患者的共同病理生理特征。

四、临床表现

(一)症状

接触过敏原、感染后、运动等诱导所致发作性呼气性呼吸困难、胸闷、咳嗽等。咳嗽可为唯一表现。夜间及凌晨发作或加重常是支气管哮喘发作的特点。上述症状可自行缓解,或经支气管舒张剂治疗后缓解。

老年支气管哮喘患者典型的发作性喘息相对少见,更多表现为活动后气促,且常常被其他并存症症状掩盖。

(二)体征

急性发作期时,双肺可闻及广泛哮鸣音,呼气延长。但严重发作时,仅可发现呼吸音减低,可伴有心率增快、奇脉、胸腹矛盾运动。老年患者常缺乏典型表现。

五、辅助检查

(一)呼吸功能检查

1. 通气功能检测　支气管哮喘急性发作期呈不同程度阻塞性通气功能障碍,主要表现为 FEV_1 值、FEV_1/FVC、PEF 均减少。缓解期上述通气功能指标可逐渐恢复。

2. 支气管激发试验　临床上常用药物乙酰胆碱、组胺等。主要观察指标包括 FEV_1、PEF,通常以 FEV_1 下降 20% 的累计吸入激发剂量($PD_{20}\ FEV_1$)或($PC_{20}\ FEV_1$)来表示。在临床上主要应用于支气管哮喘的诊断、AHR 的测定、疗效评估。

3. 支气管舒张试验　用于评价气流阻塞的可逆性程度。FEV_1 较用药前增加 12% 或以上,且其绝对值增加 200ml 或以上;PEF 较治疗前增加 60L/min 或增加 > 20%,即可判断为支气管舒张试验阳性。

4. PEF 变异率　有助于诊断支气管哮喘。

(二)痰嗜酸性粒细胞和中性粒细胞检测

痰嗜酸性粒细胞及中性粒细胞计数,可用于评估气道炎症。

(三)血气分析

轻中度支气管哮喘发作者 PaO_2 和 SaO_2 降低,$PaCO_2$ 下降,pH 上升,表现呼吸性碱中毒。重症哮喘,可有缺氧及 CO_2 潴留、呼吸性酸中毒,甚至代谢性酸中毒。

(四)胸部影像学

支气管哮喘发作时主要表现为肺过度通气状态。但需警惕肺炎肺不张、胸等并存症和并发症的发生。

(五)变应性指标

结合病史测定变应原,有助于对患者的病因诊断和脱离致敏因素的接触。包括血清总 IgE 和特异性 IgE 测定。

六、诊断

(一)诊断标准

1. 反复发作喘息、气急、胸闷、咳嗽等,多与接触过敏原、冷空气、物理、化学性刺激以及上呼吸道感染、运动等有关。

2. 双肺可闻及散在或弥漫性、以呼气相为主的哮鸣音。

3. 上述症状和体征可经治疗缓解或自行缓解。

4. 除外其他、疾病所引起的喘息、气急、胸闷和咳嗽。

5. 临床表现不典型者(如无明显喘息或体征),可根据条件做以下检查,如任一结果阳性,可辅助诊断为支气管哮喘。

(1)支气管激发试验或运动试验阳性。

(2)支气管舒张试验阳性。

(3)昼夜 PEF 变异率 ≥ 20%。

符合 1~4 条或 4、5 条者,可以诊断为支气管哮喘。

老年支气管哮喘的诊断与成人诊断一致,但是老年支气管哮喘,由于患者衰弱等原因,往往导致误诊误治,主要原因包括临床表现常为精神异常、大小便失禁、跌倒、日常生活不能自理;呼吸困难没有引起重视;并存症掩盖支气管哮喘发作的临床表现,从而未引起重视;缺乏气流阻塞的客观依据。

(二)支气管哮喘的分期及控制水平分级

目前,根据 GINA,将支气管哮喘按控制水平分为控制、部分控制、未控制 3 个等级。

七、鉴别诊断

(一)慢性阻塞性肺疾病

近年亦有学者提出如果兼具二者临床特征(表 14-1),可诊断支气管哮喘 - 慢性阻塞性肺疾病重叠综合征。

表 14-1 支气管哮喘与慢性阻塞性肺疾病的鉴别

	支气管哮喘	慢性阻塞性肺疾病
吸烟	少见	常见
气短	间断出现，但未治疗者可持续存在	往往持续存在
咳嗽、咳痰	间断出现，常表现为刺激性干咳、咳少许痰	经常咳嗽，痰量多
夜间症状	常见	少见
冬季急性加重	可见	常见
胸部影像学	大多正常，急性加重期表现为过度充气	多表现为肺气肿、肺大疱、肺纹理稀疏
肺功能	可逆性气流受限	不完全可逆的气流受限

（二）心源性哮喘

老年支气管哮喘患者往往同时患冠状动脉粥样硬化性心脏病，如果发生急性左心衰竭时，往往与支气管哮喘急性发作难于鉴别。急性左心衰竭患者往往呈阵发性咳嗽，咳粉红色泡沫痰，查体两肺可闻及广泛湿性啰音及哮鸣音，典型者心尖部可闻及奔马律。胸部影像学检查发现肺淤血，可有助于鉴别诊断。必要时，可雾化吸入 β_2 受体激动药或静脉滴注氨茶碱缓解症状，进一步检查。

（三）上气道阻塞

中央型支气管肺癌、支气管肺癌淋巴结转移压迫或阻塞支气管者、支气管异物患者往往因上气道阻塞，出现刺激性咳嗽、喘息，查体往往发现吸气相哮鸣音，行胸部影像学检查可助鉴别诊断，必要时可行支气管镜检查。

八、并发症

急性发作期可并发气胸、纵隔气肿、肺不张、呼吸衰竭等；若反复发作，病情迁延，可并发肺气肿、支气管扩张、肺间质纤维化、慢性肺源性心脏病等。

九、难治性哮喘

吸入性激素和长效 β_2 激动药两种或更多种的控制药物规范治疗至少 3～6 个月仍不能达到良好控制的哮喘，被定义为难治性哮喘。在老年人中多见，往往需与变应性支气管肺曲霉病、变应性肉芽肿性血管炎、慢性心功能不全、肺血栓栓塞等相鉴别。难治性哮喘患者常需要同时给予大剂量 ICS 和口服激素治疗，必要时可联合使用白三烯受体调节剂，对于部分患者可选用抗 IgE 抗体、支气管热成形术等方法。

十、支气管哮喘 - 慢性阻塞性肺疾病重叠综合征

2014 GINA 首次提出，气流阻塞持续存在的患者，如果同时具备支气管哮喘和慢性阻塞性肺疾病的特征时，可被诊断为支气管哮喘 - 慢性阻塞性肺疾病重叠综合征。支气管哮喘 - 慢性阻塞性肺疾病重叠综合征发病年龄往往 ≥ 40 岁，但常幼年及青壮年时期有症状出现；气流受限不完全可逆，但变异率较大；气流阻塞常持续存在；曾多次被医生诊断为支气管哮喘，常有过敏史及支气管哮喘家族史；临床症状经治疗后可部分或明显缓解，但病情容易进展；急性加重往往较慢性阻塞性肺疾病频繁；痰中可见嗜酸性粒细胞和（或）中性粒细胞。

十一、治疗

目前，经过长期有效规范治疗，支气管哮喘的症状可以得到良好控制，减少发作，甚至不发作。

（一）脱离过敏原

支气管哮喘的发作多与接触过敏原有关。一旦怀疑或确定过敏原，应立即脱离过敏原。

（二）药物治疗

1. 控制或预防哮喘发作药物

（1）糖皮质激素：是最有效的控制气道炎症的药物。主要作用机制是抑制炎症细胞的迁移和活化；抑制细胞因子的生成；抑制炎症介质的释放，增强平滑肌 $β_2$ 受体的反应性。给药途径包括吸入、口服和静脉应用等，吸入为首选途径。口服糖皮质激素有泼尼松、泼尼松龙等。静脉应用糖皮质激素包括氢化可的松、甲泼尼龙等。

（2）白三烯调节药：尤适用于阿司匹林哮喘、运动性哮喘和伴有过敏性鼻炎哮喘患者的治疗。临床常用药物包括孟鲁司特、扎鲁司特等。

（3）其他药物：主要包括酮替酚和新一代组胺 H_1 受体拮抗药如阿司咪唑、氯雷他定等。

2. 缓解哮喘发作药物　是指按需使用的药物。这些药物通过迅速解除支气管痉挛从而缓解哮喘症状，其中包括 $β_2$ 受体激动药、抗胆碱能药物、茶碱类药物等。

（1）$β_2$ 受体激动药：通过对气道平滑肌和肥大细胞等细胞膜表面的 $β_2$ 受体的作用，舒张气道平滑肌、减少肥大细胞和嗜碱性粒细胞脱颗粒和介质的释放、降低微血管的通透性、增加气道上皮纤毛的摆动等，缓解哮喘症状。

（2）抗胆碱药：可阻断节后迷走神经传出支，通过降低迷走神经张力而舒张支

气管。其舒张支气管的作用比 β2 受体激动剂弱，起效也较慢，但长期应用不易产生耐药，对老年人的疗效不低于年轻人。主要包括异丙托溴铵、噻托溴铵等。

（3）茶碱类：茶碱类除能抑制磷酸二酯酶，提高平滑肌细胞内的 cAMP 浓度外，还能拮抗腺苷受体；刺激肾上腺分泌肾上腺素，增强呼吸肌的收缩；增强气道纤毛清除功能和抗炎作用。主要不良反应为胃肠道症状、心血管症状（心动过速等心律失常，血压下降等）。老年患者，尤其是合并有心律失常者使用时需谨慎。

3. 慢性持续期的治疗　根据 GINA 初始诊断的支气管哮喘应从 2 级开始治疗，但病情重者可从 3 级开始治疗。当支气管哮喘达控制水平至少持续 3 个月后，治疗方案可以降级，否则升级。

4. 急性发作期的治疗

（1）使用缓解哮喘发作药物，亦可联合哮喘控制药物。必要时，可行无创及有创呼吸机辅助通气治疗。

（2）抗生素的使用：对于咳嗽、咳脓痰，伴发热；合并肺炎者，需给予抗生素治疗。

5. 免疫疗法　主要包括变应原特异性免疫疗法（SIT）和抗 IgE 治疗。

6. 靶向治疗　阻断气道炎症过程的某些环节的治疗方法，被称为支气管哮喘的靶向治疗。主要包括抗细胞因子抗体如可溶性 IL-4 受体、抗 IL-5 抗体、抗 IL-13 单克隆抗体、抗 TNF-α 抗体等；抗 IgE 抗体奥妥珠单抗，适用于皮肤过敏原实验阳性的中、重度持续性哮喘的患者，也适用于 ICS 疗效不佳的患者。Toll 样受体 9ITLR9 激动剂以及转录因子抗体等。

十二、康复教育管理

康复教育管理应贯穿于支气管哮喘诊治的整个过程。包括让患者了解支气管哮喘发病因和发病机制、自我监测和管理、掌握药物的正确使用方法、记录哮喘日记、病情评估等。

第三节　急性气管-支气管炎

急性气管-支气管炎是一种常见病，相对于慢性支气管炎来说，急性气管-支气管炎是一种无特异性诊断特征的气管支气管的炎症病变。急性气管-支气管炎是鼻咽部感染、气管炎、细支气管炎与肺炎连续统一体的一部分，其治疗方案各不相同。

一、定义

急性气管 - 支气管炎（acute tracheobronchitis）是由生物、物理、化学刺激或过敏等因素引起的气管 - 支气管黏膜的急性炎症。临床主要症状有咳嗽和咳痰，常见于寒冷季节或气候突变时，也可由急性上呼吸道感染蔓延而来。

二、流行病学

急性气管 - 支气管炎常发生于冬季，在美国急性气管 - 支气管炎的冬季平均发病率约为150/（10万人·周），全年的平均发病率为87/（10万人·周）。美国每年有1 200万急性气管 - 支气管炎的患者就诊，医疗花费高，其中抗生素的费用所占比例较大。

三、病因学

感染是急性气管 - 支气管炎的主要原因，吸入氨气、二氧化硫、二氧化氮或臭氧等毒物以及职业因素和空气污染等均可引起急性气管 - 支气管炎。气道过敏与被动吸烟可出现类似的症状。在所有的感染因素中，病毒感染是最常见的病因，许多病毒与急性气管 - 支气管炎的发生有关，如鼻病毒、冠状病毒、呼吸道合胞病毒、腺病毒和流感病毒。麻疹病毒和单纯疱疹病毒也可引起急性气管 - 支气管炎，病情通常较为严重。

除细菌外，肺炎支原体、肺炎衣原体和百日咳杆菌也是急性气管 - 支气管炎的重要致病微生物，其中衣原体性急性气管 - 支气管炎的发病有增加趋势。

四、发病机制

除某些特殊致病微生物引起的急性气管 - 支气管炎外，急性气管 - 支气管炎的发病机制没有新的研究进展，流感病毒损伤气道上皮细胞，造成上皮细胞下的神经纤维裸露，从而使咳嗽阈值暂时性下降。几乎所有的病毒均可造成纤毛的功能损伤。吸入的有毒物质也可损伤黏膜，表现为肺泡灌洗液中炎性细胞的继发性增多。病毒造成的气道损伤可引起暂时性的气道高反应性，通常持续6～8周。

80%以上的急性气管 - 支气管炎病例找不到病原菌，且病程持续较长，因此对发病机制的研究比较困难。对病毒感染并发症（如气道高反应性）的了解多数来源于实验动物模型。

五、临床表现

几乎所有的急性气管-支气管炎患者会出现咳嗽，因而咳嗽是诊断该病的必备条件之一。咳嗽可为干咳，也可伴有咳白痰、黏痰甚至脓痰。即使有咳脓痰，亦较难区别感染的病原菌是病毒还是细菌。个别患者可有胸骨后烧灼样疼痛，可能与胸膜受累有关，少见咯血。多数患者在发病前有鼻咽炎的病史，常有低热，高热少见，如果出现高热常提示有肺炎的可能。听诊常无异常发现，但62%的患者有喘息的感觉。

体格检查除了有低热、鼻炎和咽喉炎的体征外，常无其他异常阳性体征。若有鼓膜炎常提示为支原体感染。吸气时可闻及粗糙的干啰音，偶可闻及高调的喘鸣音。体格检查的重要性在于排除其他的感染性疾病，如肺炎。

实验室检查对临床诊断的意义不大。病毒感染和细菌感染都可以有轻度的白细胞增多，因此不能提供更有价值的信息。痰液检查也无临床价值，因为细菌生长的可能性极小。体格检查有疑似肺炎的患者可行放射线检查。急性气管-支气管炎的自然病史不清楚，多数起病快、病程自限，平均咳痰时间为5d，咳嗽可持续1～2周，病程也可以延长。有研究发现有50%的患者发病后2周仍然有咳嗽，有45%的患者发病后3周仍有咳嗽。平均3.5d后停止咳黏液脓痰。如果病程在3周内、心率<100次/min、呼吸<24次/min、体温<38℃且查体无肺实变体征则不需要行胸部X线检查。

六、治疗

1. 多数气管支气管炎的病程短，属自限性疾病，通常只需要对症治疗。镇咳治疗虽然广泛应用于临床，但疗效并不确切。适当饮水可防止呼吸道分泌物黏稠。多数患者需要应用退热剂对轻度发热和身体的不适进行对症治疗。有全身症状应适当休息，注意保暖，多饮水。

2. 急性气管-支气管炎的患者可有可逆性气道阻塞，有喘息的患者可吸入支气管扩张药（β-肾上腺素受体激动药）。支气管扩张药可以减轻喘息，但是否具有止咳作用还不清楚。短期吸入糖皮质激素可以减轻病毒诱导的气道高反应性，从而减轻咳嗽，但目前还没有统一的应用标准。

3. 抗生素在急性气管-支气管炎治疗中的作用尚有争议。多数的急性支气管炎是由病毒感染引起的，抗生素治疗无效。有关抗生素治疗急性气管-支气管炎的随机双盲、安慰剂-对照临床试验的系统评价显示大多数的患者并不需要应用抗生素，仅2项研究发现抗生素有效，但临床差异性很小。在加用沙丁胺醇的2项研究中发现，吸入支气管舒张剂治疗组的患者临床情况的改善明显好于单用抗生素组。虽然没有足够的证据证实抗生素对急性气管-支气管炎的治疗有益，但临床上仍有66%～80%的患者在使用抗生素，占成人所有处方的15%～20%。抗生素使用造成不必要的经济负担，在过去的几年中亦出现了新的问题：抗生素耐药性的产生。自20世纪80年代以来，产β内酰胺酶流感嗜血杆菌、耐青霉素肺炎球菌和新近发现的耐喹诺酮铜绿假单胞菌菌株的流行有增加的趋势。多数研究指出选择性耐药菌株的出现与抗生素的使用量密切相关，合理选用抗生素有助于恢复细菌对抗生素的敏感性。

急性气管-支气管炎时应避免扩大抗生素的应用范围。既往健康的急性支气管炎患者，如果其临床症状持续时间超过10d，可以考虑应用大环内酯类抗生素或四环素，这些感染可能是由支原体或衣原体感染所致。抗生素不能缩短咳嗽持续的时间，但可以减少并发症的发生。

4. 应用神经酰胺酶抑制剂奥司他韦以缩短流感的病程。

七、预后与预防

多数患者的预后良好，但少数治疗延误或不当，反复发作的患者可因病情迁延，发展为慢性支气管炎。

预防应积极开展体育锻炼，增强体质。冬季注意保暖，避免上呼吸道感染，戒烟。对有慢性心、肺疾病等易感者可试用免疫增强剂。

第四节　慢性阻塞性肺疾病

慢性阻塞性肺疾病由于其患病人数多，死亡率高，社会经济负担重，已成为一个重要的公共卫生问题。

一、定义

慢性阻塞性肺疾病是一种以气流受限为特征的可以预防和治疗的疾病，气流受限不完全可逆、呈进行性发展，与肺部对有害气体或有害颗粒的异常炎症反应有关。慢性阻塞性肺疾病主要累及肺脏，但也可引起全身（或称肺外）的不良效应。

二、流行病学

在美国，60岁以上人群的慢性阻塞性肺疾病患病率可以达到18.4%～32.1%，而亚洲国家 30 岁以上的患病率约为 6.3%；随着人口老龄化的加重，未来十年内其患病率仍将继续增加。世界卫生组织统计，2002 年全球约 274 万人死于慢性阻塞性肺疾病，居世界死亡原因第四位；至 2020 年，慢性阻塞性肺疾病将成为世界第三大死亡原因，位居世界经济负担第五位。我国 40 岁以上人群慢性阻塞性肺疾病患病率为 8.2%，每年致残人数达 500 万～1 000 万，致死人数达 100 万。我国六市调查发现，慢性阻塞性肺疾病患者每人每年疾病负担直接医疗开支为 11 000 元（1 410 美元），间接医疗开支为 3 400 元（436 美元），误工天数 17d。据英国国家医疗服务体系（National Health Service，NHS）统计，在 2000—2001 年，慢性阻塞性肺疾病给英国带来 491 652 000 英镑的直接损失以及 982 000 000 英镑的间接损失。世界银行/世界卫生组织公布，至 2020 年慢性阻塞性肺疾病将位居世界疾病经济负担的第 5 位。

三、危险因素

干预可控性危险因素对于慢性阻塞性肺疾病的预防和治疗相当重要，引起慢性阻塞性肺疾病的危险因素包括个体易感因素及环境因素两个方面，两者相互影响。

（一）个体因素

1. 基因　50% 吸烟者可能发展成为慢性阻塞性肺疾病患者，另外 50% 吸烟者则并非慢性阻塞性肺疾病患者，即使同为慢性阻塞性肺疾病的吸烟者中，疾病的严重程度和患者的生存时间并不相同；而吸烟者的慢性阻塞性肺疾病严重程度具有家族聚集性，这提示慢性阻塞性肺疾病可能与某些遗传因素有关。有研究认为 2q7 染色体基因型可能与慢性阻塞性肺疾病易感性有关。已知的遗传因素为 α_1-抗胰蛋白酶缺乏，重度 α_1-抗胰蛋白酶缺乏导致非吸烟者的肺气肿形成，但在我国 α_1-抗胰蛋白酶缺乏引起的肺气肿迄今尚未见正式报道。另外，慢性阻塞性肺疾病还可能与转化生长因子 β_1、微粒体环氧化物水解酶 1 和肿瘤坏死因子 α 的变异相关。

2. 肺发育　无论在妊娠期、婴儿期或儿童期，任何可能影响肺发育的因素，包括童年时期有无哮喘、变态反应性疾病、感染及其他呼吸道疾病史，如结核病史等都是慢性阻塞性肺疾病的危险因素；另外，成年后的低体重和 FEV1 降低也会与慢性阻塞性肺疾病的发病呈正相关。

3. 支气管哮喘　支气管哮喘和气道高反应性是慢性阻塞性肺疾病的危险因素，队列研究发现，哮喘患者慢性阻塞性肺疾病的发病率为非哮喘患者的 12 倍，气道高反应性可能与机体某些基因和环境因素有关。

（二）环境因素

1. 吸烟　吸烟是慢性阻塞性肺疾病发病最主要的危险因素。无论是主动还是被动吸烟均可诱导炎症并直接损害肺脏，而且慢性阻塞性肺疾病危险程度的增加与烟草剂量具有明显的正相关性。吸烟者肺功能的异常率较高，FEV1 的下降率较快，吸烟者慢性阻塞性肺疾病的死亡率更高。被动吸烟也可能导致呼吸道症状以及慢性阻塞性肺疾病的发生。孕期妇女吸烟可能会影响胎儿肺脏的生长及在子宫内的发育，并对胎儿的免疫系统功能有一定影响。

2. 职业性粉尘和化学物质　当职业性粉尘及化学物质（烟雾、过敏原、工业废气及室内空气污染等）的浓度过大或接触时间过久，均可导致与吸烟无关的慢性阻塞性肺疾病发生。在英国，10% ~ 20% 的慢性阻塞性肺疾病患者与职业性的粉尘和化学物质接触有关。

3. 室内外空气污染　化学气体如氯、氧化氮、二氧化硫等，对支气管黏膜有刺激和细胞毒性作用。空气中的烟尘、二氧化硫以及二氧化硅、煤尘、棉尘、蔗渣尘明显增加时，会刺激支气管黏膜，使气道清除功能遭受损害，为细菌入侵创造条件，从而使慢性阻塞性肺疾病急性发作显著增多。另外，烹调时产生的大量油烟和生物燃料产生的烟尘也与慢性阻塞性肺疾病发病有关。在我国，针对危险因素改善农村厨房与室内通风，使用清洁能源，戒烟，改善农村的卫生经济状况，将有利于降低农村慢性阻塞性肺疾病的患病率。

4. 感染　呼吸道感染是慢性阻塞性肺疾病发病和加剧的另一个重要因素，它会影响慢性阻塞性肺疾病的发生和发展。

5. 营养状态　营养状态是否是慢性阻塞性肺疾病的独立危险因素目前尚不清楚，但营养不良会减少呼吸肌肌肉质量和肌纤维力量，从而降低呼吸肌的强度和耐力。

6. 社会经济地位　慢性阻塞性肺疾病的发病与患者社会经济地位成反比。但这也许是由于社会经济地位低本身就与室内外空气污染的程度重、营养状况差等等因素有关，前者通过后者影响慢性阻塞性肺疾病的发生和发展。

四、发病机制

当烟雾等物质长期刺激呼吸道时，呼吸道会产生正常的炎性反应，而在慢性阻塞性肺疾病患者中，这种炎性反应作用会被放大，其原因目前尚不清楚。这种炎症效应将被肺部的蛋白酶和抗蛋白酶失衡、氧化与抗氧化失衡进一步扩大，以及自主神经系统功能紊乱，胆碱能神经张力增高等进一步加重慢性阻塞性肺疾病肺部炎症和气流受限，最终导致慢性阻塞性肺疾病的病理改变。慢性阻塞性肺疾病患者肺内不同部位有肺泡巨噬细胞、T淋巴细胞（尤其是$CD8^+$）、B淋巴细胞和中性粒细胞增加，部分患者有嗜酸性粒细胞增多，吸烟患者的上皮细胞也可能被激活释放炎性介质。激活的炎症细胞释放多种介质，包括白三烯-B4（LT-B4）、白细胞介素-8（IL-8）、肿瘤坏死因子-α（TNF-）、转化生长因子-β1和其他介质。这些介质能破坏肺的结构和/或促进中性粒细胞炎症反应。而慢性炎性反应则引起小气道疾病和肺实质破坏，最终造成气流受限。哮喘和慢性阻塞性肺疾病虽然都是慢性气道炎症，由于其涉及的炎性细胞和炎性介质不同，两种疾病的临床症状以及对治疗的反应完全不同，但在重度哮喘和慢性阻塞性肺疾病患者中，两者存在较多相似之处。

五、病理

慢性阻塞性肺疾病特征性的病理学改变存在于中央气道、外周气道、肺实质和肺的血管系统。在中央气道（气管、支气管以及内径>2～4mm的细支气管），炎症细胞浸润表层上皮，黏液分泌腺增大和杯状细胞增多使黏液分泌增加。在外周气道（内径<2mm的小支气管和细支气管），慢性炎症导致气道壁损伤和修复过程反复循环发生。修复过程导致气道壁结构重塑，胶原含量增加及瘢痕组织形成，这些病理改变造成气腔狭窄，引起固定性气道阻塞。

慢性阻塞性肺疾病患者典型的肺实质破坏表现为小叶中央型肺气肿，涉及呼吸性细支气管的扩张和破坏。病情较轻时这些破坏常发生于肺的上部区域，但随着病情发展，可弥漫分布于全肺，并有肺毛细血管床的破坏。慢性阻塞性肺疾病肺血管的改变以血管壁的增厚为特征，这种增厚始于疾病的早期。内膜增厚是最早的结构改变，接着出现平滑肌增加和血管壁炎症细胞浸润。慢性阻塞性肺疾病加重时平滑肌、蛋白多糖和胶原的增多进一步使血管壁增厚。晚期慢性阻塞性肺疾病继发肺心病时，部分患者可见多发性肺细小动脉原位血栓形成。

六、病理生理

在慢性阻塞性肺疾病肺部病理学改变的基础上出现相应慢性阻塞性肺疾病特征性病理生理学改变，包括黏液高分泌、纤毛功能失调、气流受限、肺过度充气、气体交换异常、肺动脉高压和肺心病以及全身的炎性反应。

黏液高分泌和纤毛功能失调导致慢性咳嗽及多痰，这些症状可出现在其他症状和病理生理异常发生之前。小气道炎症、纤维化及管腔的渗出与FEV_1、FEV_1/FVC下降有关。肺泡附着地破坏、使小气道维持开放的能力受损亦有作用，但这在气流受限中所起的作用较小。气道重塑、纤维化和狭窄以及肺泡破坏、弹性回缩力下降使气流受限变成不可逆；而仅仅由于炎性细胞聚集和气道平滑肌收缩以及黏液聚集引起的气流受限则是可逆的。

随着慢性阻塞性肺疾病的进展，外周气道阻塞、肺实质破坏及肺血管的异常等减少了肺气体交换能力，产生低氧血症，以后可出现高碳酸血症。长期慢性缺氧可导致肺血管广泛收缩和肺动脉高压，以及血管内膜增生，而炎性介质同时可以导致血管内皮细胞功能紊乱，其共同结果就是某些血管发生纤维化和闭塞，肺循环的结构重组。晚期慢性阻塞性肺疾病出现的肺动脉高压是其重要的心血管并发症，当并发慢性肺源性心脏病、右心室长大及右心衰竭时，往往提示预后不良。

慢性阻塞性肺疾病可以导致全身炎症效应，其表现为全身氧化负荷异常增高、循环血液中细胞因子浓度异常增高以及炎症细胞异常活化等。恶病质是许多重度慢性阻塞性肺疾病患者常见的临床症状，还有由于肌细胞的过度凋亡和失用导致骨骼肌质量减轻、患者虚弱等。另外，慢性阻塞性肺疾病患者中骨质疏松、抑郁症以及慢性贫血的发病率增加，而包括 TNF-α、IL-6 和氧自由基在内的炎性介质浓度的增高可能是引起这些全身症状的原因。另外，C 反应蛋白浓度增高可使慢性阻塞性肺疾病患者心血管事件发生率增高。慢性阻塞性肺疾病的全身炎性反应具有重要的临床意义，它可加剧患者的活动能力受限，使生活质量下降，预后变差。

七、临床表现

（一）病史特征

慢性阻塞性肺疾病患病过程可有以下特征：

1. 吸烟史　多有长期较大量吸烟史。

2. 职业性或环境有害物质接触史　如较长期粉尘、烟雾、有害颗粒或有害气体接触史。

3. 家族史　慢性阻塞性肺疾病有家族聚集倾向。

4. 发病年龄及好发季节　多于中年以后发病，症状好发于秋冬寒冷季节，常有反复呼吸道感染及急性加重史。随病情进展，急性加重愈渐频繁。

5. 慢性肺源性心脏病史　慢性阻塞性肺疾病后期出现低氧血症和/或高碳酸血症，可并发慢性肺源性心脏病和右心衰竭。

（二）临床症状

1. 慢性咳嗽　通常为首发症状。初起咳嗽呈间歇性，早晨较重，以后早晚或整日均有咳嗽，但夜间咳嗽并不显著。也有部分病例虽有明显气流受限但无咳嗽症状。

2. 咳痰　咳嗽后通常咳少量黏液性痰，部分患者在清晨较多；合并感染时痰量增多，常有脓性痰。少数病例咳嗽不伴咳痰。

3. 气短或呼吸困难　这是慢性阻塞性肺疾病的标志性症状，是使患者焦虑不安的主要原因，早期仅于劳力时出现，后逐渐加重，以致日常活动甚至休息时也感气短。

4. 喘息和胸闷　不是慢性阻塞性肺疾病的特异性症状。部分患者特别是重度患者有喘息；胸部紧闷感通常于劳力后发生，与呼吸费力、肋间肌等容性收缩有关。

5. 合并症　慢性阻塞性肺疾病常与其他疾病并存，这对慢性阻塞性肺疾病病情及预后有重要影响。同时，慢性阻塞性肺疾病与其合并症间具有相关性，合并症的风险亦是导致慢性阻塞性肺疾病症状加重的危险因素。

（1）心血管系统疾病是最重要的合并症，也是导致慢性阻塞性肺疾病患者死亡的首要原因。合并心血管病的慢性阻塞性肺疾病患者病死率高于未合并心血管病者。

（2）骨质疏松是慢性阻塞性肺疾病主要合并症，慢性阻塞性肺疾病的早期即可存在骨质疏松，经常诊断不足。

（3）肺癌常见于慢性阻塞性肺疾病患者，且为轻度慢性阻塞性肺疾病患者的最常见死因。

（4）慢性阻塞性肺疾病患者鼻部症状或鼻部炎症性疾病与病情加重及恶化存在相关性。

（5）慢性阻塞性肺疾病患者常发生急性和慢性下呼吸道感染。

（6）慢性阻塞性肺疾病并发肺动脉高压。

（7）AE慢性阻塞性肺疾病常合并静脉血栓栓塞性疾病。严重AE慢性阻塞性肺疾病患者出现难治性低氧血症时，应考虑肺栓塞的可能性。

（8）临床上常见合并肺气肿的慢性阻塞性肺疾病患者同时合并肺纤维化，此类患者肺容积相对正常而弥散能力显著下降，肺动脉高压发生率较高。

（9）慢性阻塞性肺疾病患者常见骨骼肌无力，可早于恶病质。研究表明，晚期慢性阻塞性肺疾病患者骨骼肌明显萎缩，与呼吸功能、活动耐量、健康状况和死亡率增加相关。系统性炎症是慢性阻塞性肺疾病患者体重减轻和肌肉萎缩的重要原因。

（10）抑郁也是常见合并症，提示预后不佳。

（三）体征

慢性阻塞性肺疾病早期体征可不明显。随疾病进展，常有以下体征：

1. 视诊及触诊　胸廓形态异常，包括胸部过度膨胀、前后径增大、剑突下胸骨下角（腹上角）增宽及腹部膨凸隆等，常见呼吸变浅，频率增快，辅助呼吸肌如斜方肌及胸锁乳突肌参与呼吸运动，重症可见胸腹矛盾运动。患者不时采用缩唇呼吸以增加呼出气量；呼吸困难加重时常采取前倾坐位；低氧血症者可出现黏膜及皮肤发绀，伴右心衰竭者可见下肢水肿、肝脏增大。

2. 叩诊　由于肺过度充气使心浊音界缩小，肺肝界降低，肺叩诊可呈过度清音。

3. 听诊　两肺呼吸音可减低，呼气相延长，平静呼吸时可闻干性啰音，两肺底或其他肺野可闻湿性啰音；心音遥远，剑突部心音较清晰响亮。

八、辅助检查及其他监测指标

（一）肺功能测定

慢性阻塞性肺疾病诊断的金标准是肺功能检测，肺功能检测应在吸入足够量支气管扩张剂（如400μg沙丁胺醇）后进行，慢性阻塞性肺疾病者肺功能严重程度可与症状严重程度不平行。有些患者甚至完全没有任何症状，但肺功能已出现中重度损害。

（二）胸部X线检查

X线检查对确定肺部并发症及与其他疾病（如肺间质纤维化、肺结核等）鉴别有重要意义。慢性阻塞性肺疾病早期X线胸片可无明显变化，以后出现肺纹理增多、紊乱等非特征性改变；主要X线征为肺过度充气：肺容积增大，胸廓前后径增长，肋骨走向变平，肺野透亮度增高，横膈位置低平，心脏悬垂狭长，外周肺野纹理纤细稀少等，有时可见肺大疱形成。并发肺动脉高压和肺源性心脏病时，除右心增大的X线征象外，还可有肺动脉圆锥膨隆，肺门血管影扩大，右下肺动脉增宽和出现残根征等。

（三）胸部CT检查

CT检查一般不作为常规检查。但是，在鉴别诊断时CT检查有益，高分辨率CT（HR CT）对辨别小叶中心型或全小叶型肺气肿及确定肺大疱的大小和数量，有很高的敏感性和特异性，对预计肺大疱切除或外科减容手术等的效果有一定价值。

（四）血气检查

当$FEV_1 < 50\%$预计值时或具有呼吸衰竭或右心衰竭的慢性阻塞性肺疾病患者均应做血气检查。血气异常首先表现为轻、中度低氧血症。随疾病进展，低氧血症逐渐加重，并出现高碳酸血症。呼吸衰竭的血气诊断标准为静息状态下海平面吸空气时动脉血氧分压（PaO_2）< 60mmHg（1mmHg=0.133kPa）伴或不伴动脉血二氧化

碳分压（$PaCO_2$）增高 > 50mmHg。

（五）其他实验室检查

低氧血症，即 PaO_2 < 55mmHg 时，血红蛋白及红细胞可增高，血细胞比容 > 55% 可诊断为红细胞增多症。并发感染时痰涂片可见大量中性粒细胞，痰培养可检出各种病原菌。

（六）生活质量评估

生活质量可作为独立指标或辅助性指标用于评价慢性阻塞性肺疾病患者的病情严重程度和治疗反应，还可用于预测死亡风险，而与年龄、FEV_1 及体重指数无关。目前应用于慢性阻塞性肺疾病患者生活质量评估的问卷还包括慢性呼吸系统疾病问卷（CRQ）和慢性阻塞性肺疾病临床问卷（CCQ），也具有计算复杂、问卷过长等问题。常用的生活质量评估方法有圣乔治呼吸问卷（SGRQ）和 SF-36 等，而新的慢性阻塞性肺疾病评估测试是 Jones 等 2009 年开发的一种由患者本人完成的测试问卷，主要用于对慢性阻塞性肺疾病健康状况进行简便和可靠的评价，其不仅简单快捷，而且包含了症状、活动能力等其他各方面信息，便于医生和患者更快捷全面地了解病情，指导和监督治疗。尽管 CAT 问卷中只有 8 个问题，但涵盖了症状、活动能力、心理、睡眠和社会影响各方面问题，分数计算也极其简单，每道问题分数为 0～5 分，总分为 0～40 分，分数越高则疾病越严重。CAT 应用简单的问卷，量化慢性阻塞性肺疾病对患者健康的影响程度，从而对现有的慢性阻塞性肺疾病评估方法（如肺功能测量等）进行补充。

（七）呼吸困难指数评分（mMRC 评分）

用于评价呼吸困难的程度，共分为 5 级：0 级，重力劳动时也没有气短；1 级，快走快跑或上楼时存在短暂气促；2 级，因为气促行走较同龄人慢或在平常正常行走时也不得不因为气紧而停下来；3 级，行走 100m 或几分钟就会因为气紧而停下来；4 级，因为气紧甚至不能离开家或因气紧不能自己穿脱衣服。

（八）慢性阻塞性肺疾病急性加重（AE 慢性阻塞性肺疾病）

慢性阻塞性肺疾病患者 1 年内平均出现高于 2 次 AE 慢性阻塞性肺疾病，可导致患者死亡率增高，病愈后患者的健康状况也明显下降。因此，AE 慢性阻塞性肺疾病的次数是慢性阻塞性肺疾病的重要评估指标。

（九）体重指数（BMI）

BMI 等于体重（kg）除以身高（m）的平方，BMI < 21kg/m^2 的慢性阻塞性肺疾病患者死亡率增加。

（十）6min 步行距离

这是一个测定运动耐力（exercise）的指标。

在平坦的地面划出一段长达 30.5 米的直线距离，两端各置一椅作为标志。患者在其间往返走动，步履缓急由患者根据自己的体能决定。在旁监测的人员每 2min 报时 1 次，并记录患者可能发生的气促、胸痛等不适。如患者体力难支可暂时休息或中止试验。6min 后试验结束，监护人员统计患者步行距离进行结果评估。将患者步行的距离划为 4 个等级：1 级少于 300m，2 级为 300～374.9m，3 级为 375～449.5m，4 级超过 450m。级别越低心肺功能越差。达到 3 级与 4 级者，可说心肺功能接近或已达到正常。

九、诊断

慢性阻塞性肺疾病的诊断应根据临床表现、危险因素接触史、体征及实验室检查等资料综合分析确定。

1. 考虑慢性阻塞性肺疾病的主要症状为慢性咳嗽、咳痰和 / 或呼吸困难及危险因素接触史；凡具有吸烟史和 / 或环境职业污染接触史和 / 或咳嗽、咳痰或呼吸困难史者均应进行肺功能检查。

2. 肺功能测定指标对确定气流受限有重要意义，是诊断慢性阻塞性肺疾病的金标准。在吸入支气管舒张剂后，第 1 秒用力呼气容积（FEV_1）/ 用力肺活量（FVC）＜ 70% 表明存在气流受限，并且不能完全逆转。存在不完全可逆性气流受限是诊断慢性阻塞性肺疾病的必备条件。慢性阻塞性肺疾病早期轻度气流受限时可有或无临床症状。

3. 胸部 X 线检查有助于确定肺过度充气的程度及与其他肺部疾病鉴别。

4. 值得注意的是，部分患者无论确诊时处于哪一期慢性阻塞性肺疾病，既往可以无慢性咳嗽、咳痰历史，而在诊断时首次主诉咳嗽、咳痰、呼吸困难或喘息、胸闷以及其他并发症症状。另外，慢性咳嗽、咳痰也可以先于气流受限许多年存在；但不是所有咳嗽、咳痰症状的患者均会发展为慢性阻塞性肺疾病。

十、鉴别诊断

慢性阻塞性肺疾病应与支气管哮喘、支气管扩张、充血性心力衰竭、肺结核等鉴别。

慢性阻塞性肺疾病与支气管哮喘的鉴别有时存在一定困难。部分病程长的哮喘患者已发生气道重塑，气流受限不能完全逆转；而少数慢性阻塞性肺疾病患者伴有气道高反应性，气流受限部分可逆。此时应根据临床及实验室所见全面分析，必要时作支气管舒张试验和（或）PEF昼夜变异率来进行鉴别。在少部分患者中这两种疾病可以重叠存在。

十一、慢性阻塞性肺疾病病情评估

过去仅用FEV_1评估气流受限的严重程度，其与慢性阻塞性肺疾病急性加重、生命质量评分和活动能力等的相关性并不理想，不足以描述慢性阻塞性肺疾病全貌。因此，慢性阻塞性肺疾病严重程度评估和疾病进程判断应结合多项重要的研究指标综合分析。GOLD（2011）修订版建议，根据症状、气流受限程度、加重风险和合并症4方面评估慢性阻塞性肺疾病。首先，采用慢性阻塞性肺疾病评估测试（CAT，慢性阻塞性肺疾病患者生活质量评估问卷）或呼吸困难指数评分（mMRC评分）进行症状评估；其次，应用肺功能测定结果对气流受限程度进行严重度分级；第三，依据加重发作史和肺功能测定进行加重风险评估，最近1年加重≥2次者，或第1秒用力呼气量（FEV_1）小于预计值50%者，是加重的高危因素。第四，评估合并症。按照这种联合评估模式将患者分为A、B、C和D 4类。

十二、治疗

（一）慢性阻塞性肺疾病稳定期治疗

慢性阻塞性肺疾病稳定期的治疗目的包括：①减轻症状，阻止病情发展。②缓解或阻止肺功能下降；③改善活动能力，提高生活质量。④降低病死率。

（二）教育与管理

慢性阻塞性肺疾病的患者教育从患者开始诊断慢性阻塞性肺疾病的时候就开始进行，这种教育将贯穿于患者整个病程，不同程度和病情的患者教育的内容和给予教育的频率不同。通过教育与管理可以提高患者及有关人员对慢性阻塞性肺疾病的认识和自身处理疾病的能力，更好地配合治疗和加强预防措施，减少反复加重（B级），维持病情稳定，提高生活质量。

我们可以通过提问的方式对患者进行教育，例如：要求患者必须完整、清楚地回答以下问题。

（三）药物治疗

目前没有证据证实药物能改变肺功能下降的趋势（A级），但一些证据认为β_2受体激动药、糖皮质激素或者两者联用可以减缓肺功能下降速度（B级）。药物治疗用于预防和控制症状，减少急性加重的频率和严重程度，提高运动耐力和生活质量。

疾病的严重程度不同，治疗方案也不同，并且需要根据患者对治疗的反应及时调整治疗方案。如果没有出现明显的药物不良反应或病情的恶化，应在同一水平维持长期的规律治疗。

1. 支气管舒张药　支气管舒张药可松弛支气管平滑肌、扩张支气管、缓解气流受限，是控制慢性阻塞性肺疾病症状的主要治疗措施。短期按需应用可缓解症状，长期规则应用可预防和减轻症状，增加运动耐力，但不能使所有患者的FEV1都得到改善。与口服药物相比，吸入剂不良反应小，因此首选吸入治疗。

主要的支气管舒张药有$β_2$受体激动药、抗胆碱药及甲基黄嘌呤类，根据药物的作用及患者的治疗反应选用。用短效支气管舒张药较为便宜，但效果不如长效制剂。不同作用机制与作用时间的药物联合可增强支气管舒张作用、减少不良反应。$β_2$受体激动药、抗胆碱药物和（或）茶碱联合应用，肺功能与健康状况可获进一步改善。

（1）$β_2$受体激动药：主要有沙丁胺醇、特布他林等，为短效定量雾化吸入剂，数分钟内开始起效，15～30min达到峰值，持续疗效4～5h，每次剂量100～200μg（每喷100μg），24h内不超过8～12喷。主要用于缓解症状，按需使用。沙美特罗（Salmeterol）、福莫特罗（formoterol）为长效定量吸入剂，作用持续12h以上，与短效β2受体激动剂相比，维持作用时间更长。福莫特罗吸入后1～3min起效，常用剂量为4.5～9μg，每日2次。茚达特罗是新型吸入型超长效β2受体激动剂，每日1次可24h维持支气管扩张，改善FEV1和呼吸困难症状，并减少急救药物应用。

（2）抗胆碱药：主要品种有异丙托溴铵（ipratropium）气雾剂，可阻断M胆碱受体。定量吸入时开始作用时间比沙丁胺醇等短效β2受体激动剂慢，但持续时间长，30～90min达最大效果。维持6～8h，剂量为40～80μg（每喷20μg），每天3～4次。该药不良反应小，长期吸入可改善慢性阻塞性肺疾病患者健康状况。噻托溴铵（tiotropium）选择性作用于M_3和M_1受体，为长效抗胆碱药，作用长达24h以上，吸入剂量为18μg，每天1次。长期吸入可增加深吸气量（IC），减低呼气末肺容积（EELV），进而改善呼吸困难，提高运动耐力和生活质量，也可减少急性加重频率。新型长效抗胆碱能制剂阿地溴铵较噻托溴铵起效更快，具有24h持续活性。格隆溴铵同噻托溴铵相似，但对心血管影响较低。

（3）茶碱类药物：可解除气道平滑肌痉挛，广泛用于慢性阻塞性肺疾病的治疗。另外，还有改善心搏血量、舒张全身和肺血管，增加水盐排出，兴奋中枢神经系统、改善呼吸肌功能以及某些抗炎作用等。但总的来看，在一般治疗量的血药浓度下，茶碱的其他多方面作用不很突出。缓释型或控释型茶碱每天1次或2次口服可达稳定的血浆浓度，对慢性阻塞性肺疾病有一定效果。茶碱血浓度监测对估计疗效和不良反应有一定意义。血茶碱浓度>5mg/L即有治疗作用；>15mg/L时不良反应明显增加。吸烟、饮酒、服用抗惊厥药、利福平等可引起肝脏酶受损并缩短茶碱半衰期；老人、持续发热、心力衰竭和肝功能明显障碍者，同时应用西咪替丁、大环内酯类药物、氟喹诺酮类药物和口服避孕药等都可能使茶碱血药浓度增加。

2. 糖皮质激素　长期规律的吸入糖皮质激素可减少急性加重频率，改善生活质量。联合吸入糖皮质激素和 $β_2$ 受体激动剂，比各自单用效果好，目前已有布地奈德/福莫特罗、氟地卡松/沙美特罗两种联合制剂。作为新型的糖皮质激素和长效 $β_2$ 受体激动剂联合制剂，卡莫特罗/布地奈德作用为布地奈德/福莫特罗的2倍。福莫特罗/莫米松以及福莫特罗/环索奈德亦是正在研发中的新一代联合制剂，其特点是每日只需吸入1次。对慢性阻塞性肺疾病患者不推荐长期口服糖皮质激素治疗。

3. 磷酸二酯酶抑制剂（Phosphodiesterase 4 inhibitors，PDE4-I）　罗氟司特是选择性PDE4抑制剂，通过抑制细胞内环磷酸腺苷（CAMP）的释放从而降低炎性反应，抑制肺内炎症和肺气肿。研究表明，慢性阻塞性肺疾病患者口服罗氟司特4周以上可明显减少痰内中性粒细胞数量和IL-8浓度，服用罗氟司特6个月或12个月可轻度改善慢性阻塞性肺疾病患者肺功能。

4. 其他药物

（1）祛痰药（黏液溶解剂）：慢性阻塞性肺疾病气道内可产生大量黏液分泌物，可促使继发感染，并影响气道通畅，应用祛痰药似有利于气道引流通畅，改善通气，但除少数有黏痰患者获效外，总的来说效果并不十分确切（D级）。常用药物有盐酸氨溴索（ambroxol）、N-乙酰半胱氨酸、羧甲司坦、标准桃金娘油等。

（2）抗氧化剂：慢性阻塞性肺疾病气道炎症使氧化负荷加重，加重慢性阻塞性肺疾病的病理、生理变化。应用抗氧化剂如N-乙酰半胱氨酸可降低疾病反复加重的频率（B级）。但目前尚缺乏长期、多中心临床研究结果，有待今后进行严格的临床研究。我国学者近来研究表明羧甲司坦可以有效预防慢性阻塞性肺疾病进行性加重。

（3）镇咳药物：咳嗽实际对慢性阻塞性肺疾病患者是一种自身保护机制，因此，并不推荐患者常规应用镇咳药物（D级）。

（4）扩血管药物：慢性阻塞性肺疾病合并肺动脉高压患者较不合并者预后更差，这已经被大家所公认，因此很多扩血管的药物如一氧化氮被认为可以降低右心后负荷，增加心排血量，提高氧供和组织氧浓度。但事实却让我们失望，因为慢性阻塞性肺疾病患者的低氧血症主要原因是血流灌注比的失调引起，一氧化氮的应用反而会加重这种失调，因此，在稳定期慢性阻塞性肺疾病，一氧化氮是禁忌证。

（5）免疫调节药：对降低慢性阻塞性肺疾病急性加重严重程度可能具有一定的作用。但尚未得到确证，不推荐作常规使用。

（6）疫苗：流感疫苗可减少50%慢性阻塞性肺疾病患者的严重程度和死亡（A级），在老年人中尤其推荐，可每年给予1次。它含有灭活的或活的、无活性病毒，应每年根据预测的病毒种类制备。肺炎球菌疫苗含有23种肺炎球菌荚膜多糖，推荐在65岁以上的老年慢性阻塞性肺疾病患者中应用，在低于65岁，$FEV_1 < 40\%$ 预测值的人群中可以减少社区获得性肺炎的发生率，但肺炎疫苗不能降低慢性阻塞性肺疾病患者的全因死亡率（B级）。

（7）α-抗胰蛋白酶治疗：年轻且有α1-抗胰蛋白酶缺陷的慢性阻塞性肺疾病患者可以考虑采用这种治疗，但由于费用昂贵，很多国家并不能获得，因此并不推荐作为那些没有该缺陷的慢性阻塞性肺疾病患者使用（C级）。

（8）抗生素：长期抗生素的应用并不能减少慢性阻塞性肺疾病急性加重的次数，除非患者有急性加重或细菌感染，否则抗生素并不推荐（A级）。

（9）中医治疗：辨证施治是中医治疗的原则，对慢性阻塞性肺疾病的治疗亦应据此原则进行。实践中体验到某些中药具有祛痰、支气管舒张、免疫调节等作用，但目前没有足够的证据支持。

（四）氧疗

慢性阻塞性肺疾病稳定期进行长期家庭氧疗对具有慢性呼吸衰竭的患者可提高生存率。对血流动力学、血液学特征、运动能力、肺生理和精神状态都会产生有益的影响。长期家庭氧疗的具体指征是：① $PaO_2 \leq 55mmHg$ 或动脉血氧饱和度（SaO_2）≤ 88%，有或无高碳酸血症。② PaO_2 55～60mmHg，或 $SaO_2 < 89\%$，并有肺动脉高压（平均肺动脉压 ≥ 25mmHg）、心力衰竭致水肿或红细胞增多症（红细胞比积 > 55%）。长期家庭氧疗一般是经鼻导管吸入氧气，流量1.0～2.0L/min，吸氧持续时间 > 15h/d。长期氧疗的目的是使患者在海平面水平，静息状态下，达到 $PaO_2 \geq 60mmHg$ 和（或）使 SaO_2 升至90%，这样才可维持重要器官的功能，保证周围组织的氧供。

（五）康复治疗

康复治疗可以降低气流受限程度、减轻呼吸困难症状（A级证据），改善患者活动能力（A级证据）、提高生活质量（A级证据），降低入院次数和住院天数（A级证据），改善慢性阻塞性肺疾病相关的抑郁和焦虑状态（A级证据），增强上肢运动力量和耐力（B级证据）。它包括呼吸生理治疗，肌肉训练，营养支持、精神治疗与教育等多方面措施。在呼吸生理治疗方面包括帮助患者咳嗽，用力呼气以促进分泌物清除；使患者放松，进行缩唇呼吸以及避免快速浅表的呼吸以帮助克服急性呼吸困难等措施。在肌肉训练方面有全身性运动与呼吸肌锻炼，前者包括步行、登楼梯、踏车等，后者有腹式呼吸锻炼等。同时，心理干预对患者也是有益的（C级证据）。

营养支持：慢性阻塞性肺疾病患者进入稳定期后，营养状态并未得到完全改善，而有效的营养支持治疗可明显降低感染和呼吸衰竭的发生率，降低病死率。因此，合理、有效的营养治疗方案对慢性阻塞性肺疾病的防治具有重要意义。

首先，必须确定每日的总热量供给。对合并营养不良的慢性阻塞性肺疾病患者，每日的热量供给至少应为：H-B预计值×C×1.1×1.3。H-B预计值采用Harri-benedict公式计算，男性：BEE=（66.473+5.003×身高+13.75×体重+6.755×年龄）×4.184；女性：BEE=（655.096+1.850×身高+9.563×体重−4.676×年龄）×4.184。计算出的热量为休息状态下所需的基础能量消耗（BEE）。对于慢性阻塞性肺疾病患者来说，由于能量消耗增加，应再乘以一个校正系数C（男性为1.16，女性为1.19）。为了使患者降低的体重得以纠正，应再增加10%的基础能量消耗。另外尚需乘以一个活动系数，卧床1.2；轻度活动1.3；中度活动1.5；剧烈活动＞1.75。

然后确定热量供给的分配比例，其中碳水化合物占50%～60%，脂肪占20%～30%，蛋白质为15%～20%，即蛋白质至少1g/（kg·d）。如果患者处于应激状态，分解代谢增强，蛋白质供给量需增加至20%～50%。如果仅以碳水化合物作为单一的能量来源，必定要产生大量的二氧化碳和消耗大量的氧气，对肺通气储备功能较差的慢性阻塞性肺疾病患者来说，势必会增加通气负担。

此外，还必须注意电解质和微量元素的补充，特别是影响呼吸肌功能的电解质如磷、钾、镁等。

（六）外科治疗

1. 肺大疱切除术　在有指征的患者，术后可减轻患者呼吸困难的程度并使肺功能得到改善。术前胸部CT检查、动脉血气分析及全面评价呼吸功能对于决定是否手术是非常重要的。

2. 肺减容术　是通过切除部分肺组织，减少肺过度充气，改善呼吸肌做功，提高运动能力和健康状况，但不能延长患者的寿命。主要适用于上叶明显非均质肺气肿，康复训练后运动能力仍低的一部分患者，但其费用高，属于实验性姑息性外科的一种手术。不建议广泛应用。

3. 肺移植术　对于选择合适的慢性阻塞性肺疾病晚期患者，肺移植术可改善生活质量，改善肺功能，但技术要求高，花费大，很难推广应用。

原来的 GOLD 指南是仅基于肺功能测定的慢性阻塞性肺疾病分级治疗，而 FEV1 不能够完全代表疾病的状况，新的 2011 年 GOLD 指南指出稳定期慢性阻塞性肺疾病治疗策略要同时考虑症状、急性加重以及气流受限程度，联合评估，同时要重视慢性阻塞性肺疾病合并症的诊治。

（七）慢性阻塞性肺疾病急性加重期的治疗

1. 确定慢性阻塞性肺疾病急性加重的原因　引起慢性阻塞性肺疾病加重的最常见原因是气管 - 支气管感染，主要是病毒、细菌的感染。部分病例加重的原因难以确定，环境理化因素改变可能有作用。肺炎、充血性心力衰竭、心律失常、气胸、胸腔积液、肺血栓栓塞症等可引起类似慢性阻塞性肺疾病急性发作的症状，需要仔细加以鉴别。

2. 慢性阻塞性肺疾病急性加重的诊断和严重性评价　慢性阻塞性肺疾病急性加重的定义为，出现超越日常状况的持续恶化，并需改变基础常规用药的患者。疾病过程中，患者通常短期内咳嗽、咳痰、气短和 / 或喘息加重，痰量增多，呈脓性或黏液脓性，可伴有发热等炎症明显加重表现。

慢性阻塞性肺疾病加重的主要症状是气促加重，常伴有喘息、胸闷、咳嗽加剧、痰量增加、痰液颜色和 / 或黏度改变以及发热等，此外亦可出现全身不适、失眠、嗜睡、疲乏抑郁和精神失常等症状。当患者出现运动耐力下降、发热和 / 或胸部影像异常时可能为慢性阻塞性肺疾病加重的征兆。气促加重，咳嗽痰量增多及出现脓性痰常提示细菌感染。

与加重前的病史、症状、体征、肺功能测定、动脉血气检测和其他实验室检查指标进行比较，对判断慢性阻塞性肺疾病加重的严重程度甚为重要。应特别注意了解本次病情加重或新症状出现的时间，气促、咳嗽的严重程度和频度，痰量和痰液颜色，日常活动的受限程度，是否曾出现过水肿及其持续时间，既往加重时的情况和有无住院治疗，以及目前的治疗方案等。本次加重期肺功能和动脉血气结果与既往对比可提供极为重要的信息，这些指标的急性改变较其绝对值更为重要。对于严重慢性阻塞性肺疾病患者，神志变化是病情恶化和危重的指标，一旦出现需及时送医院救治。是否出现辅助呼吸肌参与呼吸运动，胸腹矛盾呼吸、发绀、外周水肿、右心衰竭，血流动力学不稳定等征象亦有助于判定慢性阻塞性肺疾病加重的严重程度。

肺功能测定：加重期患者，常难以满意地完成肺功能检查。$FEV_1 < 1L$ 可提示严重发作。

动脉血气分析：静息状态下在海平面呼吸空气条件下，$PaO_2 < 60mmHg$ 和/或 $SaO_2 < 90\%$，提示呼吸衰竭。如 $PaO_2 < 50mmHg$，$PaCO_2 > 70mmHg$，$pH < 7.30$ 提示病情危重，需进行严密监护或入住ICU行无创或有创机械通气治疗。

胸部X线影像、心电图（ECG）检查：胸部X线影像有助于慢性阻塞性肺疾病加重与其他具有类似症状的疾病相鉴别。ECG对心律失常、心肌缺血及右心室肥厚的诊断有帮助。螺旋CT、血管造影和血浆D-二聚体检测在诊断慢性阻塞性肺疾病加重患者发生肺栓塞时有重要作用，但核素通气灌注扫描在此诊断价值不大。

低血压或高流量吸氧后 PaO_2 不能升至60mmHg以上可能提示肺栓塞的存在，如果临床上高度怀疑合并肺栓塞，则应同时处理慢性阻塞性肺疾病和肺栓塞。

其他实验室检查：血红细胞计数及血细胞比容有助于了解有无红细胞增多症或出血。部分患者血白细胞计数增高及中性粒细胞核左移可为气道感染提供证据。但大多数时候白细胞计数并无明显改变。

3. 急性加重期治疗

（1）院外治疗：对于慢性阻塞性肺疾病加重早期，病情较轻的患者可以在院外治疗，但需注意病情变化，及时决定送医院治疗的时机。慢性阻塞性肺疾病加重期的院外治疗包括适当增加以往所用支气管舒张剂的剂量及频度。若未曾使用抗胆碱药物，可以用异丙托溴铵或噻托溴铵吸入治疗，直至病情缓解。对更严重的病例，可给予数天较大剂量的雾化治疗。如沙丁胺醇 2 500μg，异丙托溴铵 500μg，或沙丁胺醇 1 000μg 加异丙托溴铵 250～500μg 雾化吸入，每日 2～4 次。全身使用糖皮质激素对加重期治疗有益，可促进病情缓解和肺功能的恢复。如患者的基础 $FEV_1 < 50\%$ 预计值，除支气管舒张剂外可考虑口服糖皮质激素，泼尼松龙每日 30～40mg，疗程通常不超过1周。也可糖皮质激素联合长效β2受体激动剂雾化吸入治疗。

慢性阻塞性肺疾病症状加重，特别是咳嗽痰量增多并呈脓性时应积极给予抗生素治疗。抗生素选择应依据患者肺功能及常见的致病菌，结合患者所在地区致病菌及耐药流行情况，选择敏感抗生素。

（2）住院治疗：慢性阻塞性肺疾病急性加重病情严重者需住院甚至进入重症监护病房治疗。

1）慢性阻塞性肺疾病急性加重到医院就诊或住院治疗的指征：①症状显著加剧，如突然出现的静息状况下呼吸困难；②出现新的体征或原有体征加重（如发绀、外周水肿）；③新近发生的心律失常；④有严重的伴随疾病；⑤初始治疗方案失败；⑥高龄慢性阻塞性肺疾病患者的急性加重；⑦诊断不明确；⑧院外治疗条件欠佳或治疗不力。

2）慢性阻塞性肺疾病急性加重收入重症监护治疗病房（ICU）的指征：①严重呼吸困难且对初始治疗反应不佳；②精神障碍，嗜睡，昏迷；③经氧疗和无创性正压通气（NIPPV）后，低氧血症（$PaO_2 < 50mmHg$）仍持续或呈进行性恶化，和/或高碳酸血症（$PaCO_2 > 70mmHg$）无缓解甚至有恶化，和/或严重呼吸性酸中毒（$pH < 7.30$）无缓解，甚至恶化。

3）慢性阻塞性肺疾病加重期主要的治疗方案如下：

①根据症状、血气、胸部X线片等评估病情的严重程度。

②控制性氧疗：氧疗是慢性阻塞性肺疾病加重期住院患者的基础治疗。无严重合并症的慢性阻塞性肺疾病加重期患者氧疗后易达到满意的氧合水平（$PaO_2 > 60mmHg$ 或 $SaO_2 > 90\%$）。但吸入氧浓度不宜过高，需注意可能发生潜在的 CO_2 潴留及呼吸性酸中毒，给氧途径包括鼻导管或Venturi面罩，其中Venturi面罩更能精确地调节吸入氧浓度。氧疗30min后应复查动脉血气，以确认氧合满意，且未引起 CO_2 潴留和/或呼吸性酸中毒。

③抗生素：慢性阻塞性肺疾病急性加重多由细菌感染诱发，故抗生素治疗在慢性阻塞性肺疾病加重期治疗中具有重要地位。当患者呼吸困难加重，咳嗽伴有痰量增多及脓性痰时，应根据慢性阻塞性肺疾病严重程度及相应的细菌分层情况，结合当地区常见致病菌类型及耐药流行趋势和药物敏感情况尽早选择敏感抗生素。如对初始治疗方案反应欠佳，应及时根据细菌培养及药敏试验结果调整抗生素。通常慢性阻塞性肺疾病Ⅰ级轻度或Ⅱ级中度患者加重时，主要致病菌多为肺炎链球菌、流感嗜血杆菌及卡他莫拉菌。属于Ⅲ级（重度）及Ⅳ级（极重度）慢性阻塞性肺疾病急性加重时，除以上常见细菌外，尚可有肠杆菌科细菌、铜绿假单胞菌及耐甲氧西林金黄色葡萄球菌。发生铜绿假单胞菌的危险因素有：近期住院、频繁应用抗菌药物、以往有铜绿假单胞菌分离或定植的历史等，要根据细菌可能的分布采用适当的抗菌药物治疗。

抗菌治疗应尽可能将细菌负荷降低到最低水平，以延长慢性阻塞性肺疾病急性加重的间隔时间。长期应用广谱抗生素和糖皮质激素易继发深部真菌感染，应密切观察真菌感染的临床征象并采用防治真菌感染措施。

④支气管舒张剂：短效 $β_2$ 受体激动药较适用于慢性阻塞性肺疾病急性加重期的治疗。若效果不显著，建议加用抗胆碱能药物（为异丙托溴铵、噻托溴铵等）。对于较为严重的慢性阻塞性肺疾病加重者，可考虑静脉滴注茶碱类药物。由于茶碱类药物血药浓度个体差异较大，治疗窗较窄，监测血清茶碱浓度对于评估疗效和避免不良反应的发生都有一定意义。$β_2$ 受体激动药、抗胆碱能药物及茶碱类药物由于作用机制不同，药代及药动学特点不同，且分别作用于不同大小的气道，所以联合应用可获得更大的支气管舒张作用。

⑤糖皮质激素：慢性阻塞性肺疾病加重期住院患者宜在应用支气管舒张剂基础上，口服或静脉滴注糖皮质激素，激素的剂量要权衡疗效及安全性，建议口服泼尼松 30～40mg/d，连续 7～10d 后逐渐减量停药。也可以静脉给予甲泼尼龙 40mg，每天1次，3～5d 后改为口服。延长给药时间不能增加疗效，反而会使不良反应增加。

⑥机械通气：可通过无创或有创方式给予机械通气，根据病情需要，可首选无创性机械通气。

机械通气，无论是无创或有创方式都只是一种生命支持方式，在此条件下，通过药物治疗消除慢性阻塞性肺疾病加重的原因使急性呼吸衰竭得到逆转。进行机械通气患者应有动脉血气监测。

无创性机械通气：慢性阻塞性肺疾病急性加重期患者应用 NIPPV 可降低 $PaCO_2$，减轻呼吸困难，从而降低气管插管和有创呼吸机的使用，缩短住院天数，降低患者病死率。使用 NIPPV 要注意掌握合理的操作方法，提高患者依从性，避免漏气，从低压力开始逐渐增加辅助吸气压和采用有利于降低 $PaCO_2$ 的方法，从而提高 NIPPV 的效果。

有创性机械通气：在积极药物和 NIPPV 治疗后，患者呼吸衰竭仍进行性恶化，出现危及生命的酸碱失衡和（或）神志改变时宜用有创性机械通气治疗。病情好转后，根据情况可采用无创机械通气进行序贯治疗。

在决定终末期慢性阻塞性肺疾病患者是否使用机械通气时还需充分考虑到病情好转的可能性，患者自身及家属的意愿以及强化治疗的条件是否允许。

使用最广泛的3种通气模式包括辅助控制通气（A-CMV），压力支持通气（PSV）或同步间歇强制通气（SIMV）与 PSV 联合模式（SIMV+PSV）。因慢性阻塞性肺疾病患者广泛存在内源性呼气末正压（PEEPi），为减少因 PEEPi 所致吸气功耗增加和人机不协调，可常规加用一适度水平（为 PEEPi 的 70%～80%）的外源性呼气末正压（PEEP）。

⑦其他治疗措施：在出入量和血电解质监测下适当补充液体和电解质；注意维持液体和电解质平衡；注意补充营养，对不能进食者需经胃肠补充要素饮食或予静脉高营养；对卧床、红细胞增多症或脱水的患者，无论是否有血栓栓塞性疾病史，均需考虑使用肝素或低分子量肝素；注意痰液引流，积极排痰治疗（如刺激咳嗽，叩击胸部，体位引流等方法）；识别并治疗伴随疾病（冠状动脉粥样硬化性心脏病、糖尿病、高血压等）及合并症（休克、弥散性血管内凝血、上消化道出血、胃功能不全等）。

十三、预后

确诊轻度慢性阻塞性肺疾病（不需持续药物治疗）的男性患者 5 年生存率为 78%，女性为 72%，而重度慢性阻塞性肺疾病（需要氧疗或雾化）患者 5 年生存率则降至男性 30%，女性 24%。不伴慢性阻塞性肺疾病的人群平均年龄为 78.3 岁，重症慢性阻塞性肺疾病患者平均年龄为 74.2 岁，轻度慢性阻塞性肺疾病患者为 77.2 岁。

FEV_1、TLCO、动脉氧分压、呼吸困难分级、生活质量评分、运动耐力、BMI 和肺动脉压力目前被认为是慢性阻塞性肺疾病预后的预测因子。虽然 FEV1% 预计值对反映慢性阻塞性肺疾病严重程度、健康状况及病死率有用，但 FEV1 并不能完全反映慢性阻塞性肺疾病复杂的严重情况。将 FEV_1 作为反映气流阻塞的指标，呼吸困难分级作为症状的指标，BMI 作为反映营养状况的指标，再加上 6min 步行距离作为运动耐力的指标，这四方面综合起来建立一个多因素分级系统（BODE）。BODE 指数能比 FEV1 更好地预测急性加重入院次数，急性加重持续时间和死亡率。

有无合并肺动脉高压也是预测慢性阻塞性肺疾病患者预后的独立预测因子，合并肺动脉压力 > 25mmHg 的较肺动脉压力正常的慢性阻塞性肺疾病患者有着更低的 5 年生存率（33%vs66%）。

第五节　老年弥漫性实质性肺疾病

一、概论

弥漫性实质性肺疾病是一组主要累及肺间质、肺泡和（或）细支气管的肺部弥漫性疾病，通常亦称作间质性肺疾病。弥漫性实质性肺疾病并不是一种独立的疾病，它包括200多个病种，每一种疾病除有其各自的特点外，还具有一些共同的临床、病理生理学和胸部X线特征。表现为渐进性劳力性气促、限制性通气功能障碍伴弥散功能降低、低氧血症和影像学上的双肺弥漫性病变。病程多缓慢进展，最终发展为弥漫性肺纤维化和蜂窝肺，导致呼吸功能衰竭而死亡。

（一）发病机制

不同的弥漫性实质性肺疾病的发病机制有显著区别，如何最终导致肺纤维化的机制尚未完全阐明，但都有其共同的规律，即肺间质、肺泡、肺小血管或末梢气道都存在不同程度的炎症，在炎症损伤和修复过程中导致肺纤维化的形成。

炎症细胞、免疫细胞、肺泡上皮细胞和成纤维细胞及其分泌的介质和细胞因子，在引起肺间质纤维化的发病上起重要作用。活化肺泡巨噬细胞释放的中性粒细胞趋化因子、多种蛋白酶、肺泡巨噬细胞源性生长因子、IL-1、IL-8及黏附分子等；活化T淋巴细胞分泌单核细胞趋化因子、巨噬细胞移动抑制因子、IL-2；中性粒细胞分泌胶原酶、弹性蛋白酶和氧自由基；损伤的肺泡上皮细胞分泌肿瘤坏死因子-α（TNF-α）、转化生长因子-β（TGF-β）和IL-8等，均参与肺组织损伤和随后的修复过程。某些以炎症改变为主的间质性肺疾病，如果能够在早期炎症阶段去除致病因素或得到有效的治疗，其病变可以逆转；如果炎症持续，将导致肺结构破坏和纤维组织增生，最终形成不可逆的肺纤维化和蜂窝肺的改变。

（二）分类

目前国际上将弥漫性实质性肺疾病分为4类：①已知病因的弥漫性实质性肺疾病，如药物诱发性、职业或环境有害物质诱发性（铍、石棉）弥漫性实质性肺疾病或胶原血管病的肺表现等；②特发性间质性肺炎，包括7种临床病理类型：特发性肺纤维化/寻常型间质性肺炎，非特异性间质性肺炎，隐源性机化性肺炎，急性间质性肺炎，呼吸性细支气管炎伴间质性肺疾病，脱屑性间质性肺炎，淋巴细胞间质性肺炎；③肉芽肿性弥漫性实质性肺疾病，如结节病、外源性过敏性肺泡炎、Wegener肉芽肿等；④其他少见的弥漫性实质性肺疾病，如肺泡蛋白质沉积症、肺出血-肾炎综合征、肺淋巴管平滑肌瘤病、朗格汉斯细胞组织细胞增多症、慢性嗜酸性粒细胞性肺炎、特发性肺含铁血黄素沉着症等。

（三）诊断

1. 病史　职业接触史、用药史、既往史以及发病经过、伴随症状等，可为间质性肺疾病的诊断提供重要线索。职业性的粉尘接触可以在10～20年后才出现间质性肺疾病的症状。风湿病可以先有肺部病变，随后才出现关节或其他器官表现。

2. 胸部影像学检查　多数间质性肺疾病患者，X线胸片显示双肺网格条索状、弥漫磨玻璃状或结节状弥漫性阴影,后期可见区域性囊性病变(蜂窝肺)。多数间质性肺疾病可以导致肺容积减少。阴影性质、分布规律和肺容积变化的特点有助于基础疾病的诊断和鉴别诊断。高分辨率CT(HRCT)更能细致地显示肺组织和间质形态的结构变化和大体分布特点,成为诊断间质性肺疾病的重要手段之一。

3. 肺功能　以限制性通气障碍为主,肺活量及肺总量降低,残气量随病情进展而减少。弥漫性实质性肺疾病的早期可显示弥散功能(DLco)明显下降,伴单位肺泡气体弥散量(DLco/Va)下降。弥漫性实质性肺疾病的中、晚期均可见低氧血症,但气道阻力改变不大,常因呼吸频率加快及过度通气而出现低碳酸血症。

4. 支气管肺泡灌洗检查　支气管肺泡灌洗是通过将纤维支气管镜嵌顿在相应的支气管内,以无菌生理盐水灌入后再回吸获得支气管肺泡灌洗液(BALF),对BALF进行细胞学、病原学、生化和炎症介质等的检测。根据BALF中炎症免疫效应细胞的比例,可将间质性肺疾病分类为淋巴细胞增多型和中性粒细胞增多型。

5. 肺活检　通过经支气管肺活检(TBLB)或外科肺活检(SLB,包括胸腔镜或开胸肺活检)获取肺组织进行病理学检查,是诊断间质性肺疾病的重要手段。TBLB的创伤性小、费用较低,目前在临床上应用较多,但因取得的肺组织很小(直径1～2mm),有时难以确诊。SLB可以取得较大的肺组织,有利于对特发性肺纤维化等进行病理学诊断。

6. 全身系统检查　间质性肺疾病可以是全身性疾病的肺部表现,对于这类患者的诊断,全身系统检查特别重要。例如,结缔组织病的血清学异常和其他器官表现、Wegener肉芽肿的鼻腔和鼻窦表现等,都是重要的诊断依据。

二、特发性肺纤维化

特发性肺纤维化系指特发性间质性肺炎中病理表现为寻常型间质性肺炎的一种类型,在特发性间质性肺炎中最常见,占47%～71%。病变局限于肺部,引起弥漫性肺纤维化,导致肺功能损害和呼吸困难。

(一)流行病学

特发性肺纤维化无准确的流行病学资料。美国特发性肺纤维化登记患病率为男性20.2/10万,女性13.2/10万。在新墨西哥州Bernadillo进行的流行病学调查显示特发性肺纤维化占全部间质性肺疾病的39%,患病率为30.3/10万,而大于75岁老年人患病率为250/10万。英格兰和威尔士的患病率为6/10万人口。患病率随着年龄增加而增加,男性多于女性。近年来临床诊断的病例有增加的趋势。

（二）病因及发病机制

特发性肺纤维化的发病机制尚不清楚，可能与接触粉尘或金属、自身免疫、慢性反复的微量胃内容物吸入、病毒感染、吸烟及遗传等因素有关。致病因素导致肺泡上皮损伤和上皮下基底膜破坏，启动成纤维细胞的募集、分化和增生，致使胶原和细胞外基质过度生成。损伤的肺泡上皮和炎症浸润的白细胞通过自分泌和旁分泌的形式，分泌多种炎症介质，促进肺纤维化过程。这种慢性损伤、炎症反应以及纤维增生修复过程，最终导致肺纤维化。

（三）病理

特发性肺纤维化的病理改变与病变的严重程度有关。主要特点是病变在肺内分布不一，可以在同一低倍视野内看到正常、间质炎症、纤维增生和蜂窝肺的变化，以下肺和胸膜下区域病变明显。肺泡壁增厚，伴有胶原沉积、细胞外基质增加和灶性单核细胞浸润。炎症细胞不多，通常局限在胶原沉积区或蜂窝肺区。肺泡腔内可见到少量的Ⅱ型肺泡上皮细胞聚集。继发的改变有肺容积减小、牵拉性支气管扩张和肺动脉高压等改变。

（四）临床表现

通常为隐袭性起病，主要的症状是干咳和劳力性气促。随着肺纤维化的发展，发作性干咳和气促逐渐加重。进展的速度有明显的个体差异，经过数月至数年发展为呼吸衰竭和肺心病。起病后平均存活时间为2.8～3.6年。通常没有肺外表现，但可有一些伴随症状，如食欲减退、体重减轻、消瘦、无力等。

体检可发现呼吸浅快，超过80%的病例双肺底闻及吸气末期Velcro啰音，20%～50%有杵状指（趾）。晚期出现发绀等呼吸衰竭和肺心病的表现。

（五）辅助检查

主要的辅助检查是X线和肺功能。胸片显示双肺弥漫的网格状或网格小结节状浸润影，以双下肺和外周（胸膜下）明显。通常伴有肺容积减小。个别早期患者的胸片可能基本正常或呈磨玻璃样变化。随着病情的进展，可出现直径多在3～15mm大小的多发性囊状透光影（蜂窝肺）。HRCT有利于发现早期病变，如肺内呈现不规则线条网格样改变，伴有囊性小气腔形成，较早在胸膜下出现，小气道互相连接可形成胸膜下线等。

肺功能表现为限制性通气功能障碍和弥散量减少。

实验室检查为非特异性变化，可以有血沉加快、血乳酸脱氢酶增高和免疫球蛋白增高；有10%～26%的患者类风湿因子和抗核抗体阳性。

（六）诊断标准

诊断主要根据临床特征、胸部影像学表现、肺通气及弥散功能、病理活检及排除其他已知原因导致的间质性肺疾病。根据是否有外科肺活检的结果，有2种确诊标准。

1. 确诊标准一

（1）外科肺活检显示组织学符合寻常型间质性肺炎的改变。

（2）同时具备下列条件：①排除其他已知的可引起间质性肺疾病的疾病，如药物中毒、职业环境性接触和结缔组织病等；②肺功能检查有限制性通气功能障碍伴弥散功能下降；③常规X线胸片或HRCT显示双下肺和胸膜下分布为主的网状改变或伴蜂窝肺，可伴有少量磨玻璃样阴影。

2. 确诊标准二　无外科肺活检时，需要符合下列所有4条主要指标和3条以上的次要指标。

（1）主要指标　①除外已知原因的间质性肺疾病，如某些药物毒性作用、职业环境接触史和结缔组织病等；②肺功能表现异常，包括限制性通气功能障碍[肺活量（VC）减少，而FEV_1/FVC正常或增加]和（或）气体交换障碍[静态/运动时$P_{(A-a)}O_2$增加或DLco降低]；③胸部HRCT表现为双下肺和胸膜下分布为主的网状改变或伴蜂窝肺，可伴有极少量磨玻璃样阴影；④经纤维支气管镜肺活检（TBLB）或支气管肺泡灌洗液（BALF）检查不支持其他疾病的诊断。

（2）次要诊断条件　①年龄>50岁；②隐匿起病或无明确原因的进行性呼吸困难；③病程≥3个月；④双肺听诊可闻及吸气性Velcro啰音。

（七）鉴别诊断

由于特发性肺纤维化的症状、体征均无特异性，因此诊断特发性肺纤维化时需要与其他弥漫性实质性肺疾病鉴别。病史的详细询问十分重要，如个人史和职业史，有可能发现某些外源性过敏性肺泡炎的致病原因。石棉、硅尘接触史有利于石棉、矽尘肺诊断。特定长期服用某些药物，如降压药、抗心律失常药、抗肿瘤药、免疫抑制药、抗癫痫药等可引起继发性肺纤维化；同时需与结缔组织疾病引起的继发性肺纤维化相鉴别，如严重的类风湿关节炎、硬皮病、混合性结缔组织病、干燥综合征等，各类结缔组织疾病都具有明显的肺外器官损害似及特异的阳性生化和抗体指数，可用于鉴别诊断。另外，还需与肺泡细胞癌鉴别，它也能表现为气短、肺内出现弥漫性结节性阴影，痰脱落细胞学检查、TBLB可作鉴别。

（八）治疗

目前的治疗效果有限。习惯上采用糖皮质激素或联合细胞毒性药物治疗，其使用剂量和疗程视患者的具体病情而定。目前推荐的治疗方案是糖皮质激素联合环磷酰胺或硫唑嘌呤，具体方法为：

1. 糖皮质激素　泼尼松或其他等效剂量的糖皮质激素，0.5mg/（kg·d），口服4周；然后0.25mg/（kg·d），口服8周；继之减量至0.125mg/（kg·d）或0.25mg/kg隔天1次口服。

2. 环磷酰胺　按2mg/（kg·d）给药。开始剂量可为25～50mg/d口服，第7～14天增加25mg，直至最大量150mg/d。

3. 硫唑嘌呤　按2～3mg/（kg·d）给药。开始剂量为25～50mg/d，之后每7～14天增加25mg，直至最大量150mg/d。

治疗至少持续6个月。治疗过程中需要监测和预防药物的副作用，尤其是骨髓抑制、粒细胞减少甚至缺乏。

其他治疗药物包括N-乙酰半胱氨酸、γ-干扰素、吡非尼酮（pirfenidone，TNF-α抑制剂）、秋水仙碱、青霉胺等。这些药物的临床疗效尚有待进一步论证。老年患者因年龄及身体状况等原因，一般不考虑肺移植。

三、肺泡蛋白沉积症

肺泡蛋白沉积症是指肺泡和细支气管腔内充满不可溶性富磷脂蛋白物质的疾病。好发于中青年男性，老年患者较少见，临床上以隐袭性渐进性气促和双肺弥漫性阴影为其特征。病因及发病机制未明，可能与抗粒细胞-巨噬细胞集落刺激因子（GM-CSF）抗体、遗传基因和某些基础疾病（造血系统疾病、恶性肿瘤和免疫缺陷性疾病）有关。

（一）病理

胸膜下可见黄色或黄灰色结节，切面有黄色液体渗出，肺实变与代偿性肺气肿并存。镜检示肺泡及细支气管内充填有富磷脂蛋白质物质，嗜酸性、过碘酸雪夫（PAS）染色阳性。肺泡隔及周围结构基本完好。电镜下可见肺泡巨噬细胞大量增加，吞噬肺表面活性物质，细胞肿胀，呈空泡或泡沫外观。

（二）临床表现

发病多隐袭，典型症状为活动后气促，以后进展至休息时亦感气促，咳白色或黄色痰。全身症状不明显，但可继发肺部感染而出现相应的症状。早期轻症病例可无症状。体征常不明显，肺底偶闻及少量捻发音；重症病例出现呼吸衰竭时有相应的体征。

（三）辅助检查

1. 影像学检查　胸部 X 线表现为两肺弥散性磨玻璃影，病情进展可出现斑片状影和融合实变影，常有支气管气相。肺内病灶分布不均匀，通常在肺门附近较明显，酷似心源肺水肿。HRCT 可显示病灶与周围正常组织形成鲜明对照的"地图状"改变，小叶间隙和间隔不规则增厚形成多角形态的"铺路石"或"碎石路样"。

2. 肺功能检查　肺功能结果可能正常，典型表现为限制性通气功能障碍和弥散功能障碍。

3. 支气管肺泡灌洗液检查　约 75% 的疑似病例中，支气管肺泡灌洗液标本检测能确诊。灌洗液呈不透明的乳状，一般放置 20min 后分层，光镜下由大量形态不规则、大小不等的嗜酸颗粒状脂蛋白物质组成，PAS 染色阳性。

（四）诊断

主要根据临床、影像学和支气管肺泡灌洗物特点（牛奶状、放置后沉淀、脂蛋白含量高和 PAS 染色阳性），或经纤维支气管镜肺活检病理诊断。

（五）治疗

目前主要采用全肺灌洗治疗，在全麻下经双腔气管导管实行一侧肺通气、另一侧肺灌洗。灌洗治疗后，多数患者的呼吸困难和肺功能显著改善或恢复正常，X 线胸片可变清晰。缓解状态多数可保持数年以上。少数患者复发，可再做肺灌洗。

近年来，有实验和临床采用粒细胞 - 巨噬细胞集落刺激因子（GM-CSF）替代治疗、骨髓移植等方法成功治疗肺泡蛋白沉积症的个例报道，但尚待扩大应用及深入研究。

（六）预后

本病总体预后差，儿童大多在发病的数年死亡，成人中虽有自愈的病例报道，但时有复发，约 50% 以上的患者因为病情逐步进展，直至呼吸衰竭死亡，一般病程为 5～10 年。

四、结节病

结节病是一种多系统器官受累的肉芽肿性疾病。可以侵犯全身多个器官，以肺和淋巴结受侵为最常见，其次为皮肤、眼、神经系统、心脏等。部分病例呈自限性，大多预后良好。

（一）流行病学

本病呈世界性分布，任何年龄、性别及种族均可发生，但发病率有明显的地区和种族差异。欧美国家发病率较高，为（5～64）/10万。东方民族少见，日本的年发病率为（1～2）/10万。多见于中青年人，女性略多于男性，老年患者此病发病率不高。

（二）病因和发病机制

病因尚不清楚，可能与遗传、特殊病原体的感染（如分枝杆菌、短棒菌苗、病毒、衣原体等）以及免疫反应等因素有关。

结节病是致病因素与机体细胞免疫和体液免疫功能相互抗衡的结果，受个体差异（年龄、性别、种族等）、遗传因素、激素、人类白细胞抗原（HLA）和机体免疫反应调节的影响，其产生的促炎因子和拮抗因子之间的失衡状态决定肉芽肿的发展和消退，从而表现出结节病的不同病理过程和自然缓解的趋势。

（三）病理

结节病的病理特点是非干酪样坏死性类上皮肉芽肿。肉芽肿的中央部分主要是多核巨噬细胞和类上皮细胞，后者可以融合成朗汉斯巨细胞。周围有淋巴细胞浸润，而无干酪样病变。在巨噬细胞的胞质中可见有包涵体，如卵圆形的舒曼（Schaumann）小体、双折光的结晶和星状小体（asteroid body）。初期病变可见有较多的单核细胞、巨噬细胞、淋巴细胞等炎症细胞浸润，累及肺泡壁和间质。随着病情的进展，炎症细胞减少，非特异性的纤维化逐渐加重。

（四）临床表现

结节病的临床表现和自然病程有较大的个体差异，因起病的缓急和累及器官的多少而不同。90%以上的患者累及肺和胸内淋巴结。约50%的患者无症状，只是于胸部X线检查时发现。早期结节病的特点是临床症状较轻而胸部X线异常明显，后期主要是肺纤维化导致的呼吸困难。早期常见的呼吸道症状和体征有咳嗽、无痰或少痰，偶有少量血丝痰，可有乏力、低热、盗汗、食欲减退、体重减轻等。病变广泛时可出现胸闷、气急，甚至发绀。肺部体征不明显，部分患者有少量湿啰音或捻发音。如结节病累及其他器官，可发生相应的症状和体征。皮肤的常见表现为结节性红斑（多见于面颈部、肩部或四肢）、冻疮样狼疮、麻疹、丘疹等。眼部受累者可有虹膜睫状体炎、急性色素层炎、角膜-结膜炎等。也可以累及外周淋巴结、肝、脾、骨关节、肌肉、心脏、神经中枢等，而出现相应的症状体征。

（五）辅助检查

1. 血液检查　可有红细胞沉降率增快、血清球蛋白部分增高（以IgG增高者多见）和C反应蛋白增高等。在活动期可有淋巴细胞中度减少、血钙增高、血清尿酸增加、血清碱性磷酸酶增高、血清血管紧张素转换酶（sACE）活性增加、血清中白介素-2受体（IL-2R）和可溶性白介素-2受体（sIL-2R）增高，对诊断和判断活动性有参考意义。

2. 结核菌素试验（PPD） 约2/3的结节病患者对5IU结核菌素的皮肤试验呈阴性或极弱反应。

3. X线检查 异常的胸部X线表现常是结节病的首要发现，约有90%以上的患者伴有X线胸片改变。肺门、支气管旁、纵隔淋巴结肿大和肺部浸润影是主要的表现。典型的改变是双侧对称性肺门淋巴结明显肿大，呈土豆状，边界清晰，密度均匀。肺部病变多数为两侧弥漫性网状、网结节状、小结节状或片状阴影。后期可发展成肺间质纤维化或蜂窝肺。CT（尤其是HRCT）更能对其进行准确估计。结节病的淋巴结肿大通常无融合和坏死，也不侵犯邻近器官，有助于与淋巴瘤、淋巴结结核等疾病鉴别。

根据X线胸片对结节病分5期，以Ⅰ期和Ⅱ期为常见。

0期 肺部X线检查阴性，肺部清晰。

Ⅰ期 两侧肺门和/或纵隔淋巴结肿大，常伴右主支气管旁淋巴结肿大，肺内无异常。

Ⅱ期 肺门淋巴结肿大，伴肺浸润影。

Ⅲ期 仅见肺部浸润影，而无肺门淋巴结肿大。

Ⅳ期 肺纤维化、肺大疱和肺囊肿的改变。

以上分期是相对的，也不一定按照顺序发生，Ⅲ期不一定从Ⅱ期发展而来。

4. 活体组织检查 活体组织检查是诊断结节病的重要方法。如果皮肤和浅表淋巴结受累，则是首选的活检部位。胸内型结节病，可以选择支气管黏膜和经纤维支气管镜肺活检，即使在直视下或X线胸片没有明确病变的部位取活检，阳性率也可以达到70%～90%。摘取多处组织活检可提高诊断阳性率。

5. 肺功能检查 初期无变化，随着病情的发展可出现限制性通气功能障碍和弥散功能障碍。

6. 支气管肺泡灌洗检查 结节病患者BALF中淋巴细胞数可增至33%，甚至高达60%。一般认为，BALF中淋巴细胞数增多＞20.5%，对活动期结节病的诊断有一定意义。结节病患者BALF中淋巴细胞主要是T淋巴细胞，CD4/CD8比值明显增高，可由正常值1.5左右上升5～10倍。而外周血中CD4/CD8比值与BALF中CD4/CD8比值呈高度分离现象，为诊断结节病的重要参考。亦可作为临床判断活动性的一项指标和预后或治疗的监测。

（六）诊断

结节病的诊断应符合3个条件：①患者的临床表现和X线表现与结节病相符合；②活检证实有非干酪样坏死性类上皮结节；③除外其他原因引起的肉芽肿性病变。

建立诊断以后，还需要判断累及器官的范围、分期和活动性。

活动性判断缺乏严格的标准。起病急、临床症状明显、病情进展较快、重要器官受累、血液生化指标异常［血清血管紧张素转换酶（sACE）活性增高、高血钙、高尿钙症、血清SIL-2R升高等］，提示属于活动期。

（七）鉴别诊断

1. 肺门淋巴结结核　患者较年轻，常有中毒性症状，结核菌素试验多为阳性，肺门淋巴结肿大一般为单侧性。有时伴有钙化。可见肺部原发病灶。CT可见淋巴结中心区有坏死。

2. 淋巴瘤　常见的全身症状有发热、消瘦、贫血等，胸膜受累，出现胸腔积液，胸内淋巴结肿大多为单侧或双侧不对称肿大，淋巴结可呈现融合，常累及上纵隔、隆突下等处的纵隔淋巴结。肿瘤组织可侵犯邻近器官，如出现上腔静脉阻塞综合征等。结合其他检查及活组织检查可作鉴别。

3. 肺门转移性肿瘤　肺癌和肺外癌肿转移至肺门淋巴结，皆有相应的症状和体征。对可疑原发灶做进一步的检查可助鉴别。

4. 其他肉芽肿病　如外源性过敏性肺泡炎、铍肺、硅沉着病、感染性、化学性因素所致的肉芽肿，应与结节病相鉴别，结合临床资料及有关检查综合分析判断。

（八）治疗

因部分患者可自行缓解，对于胸内型结节病，病情稳定、无症状且肺功能正常的Ⅰ期、Ⅱ期和Ⅲ期患者无须立即治疗。每3个月复查X线胸片和肺功能等，无进展则不需治疗。当累及心脏、肾脏、神经系统，眼部（局部用药无效时）以及高钙血症、有症状的Ⅱ期和Ⅲ期肺部结节病时，可使用全身糖皮质激素治疗。累及重要器官者，常用泼尼松40～60mg/d，每4周将每天量减少10mg，减量至20mg/d后，缓慢减量。可以采用隔天1次顿服的方法。总疗程1年以上。没有累及重要器官或单纯的胸内型结节病，起始剂量为泼尼松30～40mg/d，在2个月内逐渐减量至20mg/d，随后缓慢减量（如上述）。长期服用糖皮质激素者，应严密观察激素的不良反应。当糖皮质激素治疗无效或患者不能耐受其不良反应时，可考虑使用其他免疫抑制剂和细胞毒性药物如甲氨蝶呤、硫唑嘌呤等。

（九）预后

与结节病的临床类型有关。急性起病者，经治疗或自行缓解，预后较好；而慢性进行性，多个器官功能损害、肺广泛纤维化等则预后较差。死亡原因常为呼吸功能不全或心脏、中枢神经系统受累所致。有报道平均5年随访中34%的病例完全恢复，30%改善，20%不变，病情恶化和死亡各占8%。

五、其他间质性肺疾病

（一）结缔组织病所致间质性肺疾病

结缔组织病是一组自身免疫性疾病，为侵犯全身结缔组织的多系统疾病，可累及多种脏器，使结缔组织发生黏液性水肿、类纤维蛋白变性、小血管炎症坏死或组织损伤等病理改变。结缔组织病主要包括类风湿关节炎、系统性硬化症、系统性红斑狼疮、结节性多动脉炎、干燥综合征、多发性肌炎或皮肌炎等多种疾病。肺间质由丰富的胶原纤维和血管等结缔组织组成，是结缔组织病最常累及的部位之一。

结缔组织病所致间质性肺疾病除原发病表现外，呼吸系统主要表现为咳嗽和气急，肺部表现可与全身症状同时或先后出现。多为刺激性干咳，合并感染时可有黄脓痰，气急常进行性加重。急性活动期可有不同程度的发热，常为低热伴关节肌肉酸痛或雷诺现象。不同的结缔组织病具有不同的原发病症状，肺部表现亦不完全相同。

明确诊断为结缔组织病患者出现呼吸系统症状要考虑结缔组织病所致间质性肺疾病，但要除外合并肺部感染。一般低热、干咳并伴有皮肤关节等肺外病变、肺部闻及典型的Velcro啰音提示结缔组织病所致的间质性肺疾病可能性大，而高热、脓性痰和血白细胞以及中性粒细胞比例增高提示合并感染可能性大，有时两者可并存，需结合胸部HRCT、自身抗体检测、下呼吸道标本培养、支气管肺泡灌洗和肺活检等检查综合判断。

结缔组织病所致间质性肺疾病的治疗和预后因原发病不同而不完全相同，可用糖皮质激素和免疫抑制药治疗。治疗强调个体化，根据结缔组织病活动情况及时调整剂量，争取以最小剂量控制疾病进展。

（二）药物性弥漫性肺间质纤维化

可引起弥漫性间质性肺炎和肺纤维化的药物日益增多，包括胺碘酮及抗肿瘤药物或细胞毒性药物（氨甲蝶呤、白消安、博来霉素等）、六烃季胺、麦角新碱、肼屈嗪、苯妥英钠（大仑丁）、呋喃妥因等。用药到发病间隔的时间不一，可为急性型或慢性型。除了博来霉素等致肺纤维化强的药物以外，多数表现为慢性型。肺纤维化的发生机制还不很清楚。如博来霉素通过氧自由基作用于肺泡，引起Ⅱ型上皮细胞增生及中性粒细胞、嗜酸性粒细胞和巨噬细胞性肺泡炎。炎症细胞可释放TNF-α、血小板衍化生长因子等细胞因子，促使肺纤维化的形成。患者可出现气促，或X线胸片见肺间质性改变。早期停服药后大多可恢复，但发展到纤维化则吸收困难。糖皮质激素治疗可有一定效果。

（三）外源性过敏性肺泡炎

本病是因吸入外界有机粉尘所引起的过敏性肺泡炎，为免疫介导的肺部疾病。本组疾病近年来不断增加，如农民肺（吸入发霉的干草、谷物）、蘑菇肺、甘蔗渣肺、饲鸽（鸟）肺、空调机肺（如嗜热放线菌）、皮毛工人肺、咖啡工人肺及化学工人肺等。

本病的发病机制比较复杂，主要是通过Ⅲ型和Ⅳ型变态反应途径。部分患者可能有Ⅰ型变态反应参与。

病理变化在急性期以肺泡炎和间质性肺炎为特征。肺泡壁有淋巴细胞、多形核细胞、浆细胞和巨噬细胞浸润，肺泡腔有蛋白渗出。在亚急性期的特征为肉芽肿形成，非干酪性肉芽肿分散于肺实质中，慢性期呈弥漫性间质纤维化，严重者出现"蜂窝肺"。

临床特点是接触抗原数小时后出现发热、干咳、呼吸困难、全身不适等症状；亦有起病缓慢，反复或持续接触抗原一段时间后出现渐进性呼吸困难；可伴有咳嗽、咳痰和体重减轻等表现。重者可出现呼吸衰竭。急性期胸部X线片显示双中、下肺野弥散性、细小、边缘模糊的结节状阴影。慢性期呈肺部弥散性间质纤维化，伴"蜂窝肺"改变。

本病的诊断主要依靠病史、症状及典型的X线胸片表现，血清特异抗体阳性。变应原激发试验对诊断有一定帮助，但要谨慎应用。纤维支气管镜检查有一定的诊断和鉴别诊断价值。

治疗方法是离开工作环境，脱离过敏原，同时可应用糖皮质激素治疗（泼尼松 30~60mg/d，用药1~2周）。急性发作病例疗效好。对于慢性已形成纤维化的病例，糖皮质激素疗效较差。

（四）肺出血-肾炎综合征

本综合征以肺弥散性出血、肺泡内纤维素沉着和肾小球肾炎为特征。病因不明，多数人认为可能在遗传基础上接受病毒或化学物质刺激有关。由于病毒感染等因素，引发机体产生抗肾小球基底膜抗体和抗肺泡毛细血管基底膜抗体。通过自身免疫机制损伤肾小球和肺泡毛细血管基底膜，引发肺出血和肾炎。

本征好发于青、中年男性，病程长短不一。咯血常为首发症状（少量血痰到大咯血），可有发热、咳嗽、气促等症状。大多数患者在咯血后数周（月）出现血尿、蛋白尿、贫血。血清中抗肾小球基底膜抗体及抗中性粒细胞胞浆抗体滴度升高。病程较短的患者多数死于咯血、呼吸衰竭或尿毒症。肺部X线片显示弥散性点状浸润阴影，从肺门向外围散射，但肺尖少见。反复咯血者可因潴留于肺部的含铁血黄素引起肺间质纤维化。

应尽早使用糖皮质激素治疗，其他方法有血浆置换、细胞毒性药物等。出现氮质血症者需行透析治疗。

（五）慢性嗜酸性粒细胞性肺炎

本病病因不明。病理改变是肺间质、肺泡和细支气管内有成熟嗜酸性粒细胞为主的白细胞浸润，伴有少量淋巴细胞和多核巨细胞。可形成"嗜酸性脓肿"。本病多见于中、青年女性，临床表现为慢性病程，有发热、咳嗽伴气促，偶有少量咯血。周围血嗜酸性粒细胞的比例多在20%～70%。胸部X线片显示非段或叶性分布的片状阴影，常为双侧外带分布（"肺水肿反转"表现），阴影可呈游走性。诊断主要根据典型临床表现、X线表现、血嗜酸性粒细胞增高和治疗后的反应等，但需除外其他嗜酸性粒细胞增多伴肺部病变（如单纯性肺嗜酸性粒细胞浸润症、哮喘型肺嗜酸性粒细胞增多症和热带嗜酸性粒细胞增多症等）。糖皮质激素（泼尼松30～40mg/d）治疗效果显著，常可恢复正常，因停药较易复发，故疗程需在1年以上。

第六节 老年原发性支气管肺癌

一、流行病学

据统计2009年，癌症患病人数在中国为220万、美国为140万人，而癌症的死亡人数在中国为160万、美国为56.6万人。在中国，男性肺癌的发病率位居所有癌症发病率首位，而女性肺癌的发病率也仅次于乳腺癌位居第二。中国肺癌流行病学回顾显示，2000年至2005年肺癌的年龄标准化发病率，男性由43/10万上升至49/10万，女性由19.1/10万上升至22.9/10万，增幅分别为14%和19.9%。而在各种恶性肿瘤中，肺癌的死亡率最高。

二、病理学

1999年，WHO将肺癌分为：鳞癌，腺癌，腺鳞癌，大细胞癌，小细胞癌，癌合并有多形性、肉瘤样或肉瘤成分，类癌，唾液腺型癌和未分类癌。小细胞肺癌（small cell lung cancer，SCLC）占所有肺癌的15%左右，其他的均称为非小细胞肺癌（nonsmall cell lung cancer，NSCLC），在所有的肺癌中，鳞癌和小细胞肺癌与吸烟关系比较密切，随着时间的变迁，肺癌的病理类型也在发生着悄然的变化，在20世纪90年代前，鳞癌为主要类型，而现在腺癌是主要类型，国外的报道在男性非小细胞肺癌患者中，腺癌占54%，鳞癌39%，大细胞肺癌5%，腺鳞癌2%，而女性非小细胞肺癌中，腺癌88%，鳞癌9%，大细胞肺癌2%，腺鳞癌1%；2002—2004年间我国上海肺癌的病理类型分布为：腺癌58.94%，鳞癌35.44%，小细胞肺癌5.62%。近年来，对肺癌的了解更加深入，肺癌的分类也更为细致，以腺癌为例，现在将其分为浸润前病变（包括非典型腺瘤增生和原位癌）、微小浸润腺癌、浸润腺癌和浸润腺癌的变型，使得临床医生更好地判断患者的预后。

三、分子生物学

随着肺癌研究的不断深入，对肺癌分子生物学的了解也越来越多。研究较多的是表皮生长因子受体（EGFR）基因，其在肺癌的发生和发展中有重要的作用，在腺癌中突变率较高，如有敏感突变，应用表皮生长因子受体酪氨酸激酶抑制剂（EGFR-TKIs）治疗效果较好，如吉非替尼或厄洛替尼。另外，切除修复交叉互补基因1（ERCC1）及核苷酸还原酶M1（RRM1）等与一些化学治疗药物的疗效有关。通过筛查肺癌患者的分子生物学标记物，可以指导我们进行个体化治疗。

四、病因

病因及发病机制尚不完全清楚，现有研究表明与下列因素有关。

1. 吸烟　烟草中含有4 000多种有害物质，与肺癌关系密切的是苯并芘，在所有男性肺癌患者中，85%是由于吸烟引起的。

2. 大气污染　各种工业废气及汽车尾气均可以引起肺癌的发病率增加，空气污染较重的地区肺癌发病率较高。目前发现室内污染也是肺癌的一个发病因素，放射性物质氡浓度增加，可以导致肺癌。

（1）职业因素：职业中接触石棉者肺癌的发病率较高。

（2）饮食：进食一些抗氧化的食物，可以降低发生肺癌的风险，但目前尚没有定论。

（3）遗传因素：在直系亲属中有肺癌者，发生肺癌的风险增加。

（4）其他：一些肺部疾病可以增加肺癌的风险，如慢性阻塞性肺疾病、肺结核、肺结节病、肺纤维化等，其发生肺癌的风险较无肺部疾病者高 2～4 倍。

五、临床表现

非小细胞肺癌临床表现多样，疾病早期多无症状。

（一）局部病变相关表现

1. 咳嗽　最常见，与多种因素有关，包括中心型肿瘤、阻塞性肺炎、肺实质多发转移、淋巴结受累、胸腔积液。许多肺癌患者同时合并慢性阻塞性肺疾病，因此存在慢性咳嗽。部分吸烟者及既往吸烟者也存在慢性咳嗽症状。因此症状容易被忽视。尤其当咳嗽与发热或上呼吸道感染症状不匹配或持续时间超过 1 周时更应警惕。

2. 咯血　严重程度各异，常表现为痰中带血，大咯血少见（＜5%）。当有吸烟史的患者主诉持续或反复咯血时需考虑肺癌的可能。

3. 胸痛或胸部不适　在晚期肺癌也很常见，可无胸膜、胸壁或纵隔受累的证据。当纵隔或肺门淋巴结受累或心包受累时可出现胸骨后胸痛。因胸膜受累或肋骨转移引起的胸痛通常较局限、程度较肺癌相关的非特异性胸痛更严重。

4. 呼吸困难　十分常见，可由多种原因导致，包括肿瘤本身或潜在的慢性肺病等。放射性治疗或联合化学治疗的并发症也可导致呼吸困难。当存在疼痛和焦虑时，呼吸困难的发生率更高。

5. 喘鸣　局限性哮鸣音可以成为大气道尤其是主支气管病变患者的首发症状，患者通常能够说明哮鸣音来源于何处，并且这种局限性哮鸣常伴随咳嗽症状。

6. 肺炎　可具有典型症状，如高热、胸膜性胸痛、咳嗽和呼吸困难，但伴随更多全身症状如乏力。

（二）局部病变进展相关表现

1. 声嘶　通常由于左侧喉返神经受累导致左侧声带麻痹所致。因左侧喉返神经在主动脉弓下走行，位于肺主动脉窗的原发肿瘤或肿大的淋巴结可累及此神经。因左侧喉返神经受累出现声嘶症状时常提示失去外科手术机会。另外，肺癌手术因病变清扫的需要可能切除左侧喉返神经导致术后出现声嘶症状。声带麻痹除了引起声嘶，还可导致声音改变、误吸、呼吸困难和吞咽困难。随着肺癌的治疗，声嘶症状可缓解，但通常情况下由于原发肿瘤治疗效果不佳或喉返神经不可逆的损伤，声嘶症状会持续存在。

2. 膈神经麻痹　膈神经走行于心包两侧，因而可因原发肿瘤或肿大的淋巴结侵犯而受损。左侧膈神经较右侧更易受累，可能由于在肺主动脉窗左侧膈神经更靠近淋巴结。左侧膈神经损伤导致左侧膈肌麻痹，左侧胸腔容积减少。通常左侧膈肌低于右侧，因而当出现左侧膈肌麻痹时，可发现特征性 X 线表现。膈肌麻痹通常提示局部晚期病变，而膈肌麻痹症状通常不可逆。

3. 吞咽困难　可由肿大的纵隔淋巴结压迫导致食管阻塞引起。虽然淋巴结肿大很常见，但吞咽困难症状并不常见。另外喉返神经麻痹可导致咽部吞咽机制异常引起吞咽困难。另一方面，放射性食管炎可能引起急性吞咽痛和吞咽困难，少数患者可发展为慢性吞咽困难。

4. 喘鸣　由气管受压引起。通常因肿瘤直接侵犯气管，或偶因双侧喉返神经麻痹引起。

5. 上腔静脉阻塞综合征　常因右侧气管旁淋巴结或右肺上叶原发性肿瘤的向心性延展阻塞上腔静脉所致。典型表现为面部水肿、潮红、咳嗽和颈部、胸壁静脉扩张。症状累及的范围和严重程度主要取决于上腔静脉阻塞进展的速度及侧支循环形成的速度和范围。快速进展的上腔静脉阻塞非常危险，因为可以导致中枢神经系统症状，包括昏迷和死亡。通常症状隐匿出现，伴随面部、上肢、乳腺水肿，促使患者就医。

6. 胸腔积液　在肺癌患者中的发病率约为 15%。多数胸腔积液为恶性的，但约半数胸腔积液最初的细胞学检查为阴性结果。诊断性胸腔穿刺术用于判断积液的来源，留取足够量的标本送检细胞学检查。针对积液病因的鉴别诊断应包括肺不张、肺炎、肿大的淋巴结堵塞淋巴管、充血性心力衰竭等。

7. 心包积液　发生于 5%～10% 的肺癌患者中。在尸检中发现，约 15% 的患者心脏受累。典型的心包积液发生于晚期病变。呼吸困难和端坐呼吸通常为首发症状，其他与心包积液相关的症状、体征包括焦虑、胸骨下胸部紧缩感、颈静脉扩张和肝脏肿大。另外心包积液可以是胸部放射性治疗的晚期并发症，因此接受胸部放射性治疗的患者出现心包积液时不能只考虑为肿瘤复发。

8. Pancoast 综合征　表现为肩部和上胸壁疼痛，由肺尖部肿瘤侵犯周围结构引起。可伴随 Horner 综合征、臂神经丛病变和反射交感性营养不良（reflex sympathetic dystrophy）。胸痛是由于肿瘤直接侵犯胸壁、第一及第二肋骨及上部胸椎的椎体和横突引起。部分患者出现脊髓压迫症状。当病变累及颈上神经节时导致 Horner 综合征，表现为同侧眼睑下垂、瞳孔缩小、眼球内陷及无汗。当上部交感链也受累时，对同侧肢体的自主神经支配消失，导致反射交感性营养不良，因丧失血管张力调节能力而表现为疼痛和水肿。当病变累及臂神经丛时导致臂部放射性疼痛。

9. 淋巴道播散　肿瘤沿肺实质的淋巴道播散提示预后不良，表现为进行性呼吸困难、咳嗽、低氧血症伴有逐渐扩展的肺部浸润，部分患者可有发热症状。

（三）胸外转移相关表现

1. 脑转移　表现多样，取决于病变部位及相关水肿或出血的程度。患者可出现头痛、恶心、呕吐、抽搐、意识障碍、共济失调或视功能障碍。脑膜癌可表现为脑神经瘫痪。持续头痛的患者，若头部影像学无结构异常表现，需行脑脊液相关检查评价有无脑膜癌可能。在这些患者中有50%～70%首次脑脊液细胞学检查可获得阳性结果。

2. 骨转移　肺癌几乎可发生任何部位的骨转移，尤以中轴骨及近端长骨多见。约25%的患者可出现骨痛症状。对于肺癌骨转移的评价PET扫描的敏感性与同位素骨扫描相似，但特异性稍差。当肺癌患者PET扫描无骨转移提示，同时无相关临床症状及体征无须行进一步骨扫描检查。对于存在骨转移的患者，承重骨转移的影像学评价和预防病理性骨折非常重要。

3. 肝、肾上腺、腹腔内淋巴结转移　肝转移比较常见，常引起乏力、消瘦、上腹部不适和恶心、呕吐等症状，当出现大量转移时可出现上腹部疼痛。肝功能可正常，仅当出现肝脏多发转移时可表现肝功能异常。肾上腺和腹腔内淋巴结转移通常是通过肺癌患者常规评价腹部CT检查时发现的，多数患者无症状。较大的肾上腺转移可引起疼痛。通常不会出现肾上腺功能不全，但若存在双侧肾上腺转移，同时有可疑的临床症状和实验室检查异常需警惕。

4. 其他部位转移　包括皮肤、软组织、胰腺、肠道、卵巢和甲状腺。

5. 全身症状　包括抑郁、乏力、焦虑和失眠。合并存在的抑郁和焦虑状态可加重疼痛、乏力等其他症状。乏力是肺癌患者的常见症状，多种因素可导致乏力，如贫血、呼吸困难、恶病质和治疗相关的不良反应。同样，多种因素也可引起失眠。

（四）副肿瘤综合征

肺癌非转移性的肺外表现称副癌综合征，可随着肺癌的治疗好转而好转或消失。

1. 恶病质　表现为厌食、消瘦和虚弱，引起免疫功能下降、组织萎缩和行动能力下降。肿瘤相关的厌食和消瘦指2～6个月内体重较基础水平下降5%以上。

2. 内分泌综合征

（1）高钙血症：可出现于骨转移的情况，但多数情况并无骨受累的证据。更多见于鳞状细胞癌，通常在疾病晚期出现。小细胞肺癌虽常出现副肿瘤综合征但很少出现高钙血症。高钙血症相关的临床症状多样，取决于血钙水平及其升高的速度。

早期表现包括恶心、呕吐、乏力、精神萎靡、厌食、肌肉无力、便秘、瘙痒、多尿和烦渴。若未经治疗，患者可出现严重的脱水甚至肾功能不全。神经系统表现可显著恶化，导致意识障碍、精神病样表现、抽搐和昏迷。对于消化系统的影响表现为顽固便秘和肠梗阻。心电图可表现出 PR 间期延长、QT 间期缩短和 T 波变宽，进而导致心动过缓和房性或室性心律失常。同时存在身体状况差、高龄、基础肝肾功能不全可加重高钙血症的影响。

（2）其他内分泌相关副肿瘤综合征：包括抗利尿激素分泌不当综合征（SIADH）、异位 Cushing 综合征等。

3. 神经综合征　比较少见，可累及神经系统的任何部位。产生的影响比较局限或可累及神经系统的多个水平。相关的症状可出现在肿瘤疾病诊断前，其中小细胞肺癌最为常见。

4. 骨骼副肿瘤综合征　增生性肺性骨病最常见于腺癌和鳞状细胞癌，表现为杵状指、关节疼痛、长骨骨膜骨赘形成。

5. 血液系统症状和血管表现　贫血是肿瘤患者的常见情况，可由多种因素导致，如出血、营养不良及恶性病变累及骨髓。部分患者可出现白细胞增多，而白细胞减少比较少见。血小板增多比较常见，而特发性血小板减少性紫癜偶可见于肺癌患者。

六、辅助检查

（一）影像学检查

X 线胸片作为首选的检查，胸部和上腹部 CT 或 MRI、PET-CT 检查用于怀疑肿瘤或对已知肿瘤进行分期。

对于中心型肺癌，肿瘤向管腔内生长时，可引起支气管阻塞征象，其表现因阻塞程度不同而不同。完全阻塞时，表现为段、叶不张，进而易导致远端肺组织继发性感染。肿瘤向管腔外生长，可产生单侧性、不规则的肺门肿块。

对于周围型肺癌，早期多呈局限性小斑片状阴影，边缘不清，密度较淡。随着肿瘤增大，可形成小结节状阴影，边缘毛糙。肿瘤进一步增大可呈圆形或类圆形肿块，密度增高，边界清楚，可表现为分叶状、有脐凹或细毛刺状阴影。肿瘤组织坏死与支气管相通后，表现为厚壁、偏心、内缘凹凸不平的癌性空洞。

对于细支气管肺泡癌，结节型多表现为单个圆形阴影，弥漫型表现为两肺大小不等的结节样阴影，边界清楚，密度较高。随病情进展阴影逐渐增多、融合，表现为肺炎样片状阴影。

肺癌的影像学表现在某些程度上取决于肿瘤的细胞学类型：约2/3的鳞癌为中央型，其余可位于周围，常有空洞。小细胞肺癌多表现为中央型，常伴纵隔和肺门淋巴结肿大，周围型较少见且无空洞。腺癌多为周围型病变，常伴胸膜受累。细支气管肺泡癌影像学表现多样，可为周围型孤立性肺结节或多个小结节或弥漫性病变。大细胞肺癌多为周围型、边缘光滑、大叶性肿块，常有空洞。

（二）血清学

部分肺癌患者的血清中含有一种或多种生物活性物质，如激素、酶、抗原和癌胚蛋白等。其中神经特异性烯醇化酶（NSE）在小细胞癌中的阳性率可达40%～100%，敏感性为70%，与病情分期、肿瘤负荷密切相关。癌胚抗原（CEA）在肺腺癌中阳性率达60%～80%，可反映病情变化。鳞癌相关抗原（SCC）对鳞癌诊断和鉴别诊断、观察病情变化也有帮助。

（三）支气管镜

对于支气管镜可见的支气管内病变，刷检的诊断率可达92%，活检诊断率可达93%。经支气管肺活检可提高周围型肺癌的诊断率。当结合支气管内超声引导下病变组织穿刺活检的诊断率可进一步提高。

（四）细胞学及活组织检查

包括经皮、经支气管镜或胸腔镜进行，可在超声、X线或CT引导下进行，对肺内病变、纵隔或肺门淋巴结及浅表淋巴结、胸膜或肺外转移部位进行针吸细胞学检查或组织活检。

（五）外科

对取样困难的患者，可以进行外科取材进行诊断。

七、诊断及鉴别诊断

（一）诊断

具有高度警惕性，详细采取病史，对下述症状、体征、影像学检查有一定经验，及时进行细胞学及支气管镜等检查，可使80%～90%的肺癌患者得到确诊。

对于有下列临床特点，尤其吸烟者，应采取相应手段，密切随访：①持续2周以上的刺激性咳嗽，治疗无效；②原有慢性呼吸道疾病，近期出现咳嗽性质改变；③单侧局限性哮鸣音，不因咳嗽改变；④反复同一部位肺炎，特别是肺段肺炎；⑤原因不明的肺脓肿，无异物吸入史，也无中毒症状，抗生素治疗效果不明显；⑥原因不明的关节疼痛及杵状指；⑦影像学发现局限性肺气肿，肺段或肺叶不张，相通支气管有可疑狭窄；⑧孤立性圆形、类圆形病灶和单侧肺门阴影增大；⑨原有稳定性肺结核病灶，其他部位出现新病灶，抗结核治疗后病灶反而增大或形成空洞，痰结核菌阴性；⑩不明原因的迁徙性、栓塞性下肢静脉炎。

（二）鉴别诊断

1. 肺结核　根据不同影像学表现，应与相应表现的肺癌相鉴别。肺结核球应与周围型肺癌相鉴别，肺门淋巴结结核需要鉴别中央型肺癌，粟粒型肺结核应与弥漫型细支气管肺泡癌相鉴别。

2. 肺炎　部分肺癌早期以肺炎形式表现，或因气道阻塞出现阻塞性肺炎症状起病，需与单纯肺炎相鉴别。当肺炎治疗效果不佳或同一部位反复发生肺炎时需警惕肺癌的可能。

3. 肺脓肿　要与癌性空洞继发感染相鉴别。

4. 结核性胸膜炎　针对于胸腔积液的鉴别，尤其渗出性胸腔积液，需结合胸腔积液相关检查鉴别癌性或结核性。

5. 纵隔淋巴瘤，结节病　以肺门、纵隔淋巴结肿大为主要表现的病变，需与中央型肺癌相鉴别。

6. 肺部良性肿瘤　许多良性肿瘤在影像学上与恶性肿瘤相似，需结合病程特点、影像学表现甚至病理结果相鉴别。

八、临床分期

TNM 分期系统：T 代表原发瘤，N 代表局部淋巴结，M 代表远处转移。

TNM 描述如下。

Tx　不能对原发瘤进行评定，即经痰液或支气管刷检找到恶性肿瘤细胞，但影像学或气管镜下未发现原发肿瘤。

T0　无原发肿瘤的依据。

Tis　原位癌。

T1　肿瘤最大直径 ≤ 3cm，周围为肺或胸膜脏层，气管镜下病变范围未超过叶支气管近端（例如未侵犯主支气管）。

T1a　肿瘤最大直径 ≤ 2cm。

T1b 肿瘤最大直径 > 2cm 但 ≤ 3cm。

T2　肿瘤具有下列特征：最大直径 > 3cm 并 ≤ 7cm，或肿瘤具有下列任何特征：侵犯主支气管，但距隆突距离 ≥ 2cm

侵犯脏胸膜

原发肿瘤扩展至肺门区，伴有阻塞性肺炎或肺不张，但未达全肺

T2a 肿瘤最大直径＞3cm但≤5cm。

T2b 肿瘤最大直径＞5cm但≤7cm。

T3 肿瘤最大直径＞7cm或任何大小的肿瘤直接侵犯以下部位之一：胸壁（包括肺上沟瘤）、膈肌、膈神经、纵隔胸膜、壁层心包；或肿瘤侵犯主支气管，距离隆突＜2cm，但未累及隆突；或伴有肺不张和阻塞性肺炎，范围达全肺或在原发肿瘤所属的同一肺叶伴有卫星病灶。

T4 任何大小的肿瘤直接侵犯以下部位之一：纵隔、心脏、大血管、气管、喉返神经、食管、椎体、隆突；在原发肿瘤所属的同侧不同肺叶伴有结节病灶。

Nx 未确定区域性淋巴结的转移

N0 无区域性淋巴结转移

N1 同侧支气管旁和/或同侧肺门淋巴结转移，或由原发肿瘤直接侵犯

N2 同侧纵隔和/或隆突下淋巴结转移或受侵

N3 对侧纵隔、肺门，同侧、对侧斜角肌或锁骨上淋巴结转移

Mx 未确定是否有远处转移

M0 无远处转移

M1 有远处转移

  M1a 对侧胸腔肺叶出现肿瘤结节；胸膜出现肿瘤结节或出现恶性胸腔（心包）积液

  M1b 远处转移

第7版恶性肿瘤TNM分期：

隐匿肿瘤 TxN0M0

0期 TisN0M0

ⅠA期 T1a, bN0M0

ⅠB期 T2An0M0

ⅡA期 T1a, bN1M0；T2aN1M0；T2bN0M0

ⅡB期 T2bN1M0；T3N0M0

ⅢA期 T1, T2N2M0；T3N1, N2M0；T4N0, N1M0

ⅢB期 T4N2M0；任何TN3M0

Ⅳ期 任何T任何NM1a, b

九、治疗

治疗方案根据肿瘤的组织学来决定。通常SCLC发现时已转移，难以通过外科

手术根治，主要依赖化疗或放化疗综合治疗。NSCLC可为局限性，外科手术或放疗可根治，但对化疗的反应较SCLC差。应重视综合手术、化疗和放疗等多种方法的综合治疗。

（一）NSCLC

局限性病变：可耐受手术的患者，Ⅰa、Ⅰb、Ⅱa、Ⅱb期者首选手术治疗，Ⅲa期病变若解剖位置合适，也可考虑手术治疗，新辅助化疗（术前化疗）可使部分不能手术者降级后接受手术治疗，对Ⅱ期以后的患者，术后应进行辅助化疗，可以延迟患者的复发时间。对于不能耐受手术的患者、局部晚期病变可考虑放疗、根治性综合治疗。

晚期病变

（1）化疗：以铂类为基础的两药方案可有限增加生存率（延长生存期2个月）、缓解症状、提高生活质量，应仔细权衡可能的益处和风险。首选标准方案以铂类为基础，客观有效率30%左右，根据病理类型及分子标记物选择药物治疗，可使客观有效率提高到50%以上，但存在耐药性、复发等问题。对于可接受再次化疗者考虑二线用药，包括多烯紫杉醇、培美曲塞。同时需联合充分的支持治疗，包括止吐、营养支持、监测化疗后的骨髓抑制及感染等情况。

（2）放疗：对于原发肿瘤导致支气管阻塞、咯血、上腔静脉阻塞等症状可考虑放疗。

（3）靶向治疗：以肿瘤组织或细胞中所具有的特异性分子为靶点，应用药物特异性阻断该靶点的生物学功能，选择性地从分子水平来逆转肿瘤细胞的恶性生物学行为，以抑制肿瘤生长。如前所述，患者存在EGFR基因敏感突变，可以应用EGFR-TKIs治疗，代表药物为吉非替尼、厄洛替尼；如有间变性淋巴瘤激酶融合基因（ALK）者，可应用Crizotinib治疗，这些治疗措施可使客观有效率达到60%以上；以肿瘤血管生成为靶点的药物，以贝伐单抗为代表，但对于鳞癌患者若治疗前有咯血、脑转移、接受抗凝治疗或高凝体质者禁用。

（4）转移病灶治疗：重要脏器或部位的较局限病灶，如颅脑、椎体等部位可按病情需要考虑放疗。胸膜转移出现胸腔积液者可采取穿刺抽液并注射化疗药物、胸膜固定等治疗。

（二）SCLC

未经治疗者中位生存期为6~17周，接受联合化疗者中位生存期可达40~70周，化疗与放疗等综合治疗能延长生存期。

十、预后

肺癌是一种预后极差的疾病，86%的患者在确诊后5年内死亡。只有15%的患者在确诊时病变局限，5年生存率可达50%。随着手术、放疗和化疗的综合治疗的进展，近30年肺癌总体5年生存率几乎翻了一倍。

第十五章 小儿呼吸系统疾病的管理与康复教育

第一节 小儿呼吸系统解剖生理特点

一、解剖特点

呼吸系统以环状软骨为界分为上、下呼吸道。

（一）上呼吸道

婴幼儿无鼻毛，鼻腔狭窄，黏膜柔嫩，血管丰富，易于感染，而且炎症时容易堵塞造成呼吸与吸吮困难。后鼻腔黏膜与鼻窦黏膜连续，且鼻窦口相对较大，故急性鼻炎时易患鼻窦炎。咽鼓管较宽、直、短、呈水平位，因而鼻咽部炎症易波及中耳，引起中耳炎。咽扁桃体至1岁末逐渐增大，4~10岁达发育高峰，14~15岁时逐渐退化，故婴儿少见扁桃体炎。喉部呈漏斗状，喉腔狭窄，黏膜下组织疏松且富含血管及淋巴管，发生炎症时易引起声音嘶哑和呼吸困难。

（二）下呼吸道

婴幼儿的气管、支气管较成人狭窄；软骨柔软，缺乏弹力组织而支撑作用差；黏膜柔嫩，血管丰富；含有丰富的黏液腺；左支气管细长，由气管侧方伸出，而右支气管短粗，为气管直接延伸，故异物较易进入右支气管。

肺泡数量较少，足月新生儿肺泡数目约2 500万个，8岁接近成人水平约3亿个；弹力纤维发育较差，血管丰富，间质发育旺盛，致肺含血量多而含气量少，易于感染。2岁后才出现肺泡间的Kohn孔，故新生儿及婴儿无侧支通气。

（三）胸廓

婴幼儿胸廓前后径与横径几乎相等，呈桶状；肋骨水平位，肋间肌欠发达，主要靠横膈肌呼吸；而横膈位置较高，心脏略呈横位，在胸腔中所占的比例相对较大，因此不能在深吸气时增加胸廓的扩展。婴幼儿胸腔小而肺脏相对较大，呼吸肌发育差，故呼吸时肺不能充分扩张，影响通气和换气。婴幼儿膈肌中耐疲劳的肌纤维数量少，呼吸肌易于疲劳。小儿纵隔相对较大，周围组织疏松，在胸腔积液或气胸时易出现纵隔移位。

二、生理特点

（一）呼吸频率、节律与呼吸类型

小儿年龄越小，呼吸频率越快。婴儿期呼吸中枢调节能力差，易出现呼吸节律不齐，甚至呼吸暂停，尤以早产儿明显。婴幼儿为腹式呼吸，随着年龄增长，横膈下降，逐渐转变为胸腹式呼吸。

（二）呼吸功能

婴幼儿的呼吸功能呈现"二小、一大"的特点，即肺活量小，为 50～70ml/kg，按体表面积计算成人大于小儿3倍，说明其潜力差，呼吸功能储备较低，易发生呼吸衰竭；潮气量小，不仅绝对值小，而且按体表面积计算亦小于成人；由于气道管径细小，呼吸道阻力大于成人。

（三）呼吸道免疫特点

小儿呼吸道的非特异性和特异性免疫功能均较差。新生儿、婴幼儿咳嗽反射弱，柱状上皮细胞纤毛运动功能差，难以有效清除吸入的尘埃和异物颗粒；肺泡巨噬细胞功能不足；婴幼儿的 SIgA、IgA、IgM、IgG 和 IgG 亚类含量均低，乳铁蛋白、溶菌酶、干扰素、补体等的量和活性不足，故易患呼吸道感染。

第二节　小儿急性上呼吸道感染

急性上呼吸道感染是小儿最常见的疾病，主要是鼻、鼻咽和咽部黏膜的炎症，导致急性鼻咽炎、急性咽炎、急性扁桃体炎等，常统称上呼吸道感染。

一、病因

各种病毒和细菌均可引起上呼吸道感染，但 90% 以上为病毒，主要有鼻病毒、呼吸道合胞病毒、流感病毒、副流感病毒、腺病毒、肠道病毒等。少数为细菌感染所致，常见的有溶血性链球菌，其次为肺炎球菌、流感嗜血杆菌等，近年来肺炎支原体亦不少见。

婴幼儿时期由于上呼吸道的解剖和免疫特点易患本病。若患有营养性疾病如维生素 D 缺乏性佝偻病、营养不良、维生素 A 缺乏、锌缺乏症或护理不当、气候变化等因素，则易发生反复上呼吸道感染。

二、临床表现

本病症状轻重不一，与病原、年龄和机体抵抗力不同有关，年长儿症状较轻，而婴幼儿较重。

（一）一般类型上呼吸道感染

1. 局部症状　鼻塞、喷嚏、流涕、轻咳、咽部不适或咽痛等。

2. 全身症状　发热、乏力、头痛、全身酸痛、食欲缺乏、恶心呕吐、腹泻、腹痛，腹痛多为阵发性脐周疼痛，无压痛，与肠痉挛或肠系膜淋巴结炎有关。婴幼儿局部症状不显著而全身症状重，多骤然起病，6个月至3岁的部分患儿可发生热性惊厥。年长儿以局部症状为主，全身症状较轻。

体检可见咽部充血，扁桃体肿大，颌下和颈部淋巴结肿大触痛等，肺部听诊正常。肠道病毒感染可有不同形态的皮疹。

一般病程为3～5d，为自限性疾病。

（二）两种特殊类型上呼吸道感染

1. 疱疹性咽峡炎　系柯萨奇A组病毒所致，好发于夏秋季。起病急，表现高热、咽痛、流涎、厌食、呕吐等。体检可见咽部充血，咽腭弓、腭垂、软腭处有直径2～4mm的疱疹，周围有红晕，破溃后形成小溃疡。病程1周左右。

2. 咽-结合膜热　由腺病毒3、7型所致，好发于春、夏季，可在儿童集体机构中流行。以发热、咽炎、结膜炎为特征。多呈高热、咽痛、眼部刺痛、咽部充血、一侧或两侧滤泡性眼结膜炎，颈部、耳后淋巴结肿大。病程为1～2周。

三、并发症

本病多数预后良好，但是如果处理不妥可能出现并发症，婴幼儿多见。可波及邻近器官或向下蔓延，引起中耳炎、鼻窦炎、咽后壁脓肿、颈淋巴结炎、喉炎、气管炎、支气管肺炎等。年长儿若因链球菌感染可引起急性肾炎、风湿热等。

四、实验室检查

病毒感染者外周血白细胞计数正常或偏低，细菌感染者外周血白细胞计数及中性粒细胞增高，链球菌感染者血中ASO滴度增高。一般无须做病原学检测。

五、诊断和鉴别诊断

本病根据临床表现不难诊断，但需与以下疾病鉴别。

（一）急性传染病早期

各种传染病的前驱症状类似上呼吸道感染，如麻疹、流行性脑脊髓膜炎、百日咳、猩红热、脊髓灰质炎等，应结合流行病学史、临床表现及实验室资料综合分析，并观察病情演变加以鉴别。

（二）流行性感冒

为流感病毒、副流感病毒所致，有明显流行病学史。全身症状重，如发热、头痛、咽痛、肌肉酸痛等。上呼吸道卡他症状可不明显。

（三）急性阑尾炎

上呼吸道感染伴腹痛者应与本病鉴别。急性阑尾炎腹痛常先于发热，以右下腹为主，呈持续性，固定压痛点、反跳痛及腹肌紧张、腰大肌试验阳性等体征，外周血白细胞及中性粒细胞增高。

六、治疗

（一）一般治疗

休息、多饮水。注意呼吸道隔离，预防并发症。

（二）对症治疗

高热可服解热镇痛药，亦可用冷敷、温湿敷或酒精擦浴降温；热性惊厥应予以镇静、止惊等处理；鼻塞明显者可局部滴入减充血剂；咽痛可含服咽喉片。

（三）病因治疗

一般抗病毒药物无特异性，可用利巴韦林（病毒唑，virazole）10～15mg/（kg·d），口服或静脉滴注，疗程为3～5d。亦可试用双嘧达莫5mg/（kg·d），分2～3次口服，3日为1个疗程。若病情重、有继发细菌感染或有并发症可加用抗菌药物，常用青霉素类、一代头孢菌素类、大环内酯类等，疗程为3～5d。如证实为溶血性链球菌感染，或既往有风湿热、肾炎病史者，青霉素应用至10～14d。病毒性结膜炎可用0.1%阿昔洛韦滴眼。

第三节 小儿急性支气管炎

急性支气管炎指支气管黏膜发生炎症，多继发于上呼吸道感染之后，气管常同时受累，婴幼儿多见。

一、病因

能引起上呼吸道感染的病原体都可引起支气管炎，病毒、细菌混合感染较常见。

二、临床表现

大多先有上呼吸道感染症状，3～4d后出现咳嗽，初为干咳，以后有痰，小婴儿常将痰吞咽；婴幼儿症状较重，常有发热、呕吐、腹泻，呕吐物中常有痰液。体格检查，双肺呼吸音粗糙，可闻不固定的干性啰音和/或中湿啰音，一般无气促、发绀。

哮喘性支气管炎见于3岁以下小儿，多为特应性体质，咳喘，体格检查示呼气性呼吸困难，呼气延长，双肺可闻哮鸣音，反复发作。

三、X线检查

胸片正常，或肺纹理增粗、肺门阴影增浓。

四、治疗

（一）一般治疗

同上呼吸道感染，适当地气道湿化，以利于呼吸道分泌物排出。

（二）抗生素治疗

有发热、黄痰、白细胞增多时，应考虑细菌感染可适当选用抗生素。

（三）对症治疗

一般不用镇咳或镇静剂，以免抑制咳嗽反射，影响黏痰咳出。①化痰止咳：刺激性咳嗽可用复方甘草合剂等，痰稠时可用氨溴索等；②喘憋严重可使用支气管舒张剂，如沙丁胺醇等β2受体激动剂雾化吸入，也可口服氨茶碱。喘息严重时可加用泼尼松，1～3d；③抗过敏：如富马酸酮替芬、马来酸氯苯那敏（扑尔敏）等。

第四节 小儿毛细支气管炎

毛细支气管炎是2岁以下婴幼儿特有的呼吸道感染性疾病，以喘憋、呼吸急促、三凹征为主要临床表现，国内又称之为喘息性肺炎。

一、病因及流行病学

本病50%以上的病例由呼吸道合胞病毒引起，副流感病毒、腺病毒、流感病毒、肺炎支原体、鼻病毒、人类偏肺病毒亦可引起。呼吸道合胞病毒引起的毛细支气管炎在我国北方多见于冬季和初春，广东、广西则以夏、秋季为多。

二、病理及发病机制

毛细支气管炎的病理改变主要在直径为75～300μm的小气道。早期即出现毛细支气管上皮细胞坏死、黏膜下水肿、管壁淋巴细胞浸润、平滑肌痉挛，细胞碎片及纤维素全部或部分阻塞毛细支气管。出现广泛肺气肿及斑点状肺不张。

发病机制目前尚未完全明了，一般认为与免疫学机制有关。

三、临床表现

本病仅发生于2岁以下，多数在6个月左右的婴儿。患儿常在上呼吸道感染后2～3d出现持续性干咳和发作性喘憋。咳喘同时发生为本病特点。症状轻重不等，可无热或低热至中度发热。体格检查的突出特点为胸部叩诊呈鼓音，常伴呼气相呼吸音延长，呼气性喘鸣。呼吸浅快，伴鼻翼扇动和三凹征。重症病儿面色苍白或发绀。当毛细支气管接近完全梗阻时，呼吸音明显减低。在喘憋严重时往往听不到湿啰音，当喘憋稍缓解，可闻弥漫性中细湿啰音。重者可发展成心力衰竭及呼吸衰竭。

本病最危险的时期是发病后48～72h，病死率为1%。病程一般5～15d，平均10d。

四、X线检查

可见有不同程度的肺气肿，肺纹理增粗。部分患者有散在小实变影（肺不张或肺泡炎症）。

五、实验室检查

白细胞总数及分类多在正常范围。血气分析可了解患儿低氧血症、CO_2潴留及酸碱失衡。用免疫荧光技术、酶标抗体染色法或ELISA等方法可进行病毒快速诊断，以明确病原。

六、诊断及鉴别诊断

患者年龄偏小，病初即呈明显的发作性喘憋，与其他急性肺炎较易区别。体检及X线检查，在初期即有明显肺气肿，也有助诊断。

鉴别诊断包括：

（一）婴幼儿哮喘

婴儿的第一次感染性喘息发作，多为毛细支气管炎，若反复多次发作，亲属有变态反应病史，则考虑为婴幼儿哮喘。

（二）其他疾病

如百日咳、充血性心力衰竭、哮喘性支气管炎、吸入异物，也可发生喘憋，须予鉴别。

七、治疗

轻症患者可在家治疗观察，补充足够液体即可。有中重度呼吸困难的患者需住院治疗。目前的治疗主要是对症处理。

（一）支持治疗

1. 氧疗　除轻症患儿外均应吸氧，采取不同的给氧方式。
2. 补充液体。
3. 雾化治疗，拍背吸痰。
4. 适当镇静。

（二）平喘治疗

1. 支气管舒张药如 0.5% 沙丁胺醇雾化吸入。
2. 糖皮质激素可用于严重喘憋的患儿，琥珀酸氢化可的松 5～10mg/（kg·d），或甲泼尼龙 1～2mg/（kg·d）静脉滴注，一般疗程为 3～5d。

（三）抗病原治疗

病毒唑对 RSV 有一定疗效，静脉滴注或雾化吸入。考虑支原体感染者可应用大环内酯类抗生素。病毒病因诊断明确者不推荐使用抗生素。但若缺乏 RSV 或其他病毒感染证据时，小婴儿或病情较重者可使用抗生素。

（四）治疗并发症

如酸中毒、心力衰竭及呼吸衰竭。

八、预后

目前认为在住院的毛细支气管炎患儿中有 1/2 以后可发生哮喘。其危险因素包括特应质、哮喘家族史、抗 RSV-IgE 阳性、先天小气道等。部分患儿肺功能异常持续数月至数年。

第五节　小儿肺炎

肺炎是由不同病原体或其他因素（如吸入羊水、胎粪、油脂类、有毒气体等）所致的肺部炎症，以发热、咳嗽、气促、呼吸困难及肺部固定的中小湿啰音为共同临床表现。肺炎是儿童时期重要的常见病，是 5 岁以下小儿死亡的首位原因。

一、小儿肺炎常用分类方法

（一）病理分类：支气管肺炎、大叶性肺炎、间质性肺炎。

（二）病因分类

1. 细菌性肺炎　肺炎链球菌、链球菌、葡萄球菌、革兰氏阴性杆菌（流感嗜血杆菌、肺炎杆菌、大肠埃希菌、铜绿假单胞菌）等。

2. 病毒性肺炎　呼吸道合胞病毒、腺病毒、流感病毒、副流感病毒、肠道病毒、巨细胞病毒等。

3. 支原体肺炎　由肺炎支原体所致。

4. 衣原体肺炎　由沙眼衣原体、肺炎衣原体所致。

5. 真菌性肺炎　白念珠菌、曲菌、隐球菌、组织胞浆菌、毛霉菌、球孢子菌等。

6. 其他　以卡氏肺孢菌为主。

7. 非感染病因引起的肺炎　吸入性肺炎、坠积性肺炎、嗜酸细胞性肺炎等。

（三）病程分类

病程 < 1 个月者，为急性；1～3 个月者为迁延性；> 3 个月者为慢性。

（四）病情分类

1. 轻症　呼吸系统症状为主，无全身中毒症状。

2. 重症　除呼吸系统受累外，其他系统亦同时受累，且全身中毒症状明显。

（五）典型及非典型（根据临床表现是否典型分类）

1. 典型性肺炎　肺炎链球菌、流感嗜血杆菌、金黄色葡萄球菌、革兰氏阴性杆菌性肺炎。

2. 其他非典型性的肺炎　肺炎支原体、衣原体、军团菌、新型冠状病毒等引起的肺炎。

（六）按住院 48h 前、后发生的肺炎分类

1. 社区获得性肺炎　指无明显免疫抑制的患儿在院外或住院 48h 内发生的肺炎。

2. 院内获得性肺炎　指住院 48h 后发生的肺炎。

二、支气管肺炎

支气管肺炎是婴幼儿最常见的肺炎。营养不良、先天性心脏病、低出生体重、免疫缺陷者更易发生。

（一）病因

支气管肺炎最常见的病原微生物为细菌、病毒，近年来肺炎支原体感染呈上升趋势。病原体常由呼吸道侵入，少数经血进入肺。

（二）病理

不同病原体引起的肺炎病理改变有所不同：细菌性肺炎以肺实质受累为主；而

病毒性肺炎则以间质受累为主，亦可累及肺泡。

（三）病理生理

支气管肺炎的主要病理生理包括低氧血症和高碳酸血症。低氧血症、高碳酸血症和毒血症可导致机体代谢及器官功能障碍，如循环系统，常见心肌炎、心力衰竭及微循环障碍等；中枢神经系统，常见中毒性脑病、脑膜炎；消化系统，常见中毒性肠麻痹和消化道出血；代谢性酸中毒、呼吸性酸中毒或混合性酸中毒、稀释性低钠血症等。

（四）临床表现

轻症肺炎仅以呼吸系统表现为主，多数起病较急，发病前常有数日上呼吸道感染。

1. 呼吸系统

（1）发热：早产儿、重度营养不良患儿可表现为体温不升。

（2）咳嗽：有痰，新生儿、早产儿则表现为口吐白沫。

（3）气促：呼吸加快，并有鼻翼扇动、三凹征，重者呈点头状呼吸。

（4）发绀：唇周、鼻旁、甚至指（趾）端发绀。

（5）肺部听诊可闻固定的中、细湿啰音，以肺底部和脊柱旁较多，于吸气末明显，叩诊多正常。

重症肺炎除呼吸系统外，还可累及循环、神经和消化系统，出现相应临床表现。

2. 循环系统 轻度缺氧可致心率增快，重症肺炎可合并心肌炎和心力衰竭。前者表现面色苍白、心动过速、心音低钝、心律不齐，心电图示 S-T 段下移和 T 波低平、倒置。心力衰竭表现为：①呼吸突然加快，>60 次/min。②心率突然加快，>180 次/min。③突然极度烦躁不安，明显发绀，面色发灰，指（趾）甲微血管充盈时间延长。④心音低钝和（或）奔马律。⑤肝迅速增大。⑥尿少或无尿，颜面眼睑或双下肢水肿。具有前 5 项即可诊断为心力衰竭。

3. 神经系统 轻度缺氧表现烦躁、嗜睡；脑水肿时出现不同程度的意识障碍，重者出现惊厥、呼吸不规则、前囟隆起，瞳孔对光反应迟钝或消失。

4. 消化系统 轻症常有食欲缺乏、吐泻等。重症可引起中毒性肠麻痹，肠鸣音消失；消化道出血可呕吐咖啡样物，大便隐血阳性或排柏油样便。

（五）并发症

本病早期合理治疗并发症少见。若延误诊断或病原体致病力强可引起并发症。在治疗过程中，中毒症状或呼吸困难突然加重，体温持续不退，或退而复升，均应考虑有并发症可能。

1. 脓胸 常由葡萄球菌引起，革兰氏阴性杆菌次之。患儿表现为呼吸困难加重、患侧呼吸运动受限，语颤减弱，叩诊浊音，听诊呼吸音减弱或消失。当积液较多时，纵隔、气管移向对侧。

2. 脓气胸　肺边缘脓肿破裂与肺泡或小支气管相通即造成脓气胸。患儿病情突然加重，咳嗽剧烈、烦躁不安、呼吸困难、面色青紫。胸部叩诊在积液上方为鼓音，下方为浊音，呼吸音明显减弱或消失。若支气管胸膜瘘的裂口处形成活瓣，空气只进不出，即形成张力性气胸。

3. 肺大疱　多为金黄色葡萄球菌感染。细支气管管腔因炎性肿胀狭窄，渗出物黏稠，形成活瓣阻塞，空气能吸入而不易呼出，导致肺泡扩大、破裂而形成肺大疱。其大小取决于肺泡内压力和破裂肺泡的多少。体积小者，可无症状；体积大者引起急性呼吸困难。

（六）实验室检查

1. 外周血检查

（1）白细胞检查：细菌性肺炎白细胞总数和中性粒细胞多增高，可见核左移。病毒性肺炎白细胞总数正常或降低。

（2）C反应蛋白（CRP）：细菌感染时，血清CRP增高。

2. 病原学检查

（1）细菌培养：采集血、痰、气管吸出物、胸腔穿刺液、肺活检组织等进行细菌培养，可明确病原菌。但常规培养需时较长，且在应用抗生素后阳性率较低。

（2）病毒分离和鉴定：应于发病7d内取鼻咽或气管分泌物标本作病毒分离，阳性率高，但需时亦长，不能用作早期诊断。

（3）其他病原体的分离培养：肺炎支原体、沙眼衣原体、真菌等均可通过特殊分离培养方法获得相应病原诊断。

（4）病原特异性抗原检测：检测到某种病原体的特异抗原即可作为相应病原体感染的证据。常用的方法有免疫荧光技术、酶联免疫吸附试验（ELISA）、对流免疫电泳、乳胶凝集试验和放射免疫测定等，均较简单快速。目前国内有部分病毒抗原检测试剂盒出售。

（5）病原特异性抗体检测：急性期与恢复期双份血清特异性IgG有4倍升高，对诊断有重要意义。急性期特异性IgM测定有早期诊断价值。

（6）聚合酶链反应（PCR）或特异性基因探针检测病原体DNA：此法特异、敏感，但试剂和仪器昂贵。

（7）其他：冷凝集试验可用于肺炎支原体感染的初筛试验。

3. 胸部 X 线片　出现小斑片状阴影，以双肺中下野、内中带居多。若发生并发症，则有相应的影像学改变。

（七）诊断

典型支气管肺炎一般有发热、咳嗽、气促或呼吸困难，肺部有固定的中细湿啰音，据此可诊断。X 线胸片有肺炎改变可确诊。确诊后，须判断病情轻重，有无并发症，有条件的做病原学检查，以指导治疗。

（八）鉴别诊断

1. 急性支气管炎　以咳嗽为主，一般无发热或仅有低热，肺部听诊呼吸音粗糙或有易变性的干性啰音和（或）中湿啰音。重症支气管炎有时与早期肺炎不易区分，应按肺炎处理。

2. 肺结核　婴幼儿活动性肺结核的症状及 X 线胸片改变与支气管肺炎有相似之处，但肺部啰音常不明显。应根据结核接触史、结核菌素试验和抗生素治疗后的反应等加以鉴别。

3. 支气管异物　吸入异物可致支气管部分或完全阻塞而致肺气肿或肺不张，且易继发感染引起肺部炎症。但多有异物吸入，突然出现呛咳病史，胸部 X 线检查，特别是透视可助鉴别，必要时行支气管镜检查。

（九）治疗

应采取综合措施，积极控制炎症，改善肺的通气功能，防治并发症。

1. 一般治疗　保持室内空气流通，室温以 18～20℃，相对湿度 60% 为宜。勤翻身，多叩背，以利于痰液排出。

2. 病原治疗　按不同病原体选择药物。

（1）抗生素：明确由细菌感染或在病毒感染的基础上合并细菌感染者需用抗生素治疗。

1）使用原则：①根据病原菌选用敏感药物；②早期治疗；③联合用药；④选用渗入下呼吸道浓度高的药物；⑤足量、足疗程。

2）根据病原选择抗生素。①肺炎链球菌：青霉素敏感者首选青霉素或羟氨苄青霉素（阿莫西林）；青霉素低中度敏感者仍首选青霉素，但要加大剂量。②金黄色葡萄球菌：甲氧西林敏感者首选苯唑西林或氯唑西林，耐药者选用万古霉素。③流感嗜血杆菌首选阿莫西林加 β- 内酰胺酶抑制剂。④大肠埃希菌和肺炎杆菌首选头孢曲松，铜绿假单胞菌首选头孢派酮加 β- 内酰胺酶抑制剂。⑤肺炎支原体和衣原体首选大环内酯类如红霉素、罗红霉素、阿奇霉素等。

3）用药时间：疗程应持续至体温正常后5~7d，临床症状基本消失后3d。支原体肺炎至少用药2~3周，以免复发。葡萄球菌肺炎易复发及产生并发症，疗程宜长，体温正常后继续用药2周，一般总疗程≥6周。

（2）抗病毒治疗：目前尚无理想的抗病毒药物，常用于临床的有如下。

1）利巴韦林（病毒唑）：10~15mg/（kg·d），肌内注射或静脉滴注，亦可超声雾化吸入，对呼吸道合胞病毒、腺病毒有效。

2）α-干扰素：治疗病毒性肺炎有效。雾化吸入较肌内注射疗效更佳。疗程为3~5d。

3. 对症治疗

（1）氧疗：凡有呼吸困难、喘憋、口唇发绀、面色发灰应立即给氧。鼻前庭给氧流量为0.5~1L/min，氧浓度不超过40%。缺氧明显者可用面罩或头罩给氧，氧流量2~4L/min，氧浓度50%~60%，若出现呼吸衰竭，则应使用机械通气。氧气应湿化，以免损伤气道上皮细胞纤毛。

（2）保持呼吸道通畅：使用祛痰药、雾化吸入，喘憋严重者可选用支气管舒张药，保证液体摄入量，有利于痰液排出。

（3）治疗心力衰竭：除镇静、给氧外，要增强心肌收缩力，减慢心率，增加心搏出量；减轻体内水、钠潴留，减轻心脏负荷。

（4）腹胀的治疗：伴低钾血症者及时补钾。如系中毒性肠麻痹，应禁食、胃肠减压，亦可使用酚妥拉明，每次0.3~0.5mg/kg，加5%葡萄糖20ml静脉滴注。

（5）感染性休克、脑水肿、呼吸衰竭的治疗。

（6）纠正水、电解质与酸碱平衡。

4. 糖皮质激素的应用　适用于中毒症状明显、严重喘憋、胸膜腔有渗出、伴中毒性脑病、感染性休克、呼吸衰竭者。常用琥珀酸氢化可的松4~10mg/（kg·d）或用地塞米松0.2~0.3mg/（kg·d），疗程为3~5d。

5. 并存症和并发症的治疗　对并存佝偻病、营养不良者，应给予相应治疗。并发脓胸、脓气胸应及时进行穿刺引流。若脓液黏稠，经反复穿刺抽脓不畅者或张力性气胸者，考虑胸腔闭式引流。

6 其他　静脉注射丙种球蛋白（IVIG）可用于重症肺炎患儿。

第六节　小儿几种不同病原体所致肺炎的特点

以下几种肺炎各具有其较明显的临床特点，逐一介绍。

一、腺病毒肺炎

腺病毒肺炎主要由腺病毒 3、7 型所致。临床特点：①多见于 6 个月至 2 岁的婴幼儿；②起病急，中毒症状重，表现稽留热，萎靡嗜睡；③咳嗽较剧烈，频咳或阵咳，可出现喘憋、呼吸困难、发绀，但肺部体征出现较晚，发热 4~5d 后始闻湿啰音；④肺部病变易发生融合；⑤易引起肺功能损害和其他系统功能障碍主要为循环和神经系统，表现为急性心力衰竭和中毒性脑病；⑥病灶吸收缓慢，需数周至数月。

二、金黄色葡萄球菌肺炎

金黄色葡萄球菌肺炎临床特点为：①起病急，病情重，进展凶险，中毒症状明显，常呈弛张热；②病程中，易发生脓气胸、肺大疱、纵隔积气、皮下气肿等；③炎症易扩散至其他部位（如心包、脑、肝、皮下组织、骨髓等处），引起迁徙化脓病变；④部分患儿出现多形性皮疹，猩红热样或麻疹样；⑤外周血白细胞增多，中性粒细胞增高。

三、革兰氏阴性杆菌肺炎

近年来发病有上升趋势，以流感嗜血杆菌、肺炎杆菌、大肠埃希菌及铜绿假单胞菌为多。临床特点为：①<4 岁小儿多见，亚急性起病，全身中毒症状重；②易并发脓胸、脑膜炎、败血症、休克、心包炎等；③X 线胸片表现多样，可为支气管肺炎、大叶性肺炎或肺段实变，常伴胸腔积液征；④外周血白细胞计数增多。

四、肺炎支原体肺炎

常年皆可发生，流行周期为 4~6 年。临床特点：①年长儿以刺激性咳嗽为突出表现，持续时间较长，但肺部体征轻或无；②婴幼儿则以呼吸困难、喘憋和双肺哮鸣音突出，可闻湿啰音；③部分患儿有多系统受累，如心肌炎、心包炎、溶血性贫血、血小板减少、脑膜炎、吉兰-巴雷综合征、肾炎等，部分病例以肺外表现起病；④X 线胸片表现多样，如以肺门阴影增浓为主、支气管肺炎、间质性肺炎、均一的肺实变；⑤血清支原体 IgM 抗体检测有诊断意义，大环内酯类抗生素治疗有效。

五、衣原体肺炎

主要是由沙眼衣原体（CT）和肺炎衣原体（CP）引起的肺炎。

1. 沙眼衣原体肺炎 ①见于<6 月龄婴儿，起病隐匿，无发热；②肺部闻及湿

啰音，半数患儿可伴结膜炎；③胸部 X 线表现为弥漫性间质性改变和过度通气改变，或有片状阴影。

2. 肺炎衣原体肺炎　①常见于 5 岁以上儿童，起病隐匿，无发热；②咳嗽可持续 1～2 个月，肺部闻及干、湿啰音；③ X 线胸片显示肺部浸润病灶，也可为单侧或双侧。

第七节　小儿胸膜炎

胸膜是介于胸壁和胸内脏器之间的浆膜组织。胸膜炎是致病因素刺激胸膜所导致的胸膜炎症。胸腔内可有液体积聚（渗出性胸膜炎）或无液体积聚（干性胸膜炎）。以胸痛、气促、咳嗽、呼吸困难、胸膜摩擦音和/或胸腔积液为共同临床表现，感染性胸膜炎可伴有畏寒、发热。胸膜炎的病因相当复杂，如感染、风湿性疾病、恶性肿瘤、理化因素等，感染是儿童胸膜炎最常见的病因。多数胸膜炎症消退后，胸膜可恢复正常，未及时诊断治疗者可发生气胸、胸膜肥厚粘连。

一、病因

(一) 感染

为小儿胸膜炎最常见病因。因病原菌感染肺部、胸膜所致，如结核分枝杆菌所致结核性胸膜炎，金黄色葡萄球菌、肺炎链球菌、革兰氏阴性杆菌所致化脓性胸膜炎，肺炎支原体、病毒、立克次体、放线菌及白念珠菌等真菌、阿米巴病、丝虫病和肺吸虫等寄生虫所致胸膜炎等。

(二) 风湿性疾病

如风湿性胸膜炎、幼年特发性关节炎、系统性红斑狼疮胸膜炎、结节性多动脉炎等。

(三) 恶性肿瘤

如原发性胸膜间皮瘤、恶性淋巴瘤、白血病、胸膜肿瘤及胸膜转移瘤等。

(四) 反应性胸膜炎

如膈下脓肿、病毒性肺炎、急性胰腺炎等。

(五) 胆固醇性胸膜炎

见于结核病、糖尿病、肺吸虫病等。

(六) 血管栓塞

如肺栓塞。

（七）外伤性胸膜炎

见于胸壁各种损伤、开放性肋骨骨折、爆炸伤；新生儿产伤、新生儿窒息和呼吸暂停进行人工呼吸及体外心脏按压，胸导管破裂；心胸手术引起的医源性损伤等。

（八）乳糜胸

为胸液中含淋巴乳糜，多因肿瘤、淋巴结结核、丝虫病肉芽肿压迫或损伤胸导管和乳糜池所致。

二、病理分型

胸膜炎症通常分为3型：干性（或成形性胸膜炎）、浆液纤维素性（或浆液渗出性胸膜炎）和化脓性胸膜炎（或脓胸）。

（一）干性胸膜炎

干性胸膜炎，又称纤维素性胸膜炎，大多由于肺部感染侵及胸膜所致，细菌性肺炎或肺结核均可并发此症。病变多局限于脏层胸膜，胸膜表面粗糙而无光泽，一般无渗出液或很少有渗出液，迅速吸收后，留存纤维素层，形成粘连，可能逐渐吸收。

1. 临床表现及诊断　主要症状为胸痛，胸痛常突然出现，程度差异较大，可仅在患者深呼吸或咳嗽时出现，亦可持续存在并因深呼吸或咳嗽而加剧，呼吸运动受限。胸痛通常出现于正对炎症部位的胸壁，亦可为放射至腹部、颈部或肩部的牵涉痛。婴幼儿可喜患侧卧，由于深呼吸可致疼痛，故常引起呼吸浅快。胸部体征为呼吸运动受限制，呼吸音减弱及胸膜摩擦音。X线检查可见患侧膈呼吸运动减弱，肋膈角变钝，同时要注意肺部有无肺炎或结核病的病变。

2. 治疗　对原发病进行治疗。可给予镇痛剂止痛。如非肺炎病例，宜用宽大胶布条紧缠患部以减少其呼吸运动或给镇咳剂抑制咳嗽。

（二）浆液性胸膜炎

浆液性胸膜炎，又称渗出性或浆液纤维素性胸膜炎，大多为结核性，亦发生于病毒性肺炎（如腺病毒肺炎）、真菌性肺炎和支原体肺炎的过程中，少数与肿瘤、风湿性疾病、血管栓塞等有关。有时为多发性浆膜炎的一部分。渗出液或清亮或混浊，视所含纤维素及白细胞的多少而异。恶性肿瘤和肺栓塞时积液多血性。一般限于单侧，可迅速产生大量积液，也可逐渐吸收；吸收缓慢时，常致胸膜肥厚，使叩诊浊音长期存在。

1. 临床表现　初发病时症状与干性胸膜炎相仿，数天后即出现胸腔积液。如积液量较大，咳嗽和胸痛减轻，而呼吸困难加重，甚至发生青紫及端坐呼吸。如积液聚集较慢，起病时可无明显症状，可致诊断延迟。

阳性体征为：①患侧肋间隙饱满，呼吸运动减弱；②气管、纵隔及心脏向对侧移位；③语颤减弱或消失；④叩诊可呈实音或浊音；⑤听诊呼吸音减弱或消失；⑥积液如在右侧，可使肝脏向下方移位；但积液不多或位于两肺叶间隙时，体征多不明显。

2. 辅助检查

（1）X线检查：可见密度均匀的阴影，在正位X线片上中等量积液表现为外高内低的弧形阴影，空气进入胸腔后出现气液接触的水平面，大量积液时可见一侧肺呈致密暗影，患侧肋间隙增大，气管、心脏向健侧移位及膈肌下降。局限性胸腔积液或包裹性积液表现为自胸壁向肺野突出的半圆形或梭形致密影，密度均匀，边缘光滑锐利；叶间积液在后前位可见水平裂增宽，略呈棱状影，边缘模糊，侧位可见典型三棱状阴影。

（2）超声检查：可发现透声良好的液性暗区，可提示穿刺的范围、部位、深度。

（3）胸腔穿刺检查：渗出液特点为外观淡黄、黄绿或粉红色，略混浊，较黏稠，易凝固，比重多>1.016，细胞数多>0.5×10^9/L，蛋白定量常>25~39g/L，胸腔积液蛋白与血清蛋白之比多>0.5，糖定量常低于血糖，乳酸脱氢酶（LDH）多>200U，胸腔积液LDH：血清LDH>0.6，胸腔积液黏蛋白定性试验阳性。结核性胸膜炎腺苷脱氨酶（ADA）增高。

3. 诊断与鉴别诊断　根据病史、体检，结合影像学检查结果较易做出胸腔积液的诊断。关键是确定积液的性质，一般胸腔穿刺抽液检查才能确定。如为浆液性，首先应考虑结核性，可结合病史、结核菌素试验、X线肺门阴影、胸腔积液ADA增高及其他所见，与风湿性疾病鉴别，如能从积液中找到结核菌，则可确诊为结核。胸腔积液查癌胚抗原、肿瘤细胞有助于恶性肿瘤的诊断。

在鉴别胸腔积液的性质时，还要考虑其他情况：①漏出液：外观色淡黄，清。稀薄，不凝，比重多<1.016，白细胞数少<0.1×10^9/L，蛋白质定量<25~30g/L，胸腔积液蛋白与血清蛋白之比多<0.5，糖定量约与血糖相等，LDH<200U，胸腔积液LDH：血清LDH<0.6，胸腔积液黏蛋白定性试验阴性。多见于心力衰竭、心包炎、肾脏病、肝硬化、营养不良、低蛋白血症，同时常见于全身性水肿，胸腔积液常于双侧出现。②血性胸腔积液：可见于结核病或脓胸，由于血管破溃所致。肺和胸膜恶性肿瘤多见，又可见于风湿性疾病。③乳糜性胸腔积液：小儿时期少见，

一般限于一侧，与胸导管的先天性畸形及胸部淋巴结或肿瘤压迫胸导管有关。

4. 治疗及预后　治疗取决于原发病的诊断。在抗菌治疗基础上可加用皮质激素和穿刺抽液。预后较好。

（三）化脓性胸膜炎

化脓性胸膜炎是胸膜腔积脓，又称脓胸，在婴幼儿最多见。一般胸腔穿刺液在试管内静置24h后，1/10～1/2应为固体成分，<1/10则称为胸腔积液。

1. 病因　许多化脓菌都能引起脓胸，但最常见的是金黄色葡萄球菌所致的脓胸，此外，革兰氏阴性杆菌混合感染、肺炎链球菌、链球菌也可引起脓胸。

病原菌侵入胸膜的途径：①最主要的途径是由于肺内感染灶中的病原菌直接侵袭胸膜或淋巴组织而引起。由肺炎发展而来的占最多数。②纵隔炎、膈下脓肿、胸部创伤、手术或穿刺等操作直接污染。

2. 病理　金黄色葡萄球菌的凝固酶促使纤维蛋白从渗出液中释出，凝结并沉积，脓液的黏稠度因此增加，再加上坏死组织则将末梢小气管堵塞，呼吸时能进气而出气不畅。可造成肺大疱、纵隔气肿、脓气胸等。

发生脓胸后，胸膜也很易产生粘连，往往较早形成包裹性或多房性脓胸。无肺内病灶的原发性化脓性胸膜炎罕见。

3. 临床表现　脓胸多数在肺炎的基础上发生，其最初的症状是肺炎的症状，在肺炎一度好转后出现高热不退；可出现较重的中毒症状，呼吸困难加重，伴有咳嗽、胸痛；张力性脓气胸发生时，突然出现呼吸急促、发绀、烦躁、持续性咳嗽、甚至呼吸暂停。新生儿脓胸的临床表现缺少特征性，有呼吸困难、发绀时都应仔细检查肺部，叩诊出现浊音，提示肺有实变或胸腔积液，须进一步行X线检查。新生儿对炎症的局限能力很差，易并发败血症、胸壁感染，甚至呼吸衰竭。

4. 并发症

（1）支气管胸膜瘘。

（2）心包炎、腹膜炎、化脓性脑膜炎、化脓性关节炎和骨髓炎。

（3）营养不良、贫血：常见于慢性脓胸。

5. 诊断　根据严重的中毒症状，呼吸困难，气管和心浊音界向对侧移位，病侧叩诊大片浊音，伴呼吸音明显降低，可拟诊脓胸。结合胸部影像学检查，确定有无胸腔积液。脓胸的确诊必须根据胸腔穿刺抽得脓液。从脓液的外观，可初步推测病原菌的类别。黄色脓液多为葡萄球菌，黄绿色脓液多为肺炎球菌，淡黄色稀薄脓液为链球菌，绿色伴有臭味脓液常为厌氧菌。脓液应作培养并作药物敏感试验，为选用抗生素提供依据。

6. 鉴别诊断

（1）大范围肺萎陷或肺炎：脓胸肋间隙增宽，气管向对侧偏移；而肺萎陷肋间缩窄，气管向患侧偏移，穿刺无脓液。

（2）巨大肺大疱及肺脓肿：特别是新生儿，一侧肺全部被压缩，较难鉴别。但脓胸其肺组织集中压迫在肺门，而肺大疱则外围有肺组织张开，并出现呼吸音。

（3）膈疝：膈疝X线上可见多发气液影或大液平面，易被误诊为脓气胸。但膈疝患儿腹部凹陷，患侧肺部可闻及肠鸣音，穿刺液为混浊液、黏液、粪汁。

（4）巨大膈下脓肿：胸腔也产生反应性积液，但很少有肺组织病变。B超有助于脓肿的定位。

（5）风湿性疾病合并胸膜炎：临床表现类似败血症并发脓胸。但胸腔积液外观似渗出液或稀薄脓液，白细胞主要为多形核中性粒细胞，胸腔积液涂片及培养无病原菌，多数用肾上腺皮质激素治疗后很快吸收。

7. 治疗 采取综合治疗，原则是排除脓液解除胸腔压迫，控制感染，改善全身情况。

（1）一般治疗：卧床休息；给予高热量、富含蛋白质、维生素的饮食；高热、剧咳、缺氧等对症处理。

（2）胸腔穿刺疗法：病初为确定胸腔积液性质，应做诊断性穿刺抽脓送检；若胸腔积液量多、有呼吸困难等压迫症状，应作穿刺放液减压；脓液稀薄者，3d内可每日用粗针穿刺抽脓使肺复张；任何时间脓液增多或有张力时，均应先穿刺再考虑引流；若效果不明显，可闭式胸腔引流。必要时胸腔内注射、抗感染药物；若治疗不顺利诊断可疑，应重复胸穿送化验检查。

（3）引流疗法

1）插管引流：3日内反复穿刺，分泌物增加快、多、稠，宜在3～7d插管行闭式胸腔引流。引流1～2周一般肺可张开，2周不愈者，引流口将漏气，可考虑拔管。

2）胸腔镜引流：插管引流3日后肺不能张开，宜早行胸腔镜探查并清除纤维蛋白沉积，松解粘连，并给予正压使肺膨胀，再继续引流。

3）胸腔切开探查式引流 慢性脓胸、长期脓液不减少，高热不退疑有异物、坏死组织、脓块粘连成分隔者，宜切开胸腔清除病变，分离粘连，置管引流。

4）开放引流 脓腔缩小而固定，但脓液量仍大，支气管胸膜瘘形成。

（4）抗感染：应选用对病原微生物敏感的抗菌药物，静脉给药。根据药敏试验选用抗生素，未获得培养结果之前，根据经验选择敏感的药物。金黄色葡萄球菌选用苯唑西林，甲氧西林耐药者选用万古霉素或联用利福平；肺炎链球菌和链球菌性脓胸用大剂量青霉素；革兰氏阴性菌选用氨苄西林、三代头孢抗生素，如头孢曲松。葡萄球菌一般需持续给药3～4周。为防止脓胸复发，在体温正常后应再给药2～3周。

（5）手术治疗：支气管胸膜瘘行开放引流一般情况好转后可行胸膜肺切除术。胸廓畸形不能自愈者行胸膜剥脱手术。

8. 预后　早期得到适当治疗者预后较好。由金黄色葡萄球菌或混合性感染引起者预后较差。如同时有严重肺炎、佝偻病或营养不良及其他严重并发症时，预后也较差。

第八节　小儿反复呼吸道感染

一、概述

小儿反复呼吸道感染多见于婴幼儿，是儿科常见的一种临床现象。临床特点为反复发作的上下呼吸道感染，影响儿童的生长发育。1987年中华医学会儿科学分会呼吸学组制定了《反复呼吸道感染诊断参考标准》，近年来随着儿科医学的不断发展以及病原学、免疫学、影像学及内腔镜技术等诊断技术的不断提高，部分RRTIs患儿已能明确地做出最终的疾病诊断，但仍有部分RRTIs患儿不能做出明确的定位和定性诊断；因此根据众多儿科医师和多学科专家的共识，保留"反复呼吸道感染"这一名称来认识儿科临床的常见现象，将"反复呼吸道感染"的病名诊断理解为"临床概念"，将反复呼吸道感染"诊断参考标准"修改为反复呼吸道感染"判断条件"，以逐步提高诊治水平，促进儿童的健康成长。

（一）定义

反复呼吸道感染是指一年以内发生上、下呼吸道感染的次数频繁，超出正常范围。

（二）判断条件

根据年龄、潜在的原因及部位不同，将反复呼吸道感染分为反复上呼吸道感染和反复下呼吸道感染，后者又可分为反复气管支气管炎和反复肺炎。感染部位的具体化有利于分析病因并采取相应的治疗措施，而强调反复上、下呼吸道感染，特别是反复气管支气管炎、反复肺炎是要将感染性炎症与变应性炎症区分开来。

（三）病因

以反复上呼吸道感染为主的婴幼儿和学龄前儿童，其反复感染多与护理不当、入托幼机构起始阶段、缺乏锻炼、迁移住地、被动吸入烟雾、环境污染、微量元素缺乏等因素有关；部分与鼻咽部慢性病灶有关，如鼻炎、鼻窦炎、扁桃体肥大、慢性扁桃体炎等。

（四）处理原则

1. 寻找致病因素并给予相应处理　对鼻咽部慢性病灶，必要时请耳鼻喉科协助诊断。由于大部分上呼吸道感染系病毒感染，故不应滥用抗菌药物。
2. 注意营养，指导饮食习惯，增强体质。
3. 护理恰当。
4. 养成良好的卫生习惯、预防交叉感染。
5. 必要时给予针对性的免疫调节剂。

二、反复下呼吸道感染

（一）病因

多由于反复上呼吸道感染治疗不当，使病情向下蔓延所致。大多也是致病微生物引起，少数与原发免疫功能缺陷及气道畸形有关。

（二）处理原则

1. 寻找致病因素并给予相应处理。
2. 注意与支气管哮喘等鉴别。
3. 抗感染药物治疗　需根据病原学结果和机体的免疫状态而定，合理应用抗生素。
4. 对症治疗　同反复肺炎。

三、反复肺炎

（一）病因

对于反复肺炎，除必须考虑何种致病微生物外，更重要的是认真寻找导致反复肺炎的基础疾病。

1. 原发性免疫缺陷病。
2. 先天性肺实质、肺血管发育异常　先天性肺实质发育异常的患儿，如肺隔离症、肺囊肿等，易发生反复肺炎或慢性肺炎。肺血管发育异常导致肺淤血或缺血，易合并感染，引起反复肺炎。

3. **先天性气道发育异常** 如气管-支气管狭窄、气管-支气管软化、气管-支气管桥，这些畸形常引起气道分泌物阻塞，反复发生肺炎。

4. **先天性心脏畸形。**

5. **原发性纤毛运动障碍。**

6. **囊性纤维性变** 在西方国家，囊性纤维性变是儿童反复肺炎最常见的原因。我国曾报道了个别儿童病例，提示我国儿童有可能存在本病。

7. **气道内阻塞或管外压迫** 最常见疾病为支气管异物，其次是结核性肉芽肿和干酪性物质阻塞，偶见气管和支气管原发肿瘤。气道外压迫的原因多为纵隔、气管支气管淋巴结结核、肿瘤、血管畸形。

8. **支气管扩张。**

9. **反复吸入** 吞咽功能障碍患儿如智力低下、环咽肌肉发育延迟、神经肌肉疾病以及胃食管反流患儿，由于反复吸入，导致反复肺炎。

（二）鉴别诊断

肺结核、特发性肺含铁血黄素沉着症、哮喘、闭塞性细支气管炎并机化性肺炎（BOOP）、嗜酸细胞性肺炎、过敏性肺泡炎、特发性间质性肺炎等疾病需要与反复肺炎鉴别。

（三）辅助检查

1. **耳鼻喉科检查** 可发现某些先天性发育异常和急、慢性感染灶。

2. **病原微生物检测** 应进行多病原联合检测，以了解致病微生物。

3. **肺部 CT 和气道、血管重建显影** 可提示支气管扩张、气道狭窄（腔内阻塞和管外压迫）、气道发育畸形、肺发育异常、血管压迫等。

4. **免疫功能测定** 有助于发现原发、继发免疫缺陷病。包括体液免疫、细胞免疫、补体、吞噬功能等检查，也应注意有无顽固湿疹、血小板减少、共济失调、毛细血管扩张等异常。

5. **支气管镜检查** 可诊断异物、支气管扩张、气道腔内阻塞和管外压迫、气道发育畸形等。

6. **肺功能测定** 通气功能测定和必要时进行的支气管激发试验、支气管舒张试验，有助于鉴别变态反应性下呼吸道疾病；换气功能和弥散功能测定可利于鉴别某些间质性肺疾患。

7. **特殊检查** 怀疑患有原发性纤毛运动障碍时，可行呼吸道（鼻、支气管）黏膜活检观察纤毛结构、功能；疑有囊性纤维性变时，可进行汗液氯化钠测定和 CFRT 基因检查；疑有反复吸入时，可进行环咽肌功能检查或 24hpH 测定。

(四)处理原则

1. 寻找病因、针对基础病处理　如清除异物、手术切除气管支气管肺畸形等。

2. 抗感染治疗　主张基于循证基础上的经验性选择抗感染药物和针对病原体检查和药敏试验结果的目标性用药。强调高度疑似病毒感染者不滥用抗生素。

3. 对症处理　根据不同年龄和病情,正确地选择应用祛痰药物,平喘、镇咳药物,雾化治疗、肺部体位引流和肺部物理治疗等。

(五)病情严重提示

1. 持续或反复发热。

2. 生长发育受阻、体重不增或消瘦。

3. 持续或反复咯脓性痰、反复咯血或大咯血。

4. 持续呼吸增快或喘憋、活动不耐受。

5. 持续或反复肺浸润、持续或反复肺部啰音。

6. 持续肺不张或肺气肿。

7. 低氧血症和(或)高碳酸血症。

8. 杵状指(趾)。

9. 持续肺功能异常。

10. 家族中遗传肺疾患者。

第九节　小儿支气管哮喘

支气管哮喘简称哮喘,是小儿时期最常见的慢性呼吸道疾病,是多种细胞如嗜酸性粒细胞、肥大细胞、T淋巴细胞、中性粒细胞、气道上皮细胞等及其组分参与的气道慢性炎症性疾患。气道炎症及气道高反应性是哮喘的基本特征,可导致广泛而可逆性的呼吸道阻塞。临床以反复发作性喘息、呼吸困难、胸闷或咳嗽为特点,常在夜间与清晨发作,症状可经治疗或自行缓解。世界范围内哮喘发病率呈上升趋势,全球哮喘患者多达3亿人,2000年我国儿童哮喘流行病学调查其患病率为1.54%。70%~80%的儿童哮喘于5岁前发病。

一、病因及发病机制

哮喘的发病机制复杂,与免疫、遗传背景、神经精神和内分泌密切相关。

二、支气管哮喘加重的诱因

1. 过敏原 室内的尘螨、动物毛屑及排泄物、蟑螂、真菌，室外的花粉、真菌。
2. 感染 呼吸道病毒及支原体等感染。
3. 其他 如强烈情绪变化、运动、冷空气、烟、药物（如阿司匹林）、职业粉尘及气体等。

三、临床表现

1. 典型表现 为咳嗽、胸闷、喘息及呼吸困难，上述症状反复出现并常于夜间或清晨加重。婴幼儿发病前，往往有 1～2d 上呼吸道感染，以后表现喘息。严重病例往往不能平卧，呈端坐呼吸，大汗淋漓，惶恐不安，面色发灰。

体格检查可见桶状胸，叩诊两肺呈鼓音，呼气相延长，肺部满布哮鸣音，严重者气道广泛阻塞，两肺几乎听不到呼吸音，哮鸣音反而消失，称"闭锁肺"（silent lung），是支气管哮喘最危险的体征。发作间歇期可能无体征。

临床表现也因引起哮喘发作的变应原而异。由上呼吸道感染引起者，胸部常可闻干、湿啰音，伴发热等。若为吸入变应原引起者，多先有鼻痒、流清涕、打喷嚏、干咳，然后出现喘息。对食物高度敏感者，除发生哮喘症状外，常有口唇浮肿、呕吐、腹痛、腹泻及皮疹等，多于进食后数分钟出现。

2. 咳嗽变异性哮喘 仅表现为慢性或反复咳嗽，无喘息症状。常于夜间和清晨发作，运动后加重。部分患儿发展为典型哮喘。

3. 哮喘的分期 根据临床表现哮喘可分为发作期（急性发作期和非急性发作期）及缓解期。缓解期指经过治疗或未经治疗哮喘症状、体征消失，儿童肺功能恢复到 FEV_1 或 $PEF \geq 80\%$ 预计值，并维持 3 个月以上。

四、辅助检查

1. 胸部 X 线检查 哮喘急性发作时胸片可正常，或有肺气肿、支气管周围间质浸润及肺不张。偶见气胸、纵隔气肿。胸部 X 线片可除外肺实质病变、先天异常、气道异物等。

2. 变态反应状态的测试 用致敏变应原作皮肤试验是诊断变态反应的主要手段。但需注意的是，测试结果可受患儿年龄、药物等因素影响。血清特异性 IgE 测定也有价值。血清总 IgE 对诊断变态反应没有价值。

3. 肺功能检查 主要用 1 秒用力呼气容积/用力肺活量或呼气峰流速两种方法

测定气流受限是否存在及其程度，适用于5岁以上患儿。FEV1/FVC低于70%~75%提示气流受限，在吸入支气管舒张剂15~20min后FEV1/FVC增加15%或更多，表明为可逆性气流受限，是诊断支气管哮喘的有利依据。24h PEF变异率>20%是支气管哮喘的特点。

4. 气道高反应性　可通过使用支气管舒张剂后气流受阻的可逆性、激发试验等来反映。肺功能在正常范围时，可用激发试验（醋甲胆碱、组胺或运动试验）观察气道高反应性。

五、诊断

1. 儿童哮喘诊断标准

（1）反复发作的喘息、气促、胸闷或咳嗽，多与接触变应原、冷空气、物理或化学性刺激、病毒性上、下呼吸道感染、运动等有关。

（2）发作时双肺可闻及散在或弥漫性以呼气相为主的哮鸣音，呼气相延长。

（3）支气管舒张剂有显著疗效。

（4）除外其他疾病所引起的喘息、气促、胸闷或咳嗽。

（5）对于症状不典型的患儿，同时在肺部闻及哮鸣音者，可酌情采用以下任何1项支气管舒张试验协助诊断，若阳性可诊断为哮喘：①速效β_2受体激动剂雾化溶液或气雾剂吸入。②以0.1%肾上腺素0.01ml/kg皮下注射（最大不超过0.3ml/次）。在进行以上任何1种试验后的15~30min内，如果喘息明显缓解，哮鸣音明显减少者为阳性。5岁以上患儿若有条件可在治疗前后测PEF或FEV_1，治疗后上升≥15%者为阳性。如果肺部未闻及哮鸣音，且FEV_1>75%者，可做支气管激发试验，若阳性可诊断为哮喘。

2. 咳嗽变异性哮喘　①持续咳嗽>1个月，常在夜间和（或）清晨发作，运动、遇冷空气或嗅到特殊气味后加重，痰少，临床上无感染征象，或经较长时间抗生素治疗无效。②抗哮喘诊断性治疗可使咳嗽发作缓解（基本诊断条件）。③有个人或家族过敏史、家族哮喘病史，过敏原（变应原）检测阳性可作辅助诊断。④排除其他原因引起的慢性咳嗽。

六、鉴别诊断

1. 毛细支气管炎　此病多见于1岁内小婴儿，冬、春两季发病较多。有呼吸困难和喘鸣音，但起病较缓，支气管舒张剂无显著疗效。病原主要为呼吸道合胞病毒。

2. 气管、支气管异物　有突然剧烈呛咳病史，可出现持久或间断的哮喘样呼吸困难，并随体位变换加重或减轻。异物若在一侧气管内，喘鸣音仅限于患侧，有时可闻特殊拍击音，既往无喘息反复发作病史。经 X 线胸透可见纵隔摆动，支气管镜检查不但可明确诊断，还可取出异物。

3. 其他　先天畸形包括心血管、气管、食管畸形，各种引起下呼吸道阻塞的疾病。

七、治疗

（一）治疗原则

坚持长期、持续、规范、个体化的治疗原则。①发作期：快速缓解症状、抗炎、平喘；②缓解期：长期控制症状、抗炎、降低气道高反应性、避免诱发因素。

（二）治疗哮喘的常用药物

1. 糖皮质激素　糖皮质激素是目前最有效的抗炎药物。

（1）吸入用药：常用的糖皮质激素吸入剂有丙酸倍氯米松、布地奈德、丙酸氟替卡松，用于哮喘的预防，轻至中度以上的哮喘需长期吸入糖皮质激素治疗。严重发作患儿剂量为每日 600～800μg，中度发作患儿剂量为每日 400～600μg，轻度发作患儿剂量为每日 200～400μg。3 岁以下患儿辅以储雾器吸入药物。

每 3 个月审核 1 次治疗方案，若哮喘控制 3 个月以上时，可逐步降级治疗。若未能控制，要升级治疗。以最小而有效、随病情而变化的剂量进行长期治疗，此即哮喘的阶梯治疗方案。

糖皮质激素吸入治疗的局部不良反应为口咽部念珠菌感染、声音嘶哑、上呼吸道不适。加用储雾器、吸药后清水漱口可减轻局部不良反应和胃肠吸收。

（2）口服用药：急性发作病情较重的患儿应早期给予泼尼松 1～7d，1～2mg/(kg·d)，分 2～3 次服。一般不主张长期使用口服糖皮质激素治疗哮喘。

（3）静脉用药：严重哮喘发作时应及早通过静脉给予琥珀酸氢化可的松，每次 5～10mg/kg，或甲泼尼龙每次 1～2mg/kg，每天 2～3 次。待病情缓解后逐渐减量，改口服给药，一般用 1～7d。

2. 支气管舒张药

（1）$β_2$ 受体激动药：可舒张气道平滑肌，增加纤毛清除功能。吸入用短效 $β_2$ 激动剂，如沙丁胺醇和特布他林，通过气雾剂吸入，5～10min 即可见效，维持 4～6h。多用于治疗哮喘急性发作或预防运动性哮喘，应按需使用。新一代长效 $β_2$ 受体激动药沙美特罗（salmeterol）和福莫特罗（formoterol），吸入后药物作用持续

8～12h。急性发作患儿因呼吸困难不能有效使用气雾剂时，可用溶液以氧气或空气压缩泵为动力，雾化吸入给药。口服短效 β_2 激动剂在服药后 15～30min 起效，其控释型制剂疗效维持时间较长，用于防治夜间哮喘发作。

（2）茶碱：茶碱具有舒张支气管平滑肌作用，还具有一定的抗炎和免疫调节作用。常用的有氨茶碱和控释型茶碱，控释型茶碱昼夜血液浓度稳定，作用持久，适用于控制夜间哮喘发作。茶碱与糖皮质激素，抗胆碱药合用具有协同作用。但需慎与口服 β_2 受体激动剂联合应用，可诱发心律失常，如欲两药合用应适当减少剂量。

（3）溴化异丙托品：吸入抗胆碱药物如溴化异丙托品，其舒张支气管的作用较 β_2 受体激动剂弱，起效也较缓慢，可与 β_2 受体激动剂联合吸入。

3. 白三烯受体拮抗药 是新一代非糖皮质激素类抗炎药物，如孟鲁斯特、扎鲁斯特，适用于哮喘的预防治疗。

4. 肥大细胞膜稳定药 如色甘酸钠吸入用药用于预防哮喘发作，也可预防运动、冷空气等引起的急性气道收缩及季节性哮喘发作。

5. 特异性免疫治疗 在无法避免接触过敏原时，可考虑针对过敏原进行特异性免疫治疗。如用花粉或尘螨提取物作脱敏治疗。

6. 免疫调节剂 因反复呼吸道感染诱发喘息发作者可酌情加用。

7. 中药治疗 急性发作期要辨证施治。缓解期用健脾、补肾等扶正。

（三）哮喘危重状态的治疗

保持患儿安静，给予面罩吸氧，氧流量 4～5 升 /min。同时雾化吸入 β_2 受体激动剂，第 1 个小时可每 20min 吸入 1 次，以后每 4～6h 重复吸入。必要时进行机械辅助通气。静脉滴注甲泼尼龙，亦可静脉滴注氨茶碱。也可用 0.1% 肾上腺素每次 0.01ml/kg 皮下注射。补充液体和纠正酸中毒。

（四）缓解期的处理

应继续吸入维持量糖皮质激素，至少 6 个月至 2 年或更长时间。尽量避免接触过敏原。鼓励患儿坚持每日测量 PEF，记录哮喘日记，监测病情变化。

第十节 小儿气管支气管异物

一、病因

气管支气管异物的发生主要是由于小儿臼齿未萌出，咀嚼功能差；喉头保护性反射功能不良；进食时爱哭笑打闹；学龄前儿童喜欢将一些小玩具、笔帽、珠子等含于口中玩耍，当受到惊吓、哭闹或深吸气时极易将异物吸入呼吸道。重症或昏迷的病儿，由于吞咽反射减弱或消失，会将呕吐物、食物或牙齿呛入气道；临床也有昏迷病儿消化道蛔虫上行进入呼吸道者。

二、病理

异物进入呼吸道后首先刺激产生反射性的咳嗽，如果异物未被咳出而进入深部支气管，将嵌入与其大小相匹配的管径的支气管中，造成局部支气管黏膜肿胀，糜烂，肉芽组织增生包裹。管腔部分阻塞时形成远端局限性肺气肿，若管腔完全阻塞，导致远端肺含气不良，继发感染、支气管扩张等。

三、临床表现

气道异物根据病程临床可分为吸入期、安静期、症状期及并发症期：

吸入期：异物误吸通过声门进入气管时，因黏膜受到刺激产生剧烈的刺激性呛咳合并憋气，部分病例异物被咳出。如异物嵌于声门区可发生严重呼吸困难，甚至窒息死亡。安静期：异物被吸入支气管后，可滞留于与异物大小及形状相应的气管或支气管内，此时可不出现症状。症状期及并发症期：异物吸入气管或支气管后，会引起局部刺激及继发炎症，部分或全部阻塞支气管而引起相应部位病变，临床上可出现反复发热、咳嗽、脓性痰、呼吸困难、胸痛、咯血及身体消瘦等。由于部分气管内的异物会随呼吸运动和体位变化而移动而引起剧烈的阵发性咳嗽，睡眠时咳嗽和呼吸困难均减轻。呼吸困难多为吸气性的，但如果异物较大而嵌在气管隆嵴之上，则表现为混合性呼吸困难，并伴有呼气相喘鸣音，极似支气管哮喘，应注意鉴别。一般气管异物有以下3个典型特征：①气喘哮鸣，因空气经过异物阻塞的狭窄处而产生，于张口呼吸时更清楚；②气管拍击音，异物随呼出气流拍击声门下而产生，以咳嗽时更明显，异物固定后无此音；③气管撞击感，触诊气管可有撞击感。

四、并发症

1. 喉梗阻。
2. 气胸、纵隔气肿。
3. 呼吸衰竭。
4. 肺炎、肺脓肿。
5. 支气管扩张。

五、诊断

对急性期典型病例，根据病史、症状、体征即可诊断。支气管异物慢性病例往往误诊为肺炎，必要时可作胸部 X 线透视或 CT，必要时支气管镜检查。

1. 误吸异物的病史　病史为诊断呼吸道异物的重要依据，一般家长多能详述。少数家长事后遗忘，或未目睹，需反复询问。

2. 胸部体征　因病例不同，须视梗阻的部位及性质而定。活动于气管的异物，除咳嗽时可闻拍击音之外，两肺有不同程度的呼吸音降低及痰鸣。若异物梗阻一侧支气管，可表现一侧或某叶肺不张或肺气肿的体征，患侧肺部叩诊或浊音或鼓音，视肺部病变而异，但呼吸音均减低，如有继发感染则可闻痰鸣或喘鸣音。由于脂酸性异物所致的支气管炎，取出异物后，则可闻中小水泡音，这是因潴留的分泌物排出所致。一般术前多不易听到。

3. 影像学检查　对不透 X 线的异物如金属，胸片即可确定其部位、大小及形状。对于透光的异物胸部透视可见气管异物表现为随呼吸心影反常大小，支气管异物可见纵隔摆动。螺旋 CT 和三维重建的仿真支气管镜显示出异物所在的部位及大小。

4. 支气管镜检查　支气管镜检查是确诊气管支气管异物的最直接准确的方法。

六、鉴别诊断

（一）支气管哮喘

常有喘息发作史。有喘鸣性呼气性呼吸困难，重者端坐呼吸。经氨茶碱或激素治疗后，症状大都在短时期内即可缓解。此类药物对呼吸道异物所致的呼吸困难则无效。

（二）支气管炎及肺炎

支气管异物并发感染极易误诊为单纯肺炎，但肺炎常有上呼吸道感染史，无异物吸入史。小儿相同部位反复肺炎则应注意异物的可能。

（三）支气管内膜结核

气管支气管淋巴结结核感染后，由于压迫、浸润和腐蚀可引起穿孔。穿孔较大者，有大块干酪样组织或肉芽突入气管或支气管阻塞气道。通过患者有结核接触史，结核菌素实验阳性，结核中毒症状，胸部 X 线表现，痰液和支气管灌洗液的结核菌培养等诊断，支气管镜检查是确诊的关键。

七、治疗

异物已进入气管或支气管，自然咳出的概率只有1%左右，因此必须设法将异物取出。

（一）急性期异物

1. 气管和支气管镜治疗　气管、支气管镜检查是非常有效的即刻诊断，又有治疗意义的方法。手术可以采用全身麻醉、局部表面麻醉或无麻。对于体积较大，位置在气管和左右主支气管的异物，像笔帽、骨片、铁钉等特殊类型的气管支气管异物应在全身麻醉下进行，并选择尽量大号的硬式气管镜取出，这样可以较好地保护异物顺利出声门。

2. 气管切开　对于像图钉、大块橡皮等异物从声门取出时容易被声带刮脱引起窒息，应考虑做气管切开，从气管切开口处取出。

3. 开胸切开气管、支气管　像玻璃球和某些大的光滑的玩具在气管镜下难以钳出，可以开胸切开气管、支气管取出。

（二）迁延性或慢性支气管异物

1. 支气管镜

（1）对化脓性局部进行冲洗、消炎，清理管壁及炎性肉芽以暴露及确定异物的形态及确切位置；

（2）根据异物的性质确定取异物的方法，并将异物取出；

（3）异物取出后要继续治疗异物远端支气管、肺的化脓性感染、闭塞或不张。

2. 手术治疗　对于异物位置深，嵌塞时间长，局部肉芽增生包裹明显，周围局部支气管压迫严重的情况，采用气管镜取异物难度大，容易造成支气管的撕裂，大出血等危险，此时应采取胸科手术治疗。

八、预后

此病非常危险，当异物嵌顿于声门或气管而致完全性梗阻时，可突然死亡。及时顺利取出预后良好，若诊断不及时，拖延了治疗时间，可致支气管肺严重并发症。

第十一节　小儿原发性纤毛运动障碍

原发性纤毛运动障碍，是一组基因遗传性疾病，包括 Kartagener 综合征、不动纤毛综合征、纤毛运动方向缺陷。由于纤毛功能异常引起一系列临床表现，包括慢性鼻窦炎、慢性中耳炎、反复性或慢性支气管炎、反复肺炎，最后导致支气管扩张。此外，男性患者可发生不孕。约50%患者出现内脏转位，即Kartagener综合征。全内脏转位即右位心、右肺2叶，左肺3叶，及肝、脾、胃异位，部分转位只有右位心。

一、病因及发病机制

纤毛广泛存在于人体的呼吸道、生殖道和消化道等，是细胞重要的附属结构。纤毛外被细胞膜，包裹纤毛的核心结构——轴丝。纤毛轴丝由9个二联外周微管和2个独立的中心微管组成。横断面电镜观察纤毛轴丝的超微结构，呈典型的"9+2"结构。上呼吸道黏膜为假复层纤毛柱状上皮，主要由纤毛上皮细胞组成。每个纤毛细胞表面有100～200根纤毛，细胞间相互紧密连接，构成完整的机械性防御屏障。纤毛上有一层黏液被称为纤毛黏液毯，它具有机械、化学和生物屏障作用。黏膜纤毛清除率是通过纤毛摆动实现的。正常的纤毛运动有周期性、节律性、方向性、同步性、协调性和异相性。纤毛在呼吸道对黏液、吸入颗粒、病原微生物的清除方面具有重要作用。正常纤毛的摆动频率是（12.5±1.8）Hz。纤毛超微结构异常影响纤毛的功能。

原发性纤毛运动障碍患者存在纤毛结构异常，造成纤毛的摆动频率降低，波形异常。目前一般认为原发性纤毛运动障碍是常染色体遗传性疾病，已在人类证实与原发性纤毛运动障碍相关的基因有3个：DNAI1、DNAH11、DNAH5。由于原发性纤毛运动障碍患者中存在多种结构异常，多部位变异，引起这一疾病的遗传及分子学机制至今未能明确阐述。

二、临床表现

原发性纤毛运动障碍发病年龄可自新生儿至成年，但以学龄儿童及青年为多。诊断时平均年龄4.4岁。原发性纤毛运动障碍患者的临床表现多样，许多表现与囊性纤维化相似。症状有随年龄而加重的反复上下呼吸道感染，包括复发性中耳炎、鼻炎、鼻窦炎、支气管炎和肺炎，以致支气管扩张症状。常见耳道流脓、鼻腔脓性分泌物、咳嗽、咳痰和咯血，严重时喘憋。常易误诊为一般慢性支气管炎、慢性肺炎、哮喘和肺结核。有时可伴听力损害、男性不育症等。部分患者可在新生儿期出现症状，包括呼吸急促、咳嗽、咳痰等，甚至可以出现呼吸窘迫综合征。多数患者运动耐受正常，但在年长儿或成人，由于气道阻塞可出现运动不耐受。50%的患者合并右位心，甚至全内脏转位。支气管镜检查可发现左右支气管转位。

Kartagener综合征由下列三联症组成：①支气管扩张；②鼻窦炎或鼻息肉；③内脏转位（主要为右位心）。如只具备内脏转位及支气管扩张两项则为不全性Kartagener综合征。Kartagener综合征还常和其他先天性畸形同时存在，最多见的是先天性心脏病、脑积水、腭裂、双侧颈肋、肛门闭锁、尿道下裂和复肾等。

原发性纤毛运动障碍的其他表现包括胃食管反流、食管或肝外胆管闭锁、肠旋转不良、脾发育异常（无脾、脾发育不全、多脾）、肾发育不全。

体征变化很大，一些患者可出现肺底啰湿音，用力咳嗽后部分患者肺底湿啰音可消失。伴支气管扩张的年长儿可出现杵状指（趾），喘鸣音相对少见。有时可伴肺不张和肺气肿的体征。约半数患者可有右位心或全内脏转位。慢性鼻充血较为常见，通常从婴幼儿开始，没有季节性，1/3患者有鼻息肉，存在鼻窦炎时可出现鼻旁窦区压痛。几乎所有患者存在不同程度的慢性中耳炎，多数患者存在慢性骨膜穿孔、或渗出性中耳炎。

三、辅助检查

1. 电镜检查　纤毛结构异常，包括动力臂缺失、变短或数目减少、放射辐缺失或变短、微管转位、中央鞘缺失、纤毛方向障碍等。其中最常见的结构异常是外动力臂缺失。纤毛方向可辅助诊断原发性纤毛运动障碍。COR是在纤毛的横断面上测量两个中心微管连线与显微照片垂直轴的夹角，在$-90°\sim+90°$之间。一般认为COR的正常值是$<20°$，$20\sim35°$提示纤毛方向紊乱，$>35°$提示纤毛方向随机化。

2. 纤毛摆动频率下降、摆动方式异常。

3. 黏膜纤毛清除功能检查方法包括糖精筛查试验、放射性气溶胶吸入肺扫描、纤维支气管镜结合γ照相技术测支气管黏液转运速度。糖精试验是原发性纤毛运动障碍的筛查试验，适用于10岁以上儿童及成人。把一直径$1\sim2mm$的糖精颗粒放在患者下鼻甲处，距鼻头1cm，患者安静坐位，头向前低，记录患者感觉到甜味的时间。此期间患者不能用鼻吸气，不能打喷嚏、咳嗽、进食或饮水。如$>60min$仍不能感觉到甜味，则临床高度怀疑原发性纤毛运动障碍。

4. 影像学表现　胸部X线和CT检查可见肺气肿、支气管壁增厚、节段性肺不张或实变、支气管扩张和内脏转位。

四、诊断

1. 典型的临床表现：慢性、反复的呼吸道感染，可伴有支气管扩张的表现，同时可有鼻窦炎、中耳炎、男性不育等。
2. 纤毛摆动频率和摆动方式异常。
3. 黏液纤毛清除功能异常。
4. 电镜检查（诊断原发性纤毛运动障碍的金标准）证实纤毛数目及结构异常。
5. 伴内脏转位时，应考虑 Kartagener 综合征。

临床检查联合纤毛功能和超微结构检查对诊断原发性纤毛运动障碍有高度精确性。

五、鉴别诊断

1. 继发性纤毛功能障碍　表现为非特异性纤毛超微结构异常，如复合纤毛、外周微管增加或减少、轴丝紊乱、轴丝膜不连续等。但一些患者可能不能根据一次超微结构异常区分原发性纤毛运动障碍和继发性纤毛功能障碍，需要长期随诊和重复纤毛电镜检查。
2. 囊性纤维化　原发性纤毛运动障碍的许多临床表现与囊性纤维化重叠，但原发性纤毛运动障碍患者咳痰更明显，新生儿期出现呼吸道症状，可有内脏转位、慢性中耳炎、脑积水等有助于鉴别。

六、治疗

主要治疗方法包括增加黏液清除、预防呼吸道感染、治疗细菌性呼吸道感染、鼻窦炎、中耳炎。体位引流和咳嗽训练可辅助痰液排出，支气管扩张剂缓解喘息及气道梗阻，避免使用镇咳药物。

原发性纤毛运动障碍患者应接受全程预防接种。

一些情况下可进行手术干预，如骨膜造孔术、鼻息肉切除术、鼻窦引流术，局限性支气管扩张症或肺不张患者可进行肺叶切除术。然而上述治疗均应慎重进行。

在终末肺病患者有成功进行肺移植或心肺移植的报道。

七、预后

本病如能早期诊断，采取适当防治措施，延缓支气管扩张的发生，预防反复呼吸道感染，预后尚好。

第十二节 小儿特发性肺含铁血黄素沉着症

特发性肺含铁血黄素沉着症是一种严重的甚至可能危及生命的疾病，主要发生在婴幼儿及儿童，以肺泡毛细出血为主要病理特征，常反复发作。

一、病因

本病的病因还不十分清楚。病因可能是多元的：①抗原-抗体复合物介导的肺泡自身免疫性损伤，导致肺泡毛细血管通透性增加，引起肺泡出血。②牛奶过敏引起的肺泡出血也可能是由于免疫复合物沉积在肺内所致。③遗传因素。

二、病理

当肺泡毛细血管的出血进入到肺组织，红细胞中的血红蛋白即转化为含铁血黄素。含铁血黄素被巨噬细胞吞噬而成为含铁血黄素细胞。这些巨噬细胞还会产生前炎症分子，如果出血反复发生，则导致肺部慢性炎症和纤维化。肺部失血和铁的沉积导致患儿出现缺铁性贫血。

特发性肺含铁血黄素沉着症的病理变化按临床病程可分为急性期、慢性反复发作期和后遗症期。

1. 急性期　病理学改变为肺泡和细支气管腔内的出血，肺泡上皮细胞肿胀、变性、脱落，肺泡腔内可见红细胞和含铁血黄素巨噬细胞，肺泡毛细血管扩张、扭曲，肺泡壁可见弹性纤维变性，毛细血管增厚，基底膜增厚。电子显微镜下可见弥漫性毛细血管损害、内皮细胞肿胀、Ⅱ型肺泡上皮局部增生、基底膜失去正常结构呈灶性断裂，蛋白沉积于基底膜上。

2. 慢性期　肺泡间质大量含铁血黄素沉着，肺泡间质纤维组织增生，肺泡壁及小叶间隔增厚。肺内纤维化可形成肺高压而继发左心或右心肥大，甚至有肺心病。部分患儿并发肝、脾、周围淋巴结内出血及肿大。

3. 后遗症期　病理上为肺间质纤维化，电镜显示肺泡毛细血管失去正常结构，呈灶性破裂，并有胶原纤维沉积。

三、临床表现

特发性肺含铁血黄素沉着症在婴儿期或儿童早期起病。但也可见于年龄较大的儿童。发病情况可分两种。一类可表现为暴发性起病，出现反复咳嗽、气促等急性呼吸道症状伴咯血，病情很快进展，出现呼吸窘迫因而需要重症监护；另一类则以呕血起病，这是由于幼儿常常不能把血咯出，而是吞咽到胃肠道，因而表现为不明原因的贫血，如果详细询问病史，患儿病程中多有不同程度的咳嗽、腹痛、低热等不适，还可有大便隐血阳性，为吞咽肺部出血所致。而发生在夜间的呕血可能被误认为是鼻出血。此外，本病也可以隐匿起病，患儿以贫血伴嗜睡、衰弱而来诊，这些患儿因呼吸系统的症状、体征不明显而被忽视，因而贫血成了首先被发现的体征。患儿的临床症状可反复发作，并与自发缓解相交替。在急性出血期呼吸系统症状以气促、呼吸窘迫为特征，而一般不表现为三凹征。肺部听诊时，可听到吸气末啰音。在明显出血时可有发热。长期反复发作的患儿可有心脏扩大、心脏杂音、肝脾肿大、杵状指（趾）等改变。由于肺泡出血反复发作，可逐渐出现肺间质纤维化、肺动脉高压、肺心病及呼吸衰竭。

四、并发症

1. 缺铁性贫血。
2. 肺动脉高压。
3. 肺源性心脏病。
4. 肺间质纤维化。

五、诊断

如果临床出现咯血/呕血、贫血和肺部浸润影的三联症，并在痰液、胃液或支气管-肺泡灌洗液中或肺活检找到含铁血黄素细胞，则可临床确诊。肺部影像表现因病变所处的时期和程度不同而异。急性出血期典型的特发性肺含铁血黄素沉着症患儿肺部X线表现常被描述为"蝴蝶征"或"蝙蝠翼征"，即肺部呈双侧对称、倾斜向上直至两侧胸壁的浸润阴影。也可表现为两肺野透亮度普遍减低，呈毛玻璃样改变。慢性反复发作期可见双肺纹理增粗增重，肺内可见边界不清的细网状影。后遗症期可见肺野呈粗网样改变、弥漫结节状阴影或粗索条影及小囊状透亮区，也可表现为弥漫性肺间质纤维化、肺气肿、肺动脉高压、间质性肺水肿和肺心病等相应改变。

六、鉴别诊断

（一）肺炎

大叶性肺炎或支气管肺炎可出现不同程度的咯血或痰中带血，而特发性肺含铁血黄素沉着症急性期肺部可闻及湿啰音，胸片可呈浸润样改变，应予鉴别。但肺炎有明确感染征象，发热、咳嗽、咳痰明显，无贫血表现，可资鉴别。

（二）支气管扩张

有反复咯血，但伴有慢性咳嗽，大量脓痰，体检肺部可闻及固定性湿啰音，胸部 X 线片、CT 尤其是胸部高分辨率 CT 可发现扩张的支气管，据此可鉴别。

（三）血行播散性肺结核

本病 X 线胸片也有弥漫性结节，阴影以两上肺野多。有结核中毒症状，很少咯血，也无贫血。痰含铁血黄素细胞阴性，抗结核治疗有效。

（四）继发性肺含铁血黄素沉着症

常见于心脏病，尤其是二尖瓣狭窄和各种原因引起的慢性左心衰竭。由于肺淤血，肺内毛细血管压长期增高，血液外渗及出血，患者可反复咯血，含铁血黄素沉积于肺内，巨噬细胞吞噬，可见含铁血黄素的吞噬细胞（又称心力衰竭细胞）。根据心脏病史，心脏体征和超声心动图检查，一般不难诊断。

（五）抗肾小球基底膜抗体病

临床特点是肺出血、反复咯血、胸部 X 线片显示肺浸润性阴影、贫血和急进性肾小球肾炎。本综合征和特发性肺含铁血黄素沉着症的关系至今不明。临床最主要的区别在于本病有肾小球肾炎的改变，常为急进性或亚急性；血清中抗基底膜抗体阳性。

（六）其他原因所致的肺泡出血性疾病

如系统性红斑狼疮、韦格纳肉芽肿、结节性多动脉炎、过敏性紫癜、特发性冷球蛋白血症等，均可致肺泡出血。但这些疾病均有其原发病的特征，除肺泡出血外，还有其他系统损害和临床症状，组织病理学也有所不同，不难作出正确诊断。

七、治疗

1. 急性出血期的治疗　特发性肺含铁血黄素沉着症急性发作时应卧床休息、吸氧，床边备好吸痰器以防咯血窒息。严重贫血者可少量多次输血。合并感染时给予抗感染治疗。

在多数患儿，免疫抑制剂联合激素（泼尼松龙每天 2mg/kg）可以有效治疗急性发作。如果治疗效果不佳，可使用甲泼尼龙冲击（每天 30mg/kg，连续 3d），或者环磷酰胺（每天 2～3mg/kg）。如果出血严重影响了肺通气，应使用硬式支气管镜去除呼吸道的血凝块。研究证实，在严重急性肺出血，当传统的机械通气治疗失败时，体外膜氧合是有效的。

2. 长期维持治疗　急性期大剂量激素后减为小剂量激素长期维持可能对患儿

有益。可予口服泼尼松每天 1.5～2mg/kg，维持时间一般是 3～6 个月，症状重，X 线病变未静止或减药过程中有反复的患儿，疗程应延长至 1 年，甚或 2 年。激素的剂量要足、疗程要长，以控制肺出血的反复发作，保护其呼吸功能。此外，同时加吸入激素（布地奈德每天 400μg×2 次）可能对缓解病情有效，并可以避免口服肾上腺皮质激素的全身副作用。国内外有报道在特发性肺含铁血黄素沉着症急性期后采用与小剂量口服激素联合应用或单独使用长期吸入激素治疗，已取得较好疗效，并减少了全身应用激素的不良反应。但据儿童特发性肺含铁血黄素沉着症流行病学观察，糖皮质激素并不能改变特发性肺含铁血黄素沉着症的长期病程和预后。

在有些对糖皮质激素治疗的患儿，可考虑使用其他免疫抑制剂如氯喹、硫唑嘌呤等。激素和免疫抑制剂可以单独使用，也可以联合应用，有研究证实激素和环磷酰胺等免疫抑制剂联合应用可以增加特发性肺含铁血黄素沉着症的缓解率。

3. 慢性反复发作期的其他治疗　除用小量肾上腺激素作为维持治疗外，可试用中药活血化瘀及促进免疫功能的方剂。输血和铁剂虽能改善贫血，但由于可能增加肺内铁沉积，应慎用。铁络合剂可防止过多的铁损伤肺组织，阻止肺纤维化的发展，但因特发性肺含铁血黄素沉着症患儿血液多呈缺铁状态，且铁络合剂毒性作用明显，故国内外文献对此类药物评价不一。血浆置换适用于对其他治疗都无效的患儿，本法可去除血液中的免疫复合物，从而中止患儿肺部的免疫性损伤而使患儿病情改善。

八、预后

本病的预后取决于肺出血程度及持续时间，早期诊断、及时的免疫抑制剂治疗能够显著改善特发性肺含铁血黄素沉着症的预后，少数病例可自行缓解。

第十三节　小儿阻塞性睡眠呼吸暂停低通气综合征

一、概述

儿童阻塞性睡眠呼吸暂停低通气综合征是指由于睡眠过程中频繁地部分或全部上气道阻塞，扰乱睡眠过程中的正常通气和睡眠结构而引起的一系列病理生理变化。

二、病因

临床上引起儿童阻塞性睡眠呼吸暂停低通气综合征的常见原因，主要是由于各种因素引起的解剖结构异常、神经肌肉调控异常因而导致上气道梗阻、阻力增高和顺应性改变。其中，引起儿童阻塞性睡眠呼吸暂停低通气综合征最常见的病因是腺样体和扁桃体肥大所致上气道梗阻。其他如中面部发育不良，小下颌，肥胖，以及各种伴有颅面畸形、神经肌肉调节障碍的先天性综合征或遗传代谢病等，均可发生阻塞性睡眠呼吸暂停低通气综合征。

三、临床表现

儿童睡眠呼吸暂停主要临床表现为睡眠打鼾、张口呼吸、憋气、反复惊醒、遗尿、多汗、多动等。白天可发生嗜睡，但较少见，而以活动增多为主要表现。其他白天症状有：张口呼吸，晨起头痛，或易激惹；学龄儿童则表现为上课精力不集中、乏力，学习成绩下降。

体征包括：呼吸困难，鼻翼扇动，肋间和锁骨上凹陷，吸气时胸腹矛盾运动。有些颅面特征往往提示睡眠呼吸障碍的存在，如小下颌、下颌平面过陡、下颌骨后移、长脸、高硬腭和/或长软腭。家长可能注意到患儿睡眠中出现呼吸停止，典型睡眠姿势为俯卧位，头转向一侧，颈部过度伸展伴张口呼吸。

四、并发症

阻塞性睡眠呼吸暂停低通气综合征儿童可出现语言缺陷、食欲降低和吞咽困难，并有非特异性行为异常，如不正常的害羞、反叛和攻击行为等。严重的病例可发生认知缺陷，记忆力下降，学习困难。长期未经治疗的患儿可出现呼吸系统、心血管系统并发症如：高血压、肺水肿、肺心病、心律失常、充血性心力衰竭、呼吸衰竭。

五、辅助检查

夜间多导睡眠仪是目前诊断睡眠呼吸疾病的标准方法，任何年龄的患儿均可实施。没有条件行夜间多导睡眠仪检查的患儿，可参考病史、体格检查、X线鼻咽部侧位摄片、鼻咽喉内镜、鼾声录音、录像、脉氧仪等手段协助诊断。鼻咽侧位X线片或CT有助于气道阻塞部位的确定，鼻咽喉内镜可动态观察上气道狭窄情况。

标准的多导睡眠监测应在夜间连续监测6～7h以上，包括脑电图、眼动电图、下颌肌电图、腿动图和心电图，同时应监测血氧饱和度、胸腹壁运动、口鼻气流、鼾声等。

六、诊断

阻塞性睡眠呼吸暂停低通气综合征的诊断应结合临床表现、体检及多导睡眠监测仪检查的结果。病史应特别注意睡眠方面的情况，如睡眠的环境、时间、姿势、深睡状态、憋醒、打鼾、喘息等，体检时应注意颅面部结构、鼻咽部气道的通畅情况、舌、软硬腭的位置、腭垂的大小、长度等。

关于儿童阻塞性睡眠呼吸暂停低通气综合征的夜间多导睡眠仪诊断标准，国际上尚未完全统一。我国目前儿童阻塞性睡眠呼吸暂停低通气综合征的多导睡眠仪诊断标准为：每夜睡眠过程中呼吸暂停/低通气指数大于5或阻塞性呼吸暂停指数大于1。低氧血症是指最低血氧饱和度低于92%。其中，阻塞性睡眠呼吸暂停是指睡眠时口和鼻气流停止，但胸、腹式呼吸仍存在。低通气是指口鼻气流幅度较基线降低30%以上，并伴有3%以上血氧饱和度下降和/或觉醒。在成人，每次呼吸暂停或低通气持续的时间需大于10s方能认为是一次呼吸事件，但儿童呼吸频率较成人快，且不同年龄呼吸频率不同，因而在儿童，较为通用的时间标准是持续大于或等于两个呼吸周期为一次呼吸事件。

七、鉴别诊断

（一）原发鼾症

原发鼾症患儿夜间打鼾但没有呼吸暂停和低通气，不伴血氧下降及觉醒；中枢性呼吸障碍胸腹运动和口鼻气流同时停止或减低。

（二）发作性睡病

发作性睡病白天嗜睡明显，病史中有发作性猝倒、睡瘫、睡眠幻觉等，多次小睡潜伏期试验有助于嗜睡程度的判断以及发现异常的快眼动睡眠。根据临床病史、体格检查及多导睡眠监测仪可资鉴别。

八、治疗

治疗原则：早诊断、早治疗，解除上气道梗阻因素，预防和治疗并发症。

（一）外科治疗

1. **腺样体切除术和扁桃体切除术** 由于儿童阻塞性睡眠呼吸暂停低通气综合征多伴有腺样体、扁桃体肥大，因此扁桃体及腺样体切除术是治疗儿童阻塞性睡眠呼吸暂停低通气综合征的主要有效方法。当扁桃体和腺样体都肥大时，单纯腺样体或单纯扁桃体切除是不够的。大多数肥胖儿童可通过腺样体、扁桃体切除术得到有效的治疗。扁桃体、腺样体肥大的重度阻塞性睡眠呼吸暂停低通气综合征婴幼儿，保守治疗无效，应该采取手术治疗。

2. 其他外科治疗包括颅面正颌手术适用于部分颅面发育畸形的患儿、悬雍垂腭咽成形术、下鼻甲减容术，严重的病例可行气管切开术。但悬雍垂腭咽成形术、下鼻甲减容术、气管切开术等治疗可能影响儿童的生长发育及生活质量，应非常慎重。

所有患儿在最初治疗后应进行临床随访。建议外科手术后 8 周对患儿进行手术评估。术后 6 个月以上进行阻塞性睡眠呼吸暂停低通气综合征相关临床症状的随访和夜间多导睡眠仪复查。

（二）持续气道正压通气治疗

持续气道正压通气治疗是治疗阻塞性睡眠呼吸暂停低通气综合征的有效方法，已被广泛应用于成年患者，对儿童的研究同样显示其有效性，可适用于各年龄段儿童。对于有外科手术禁忌证、腺样体扁桃体不大、腺样体扁桃体切除后仍然存在阻塞性睡眠呼吸暂停低通气综合征以及选择非手术治疗的患儿，可以选择气道正压通气治疗治疗。不能耐受气道正压通气治疗压力者，可试用双水平正压通气治疗。气道正压通气治疗 /Bi 肺泡蛋白沉积症的压力滴定必须在睡眠实验室完成，并且需要定期调整。

（三）其他治疗

其他治疗包括体位治疗、肥胖患者减肥、吸氧、药物治疗等。部分儿童阻塞性睡眠呼吸暂停低通气综合征是由于发育异常所致。口腔矫治器治疗适用轻至中度阻塞性睡眠呼吸暂停低通气综合征，不能手术或不能耐受气道正压通气治疗治疗的部分患儿。有研究表明口腔矫治器治疗咬合不正的儿童阻塞性睡眠呼吸暂停低通气综合征效果良好。有报道对于小下颌和下颌僵直的患儿进行下颌前移和 / 或上颌前移可以成功治疗儿童难治性阻塞性睡眠呼吸暂停低通气综合征。对由于过敏性鼻炎、鼻窦炎等鼻部疾病导致上气道阻塞者，应系统、规范地对症治疗。

虽然阻塞性睡眠呼吸暂停低通气综合征研究取得了一定的进步，但在诊断上仍有许多问题，有些阻塞性睡眠呼吸暂停低通气综合征治疗的远期效果也不尽如人意。相信随着阻塞性睡眠呼吸暂停低通气综合征病因学及发病机制的深入研究，检查、确诊阻塞性睡眠呼吸暂停低通气综合征的手段会更准确客观，并能与主观症状有很好的相关性，治疗上会有并发症更少、远期效果更佳的方法。

第十四节　小儿先天性肺发育畸形

一、先天性肺囊肿

先天性肺囊肿为先天性肺囊性变的一种，在小儿并不少见，也可见于新生儿。

（一）病因

肺囊肿是因胚胎发育过程中一段支气管从主支气管芽分隔出，其远端支气管分泌黏液聚积而成。囊肿可为单个或多个，如仅一支气管芽隔断，即形成一孤立性囊肿；若几个支气管芽同时隔断，即形成多发性囊肿。

（二）病理

病理可分为支气管源性、肺泡源性和混合型肺囊肿三种。支气管源性囊肿多位于纵隔，肺泡性肺囊肿则多位于肺周围部分，位于肺实质内。约5%合并其他肺畸形，最常见者为隔离肺。

（三）临床表现

临床表现悬殊，小的囊肿可没有任何症状和体征，只有在X线检查时才被发现；较大囊肿多于继发感染或突然胀大压迫周围组织时才出现不同症状体征。如压迫支气管可产生喘鸣、干咳和不同程度的呼吸困难，甚至发绀。压迫食管可致吞咽困难。并发感染时可出现发热、咳嗽、咳痰甚至咯血，肺部可闻及湿性啰音等。较大的液性囊肿叩诊可有局部实音，而较大的气性囊肿叩诊有局部鼓音，听诊时局部呼吸音减弱或消失。张力性含气囊肿多见于新生儿及婴儿，有呼吸及心率加快、呼吸窘迫、喘鸣及发绀，叩诊过清音或鼓音，呼吸音消失，伴纵隔与心脏移位，容易合并张力性气胸。

（四）并发症

1. 肺炎。
2. 反复呼吸道感染。
3. 张力性气胸。

（五）诊断

小的囊肿可没有任何症状，只有在X线检查时才被发现。较大囊肿多于继发感染或突然胀大压迫周围组织时才出现不同症状体征。胸部X线检查：孤立性液性囊肿呈一界限清晰的圆形致密阴影。孤立性含气囊肿呈一圆形或椭圆形薄壁的透亮空洞阴影，大者可占据半个胸腔。其周围肺组织无浸润，可见正常含气的肺或无气的肺不张阴影。如囊肿与支气管沟通，则可见薄壁而含有气液平面的囊肿影。如系多发性囊肿，可见多个环形空腔或蜂窝状阴影分布在一个肺叶内。胸部 CT 可以确定囊肿的部位、大小、数目以及鉴别诊断均具有重要意义。还可观察囊壁的厚度，囊肿的边界情况。如肺囊肿位于后纵隔，出现食管压迫症状，吞咽困难时需作钡餐检查以了解肿物与食管的关系，并可鉴别膈疝。

（六）鉴别诊断

1. 肺炎后肺大疱　属后天性肺囊肿，多见于金黄色葡萄球菌等肺炎后，其特点为空腔大小及形状短期内多变，其出现及消失均较迅速，与先天性肺囊肿长期存在截然不同。

2. 肺脓肿　症状与肺囊肿继发感染者相同，但 X 线表现不同处为肺脓肿壁较厚，周围肺组织多有浸润和纤维性变。

3. 肺内良性肿物　如肺结核球、假性炎症性肿瘤、肺包虫病、肺吸虫病、肺动静脉瘘等皆可在肺部出现球形病灶，应与孤立性液性肺囊肿鉴别。

4. 大叶性肺气肿　见于新生儿期，多以急性呼吸窘迫起病，但亦可起病缓慢，于生后 2～3 个月以后症状明显，和巨大张力性含气囊肿不易区分，二者均需手术切除。

5. 肺成熟障碍综合征　又称 Wilson Mikity 综合征：见于早产儿，可于生后 1～2 周逐渐起病，呈进行性呼吸困难及肺功能不全，X 线见两肺弥漫囊状影像，与多发性肺囊肿之环形空腔多局限于一叶不同。存活者 X 线变化可于 4 个月至 2 年恢复正常。

6. 先天性囊性腺瘤样畸形　与多发性肺囊肿鉴别困难，二者均需手术切除治疗。

7. 气胸　如果肺囊肿有通道与支气管沟通，此通道因不完全阻塞产生活瓣作用致空气进入而不出，可形成巨大张力性含气囊肿，占据一侧胸腔，并将纵隔推向对侧，此时须与气胸鉴别。其主要区别是气胸为空气在胸膜腔，肺组织被推向肺门，而肺囊肿的含气是在肺实质内，肺尖、肺底和肋膈角仍可有含气或萎陷的肺组织。

8. 横膈疝　可似多发性含气肺囊肿，亦是位于一侧，症状相似，胃肠钡造影可资鉴别。

（七）治疗

不论年龄大小，应在控制感染及准备输血的情况下作手术治疗。否则易发生反复感染，以致严重胸膜粘连。肺叶边缘的囊肿可作囊肿剥离术；肺叶中部的囊肿则需做肺叶切除术，一般效果良好。

二、肺隔离症

肺隔离症是一种先天畸形,指没有功能的胚胎性及囊肿性肺组织。血液供应来自主动脉小分支,静脉回流入奇静脉。

(一)病因

胚胎期部分肺组织与主体肺分离单独发育,形成囊性肿块,接受体循环供血,但不具有肺的功能。隔离肺组织内支气管若与机体支气管系统相通,则会发生反复的局部感染。

(二)病理

分为叶内型和叶外型。叶内型较常见,其从同叶肺分离出来,与周围正常的肺组织有共同的胸膜包裹,血液供应来自主动脉大分支,静脉回流入肺静脉;叶外型位于脏胸膜外,也可视为副肺叶,是从其他肺叶分离出来,常位于左肺下叶与膈肌之间或膈下,有单独的胸膜包裹,血液供应来自主动脉小分支,静脉回流入奇静脉。

(三)临床表现

一般于继发感染后才有症状,尤以叶内型多表现为反复性或持续性进行性肺部感染。多数患儿自幼发生反复呼吸道感染。咳嗽、咳痰、咯血,可伴发热、寒战、体重减轻。叶外型多无临床症状。多于尸检或影像学检查时发现。

(四)并发症

1. 肺炎。
2. 反复呼吸道感染。

(五)诊断

根据反复相同部位的肺部感染及胸部影像所见可提供诊断的线索。可见一个或多个囊腔的囊肿型,合并感染时周围有炎性浸润,囊内有液平。也可为肿块型,边缘清楚,类似良性肿瘤。胸部增强CT:能显示异常的供血动脉,更清晰地显示实质改变,成为诊断本病的重要方法。对诊断不清的病例手术切除后做病理学检查,可确定诊断。

(六)鉴别诊断

1. 先天性肺囊肿 发生部位不固定,70%在肺内,30%在纵隔。支气管造影检查时可见多量造影剂进入囊内,无异常血管供血。而90%的肺隔离症发生在左肺下叶后基底段与横膈间,支气管造影时造影剂不易进入囊腔,血管造影及手术时可发现有异常血管通向病变区域。

2. 肺脓肿　症状与肺隔离症继发感染相同，但肺脓肿的影像学改变壁较厚，周围肺组织多有浸润和纤维性变，经抗感染治疗脓肿有吸收好转的变化，可与本病鉴别。

3. 肺部肿瘤　叶外型肺隔离症需与肺部肿瘤相鉴别。肺部影像学及病理学检查可资鉴别。

4. 横膈疝　肺隔离症与膈疝可并存。支气管造影或主动脉造影有助于鉴别。

（七）治疗

对常合并反复感染者感染控制后可做手术切除。对叶内型，应做肺叶切除。叶外型可直接切除隔离肺叶而保全其余肺叶。如无症状者并非必须手术切除。

三、先天性大叶性肺气肿

先天性大叶性肺气肿，也可称先天性肺叶气肿，肺叶过度充气扩张而基本不伴有肺泡间隔的破坏，属于全小叶性肺气肿和梗阻性肺气肿范畴。

（一）病因

支气管不完全阻塞是导致叶性肺气肿的最常见原因，推测引起支气管阻塞的原因包括支气管软骨原发性发育不良或缺如；管腔内黏稠的分泌物被吸入阻塞支气管；支气管因缺乏软骨以致支气管内膜下垂形成伙伴；肺内异常血管或肿物压迫支气管；少数病例系肺泡数量增多所致。

（二）病理

肺体积增大，病变肺充满空气。镜下仅有肺泡扩张，肺间隔正常。分为以下3型：肺泡过度充气型，肺泡数量正常；肺泡数量增多型；肺泡发育不全型。

（三）临床表现

症状与肺气肿发生的迟早和进展程度有关，有1/3～1/4患儿生后即出现症状，新生儿期迅速出现呼吸困难、喘息或喘鸣，负荷性青紫或持续性发绀，刺激性咳嗽，进而出现呼吸窘迫，甚至危及生命。稍迟发病者，除上述表现外，尚有进食及喂养困难，呼吸、心率增速。查体：气管及心脏向健侧移位。病侧的胸廓稍隆起，叩诊呈鼓音，呼吸音降低，可有哮鸣音及啰音。心尖搏动移位，偶有呈现休克体征者。

（四）并发症

1. 肺炎。

2. 呼吸衰竭。

3. 休克。

（五）诊断

根据新生儿期迅速出现呼吸困难、喘息或喘鸣，负荷性青紫或持续性发绀，刺激性咳嗽，进而出现呼吸窘迫，查体：气管及心脏向健侧移位。病侧的胸廓稍隆起，叩诊呈鼓音，呼吸音降低，可有哮鸣音及啰音。结合胸部影像学检查所见肺叶过度膨胀，体积增大，透亮度增加，内可见稀少纤细肺纹理。同时相邻肺叶受压致压迫性肺不张。纵隔心脏向健侧推移，有纵隔疝形成。心脏超声、增强CT有助于显示压迫支气管的异常肺动静脉以及先天性心脏病。

（六）鉴别诊断

1. 张力性气胸　以肺野透亮度增加、透亮区内无肺纹理且全肺向肺门区压缩为鉴别要点，数字化胸部摄片要比普通X线片更易看清透亮区内有无肺纹理。

2. 先天性肺囊肿　常为单个或多个囊腔聚集，一般壁较光滑。继发感染的概率较本病高，因此多含气液面。随访中形态变化少，在临床实践中鉴别较困难。

3. 单侧透明肺　胸部X线片显示一侧或1～2叶肺野透亮度增加，但患侧肺容积正常或缩小，肺血管纹理稀少为其鉴别点。

4. 肺炎后肺大疱　多见于化脓性细菌感染，常伴有胸膜病变，病变在抗炎治疗后明显吸收好转，临床上多见于婴幼儿且有明显感染史者。

（七）治疗

一旦确诊须急症手术治疗，切除气肿的肺叶。尽管手术的危险性较大，但切除后恢复较快，效果较好。伴有先天性心脏病或严重呼吸道症状，不应当视为手术禁忌。胸腔穿刺排气可以为手术争取时间。手术病死率低于5%。

第十六章　呼吸系统用药护理

咳嗽、咳痰、喘息是呼吸系统疾病的常见症状，同时三者又互相联系。因此，在消除病因的同时，积极应用平喘药、镇咳药、祛痰药对症处理，以控制症状，减少并发症的发生。

第一节　平　喘　药

平喘药是指能够缓解或预防支气管哮喘的药物。平喘药主要包括支气管扩张药、过敏介质释放抑制药、肾上腺皮质激素类。支气管扩张药又可分为：①肾上腺素受体激动药如肾上腺素、异丙肾上腺素、麻黄碱、沙丁胺醇、克仑特罗、特布他林等；②磷酸二酯酶抑制剂，如氨茶碱、胆茶碱、喘定、二羟丙茶碱等；③抗胆碱药，如异丙托溴铵。

一、肾上腺素受体激动药

本类药物能激动β肾上腺素受体，从而激活呼吸道平滑肌细胞膜上腺苷酸环化酶，使细胞内环腺苷酸（cAMP）合成增加，cAMP水平提高，游离Ca^{2+}减少，进而使肌细胞膜电位稳定，呼吸道松弛。本类药物还能使肥大细胞和嗜碱性粒细胞的cAMP水平提高，故对这些细胞的细胞膜亦有稳定作用，可抑制组胺、慢反应物质等介质的释放，从而减轻由于这些介质引起的支气管痉挛和呼吸道黏膜充血水肿现象，对伴有支气管黏膜水肿的哮喘患者效果好。

1. 肾上腺素　肾上腺素激动α、β受体，收缩支气管黏膜血管，减少渗出和黏膜水肿，松弛支气管平滑肌，能迅速控制支气管哮喘的急性发作。但是，由于其作用短暂，多次使用容易产生耐受性，对$β_1$和$β_2$受体无选择性，因而副作用较多，如心率加速，心肌耗氧量增加，直至引起致死性的心律失常，并影响血压，一般只适用于控制支气管哮喘急性发作。

2. 麻黄碱　本药作用与肾上腺素相似，但较温和，其作用时间较长，适用于预防支气管哮喘发作以及轻症哮喘的治疗。

3. 异丙肾上腺素　兴奋β受体，但对$β_1$和$β_2$受体无选择性。平喘作用强大，可以口服或吸入给药，只适用于控制哮喘的急性发作。但是由于它对 $β_1$ 受体的兴奋作用，导致心率增快，严重者导致心律失常，甚至导致心室颤动，目前已经逐渐被选择性 $β_2$ 受体激动药所取代。

4. 沙丁胺醇

（1）药理作用和临床应用：为选择性 $β_2$ 受体激动药。在治疗剂量下，能选择性地激动支气管平滑肌的 $β_2$ 受体，使支气管平滑肌松弛，解除支气管痉挛。抑制肥大细胞等致敏细胞释放过敏反应介质亦与其支气管平滑肌解痉作用有关。用于防治支气管哮喘，喘息型支气管炎和肺气肿患者的支气管痉挛。沙丁胺醇有口服和气雾吸入等多种途径给药，控制发作多用气雾吸入，预防发作则可口服。

（2）不良反应：主要有恶心、头痛、心悸、手指震颤等。剂量过大时，可见胸痛、持续的心率增快、情绪烦躁不安等。

（3）用药护理：甲状腺功能亢进、糖尿病、高血压、心血管功能不全患者慎用。普萘洛尔等 β 受体阻断药可拮抗本药的支气管扩张作用，故二者不宜合用。本药久用易产生耐受性，不仅疗效降低，且可能使哮喘加重。

此外，选择性 $β_2$ 受体激动药还有特布他林、克仑特罗、福莫特罗等。

二、茶碱类

氨茶碱

（1）药理作用和临床应用

1）平喘：其作用机制包括：①抑制磷酸二酯酶，使 cAMP 的水解速度减慢，升高组织中 cAMP/cGMP 比值；②调节平滑肌细胞内 Ca^{2+} 浓度，抑制组胺、前列腺素等过敏介质的释放和作用，促进儿茶酚胺释放，起间接激动 β 受体的作用。用于缓解气喘症状。

2）强心、利尿：用于心力衰竭时的气喘和心脏性水肿的辅助治疗。利尿作用在于氨茶碱增强心肌收缩力，增加肾血流量，抑制肾小管对 Na^+ 和 Cl^- 的重吸收等作用。

（2）不良反应

1）本药碱性较强，局部刺激性较大，内服可引起恶心、呕吐等反应，肌内注射会引起局部红肿疼痛。

2）静脉注射或静脉滴注如用量过大，浓度过高或速度过快，都可强烈兴奋心脏和中枢神经，可见心动过速、失眠、激动等。

（3）用药护理：

1）肝功能低下，心力衰竭患者慎用。

2）与克林霉素、红霉素、四环素、林可霉素合用时，可降低本药在肝脏的清除率，使血药浓度升高，甚至出现毒性反应，应在给药前后调整本药的用量。

3）氨茶碱治疗浓度个体差异大，因而必须在血药浓度监测下，为临床合理用药提供依据，才能保证给药的安全性与有效性。酸性药物可增加其排泄，碱性药物可减少其排泄。

4）氨茶碱使用过量易导致心脏毒性反应，一旦发生，立即停药，对症处理。

三、M 胆碱受体阻断药

目前应用的阿托品的各种衍生物，如异丙托溴铵、氧托溴铵等，具有较高的气道选择性，有较强的支气管扩张作用，对心血管系统的副作用则较弱。

异丙托溴铵又名异丙阿托品。异丙托溴铵为季铵盐，口服不易吸收。气雾吸入后 5min 左右起效，30～60min 作用达峰值，维持 4～6h。吸入后的生物利用度低于 10%。$t_{1/2}$ 约为 1.6h，不通过血 - 脑脊液屏障。

1. **药理作用和临床应用**　是一个对支气管平滑肌有较高选择性的强效抗胆碱药，松弛支气管平滑肌作用较强，对呼吸道腺体和心血管系统的作用不明显。

主要治疗支气管哮喘、伴发肺气肿的慢性支气管炎。尤适用于因用 β 受体激动剂产生肌肉震颤、心动过速而不能耐受此类药物的患者。本药与 β 受体激动剂合用可相互增强疗效。

2. **不良反应**　极个别患者有口干及过敏反应，气雾剂误喷眼睛时，可发生眼调节失调。

3. **用药护理**　对本药成分及阿托品类药物过敏者禁用。青光眼、前列腺肥大者、妊娠及哺乳妇女慎用。

四、糖皮质激素类

全身给药常用泼尼松、泼尼松龙和地塞米松等，虽然抗炎作用强，但不良反应多且严重，故除哮喘持续状态或其他药物不能控制的重症患者采用全身给药外，多采用局部作用强、全身不良反应少的吸入性糖皮质激素，如倍氯米松、布地奈德、曲安奈德等。

倍氯米松为地塞米松的衍生物，局部抗炎作用强大，气雾吸入后可直接作用于呼吸道发挥抗炎平喘作用。本药起效缓慢，一般用药 10 日作用才达高峰，故需提前用药，不宜用于控制哮喘急性发作。主要用于依赖糖皮质激素的慢性支气管哮喘。

不良反应少见。长期吸入少数患者可发生咽喉部白念珠菌感染，每次吸入后立即漱口可预防感染。偶见声音嘶哑或口干，少数可引起皮疹。

五、过敏介质释放抑制药

1. 色甘酸钠　口服不易从胃肠道吸收，粉雾吸入时只有 5%～10% 被肺组织吸收，$t_{1/2}$ 为 1～2h，主要以原形通过胆汁和肾脏排泄。

（1）药理作用和临床应用：稳定肥大细胞膜，阻止胞膜裂解和脱颗粒，从而抑制组胺、5-HT 及慢反应物质的释放。主要用于预防季节性哮喘发作，但本药奏效慢，数日甚至数周后才收到防治效果，对正在发作哮喘患者无效。本药用于过敏性鼻炎和季节性枯草热，能迅速控制症状。外用于湿疹及某些皮肤瘙痒症也有显著疗效。对运动性哮喘的疗效较好。

（2）不良反应：不良反应少见。粉雾吸入时少数患者可有咽喉刺激感、呛咳、胸闷、甚至诱发哮喘，同时吸入肾上腺素可避免其发生。

2. 酮替芬　是抗 H_1 受体抗组胺药，作用机制与色甘酸钠相似，但较强。兼有阻断组胺 H_1 受体作用和抑制肥大细胞、嗜碱性粒细胞释放组胺的作用，用于多种类型的支气管哮喘，均有明显疗效，对过敏性哮喘预防作用优于色甘酸钠。

第二节　镇　咳　药

镇咳药可抑制延髓咳嗽中枢，也可作用于外周，抑制咳嗽反射弧中的感受器和传入神经纤维的末梢。

一、中枢性镇咳药

1. 可待因　又名甲基吗啡。

（1）药理作用和临床应用：为阿片生物碱之一，作用类似吗啡但较弱。除镇咳作用外，也有镇痛和镇静作用。镇咳剂量不抑制呼吸，成瘾性也较吗啡弱。临床主要用于剧烈的刺激性无痰干咳及剧烈、频繁的咳嗽，有少量痰液的患者，宜与祛痰药合用。也用于中等强度的疼痛，作用持续 4～6h。

（2）不良反应：偶有恶心、呕吐、便秘及眩晕等。大剂量能明显抑制呼吸中枢，也可引起烦躁不安等中枢神经兴奋症状。小儿用药过量可引起惊厥。长期应用可引起依赖性，停药时可引起戒断症状。

（3）用药护理：可待因过敏者禁用。伴有下呼吸道感染者禁用。烯丙吗啡能拮抗可待因的镇痛作用和中枢性呼吸抑制作用。与右美沙芬或其他吗啡受体激动药合用时，可加重呼吸抑制作用。与全麻药或其他中枢神经抑制药合用时，可加重中枢性呼吸抑制及产生低血压。与肌松药合用，则呼吸抑制更显著。本品有成瘾性，应限制使用。

2. 右美沙芬　通过抑制延髓咳嗽中枢而发挥中枢性镇咳作用。为目前应用最多的非依赖性中枢镇咳药之一，镇咳作用与可待因相似或较强，但无镇痛或镇静作用，治疗量对呼吸中枢无抑制作用，不产生依赖性和耐受性。主要用于干咳，适用于感冒、急性或慢性支气管炎、支气管哮喘、咽喉炎、肺结核及其他上呼吸道感染时的咳嗽，多种非处方性复方镇咳药物均含有本药。

3. 喷托维林　又名咳必清。为人工合成的非成瘾性中枢镇咳药。选择性抑制咳嗽中枢，强度为可待因的1/3。并有阿托品样作用和局部麻醉作用，能松弛支气管平滑肌和抑制呼吸道感受器。适用于上呼吸道感染引起的急性咳嗽。偶有轻度头痛、头昏、口干、便秘等不良反应。

二、外周性镇咳药

也称为末梢镇咳药，通过抑制咳嗽反射弧中的感受器、传入神经以及效应器中某一环节而起到镇咳作用。

1. 苯丙哌啉　为非成瘾性镇咳药。能抑制咳嗽中枢，也能抑制肺及胸膜牵张感受器引起的肺-迷走神经反射，且有平滑肌解痉作用。其镇咳作用比可待因强。口服后1～20min生效，镇咳作用维持4～7h，可用于各种原因引起的刺激性干咳。有轻度口干、头晕、胃部烧灼感和皮疹等不良反应。

2. 苯佐那酯　又名退嗽露（tessalon），为丁卡因的衍生物。有较强的局部麻醉作用，抑制肺牵张感受器及感觉神经末梢。止咳剂量不抑制呼吸，反而能增加肺每分钟通气量。用药后20min左右起效，维持3～4h。对干咳、阵咳效果良好，也用于支气管镜等检查前预防咳嗽。

有轻度嗜睡、头晕、鼻塞等不良反应，偶见过敏性皮炎。服用时勿将药丸咬碎，以免引起口腔麻木。

第三节 祛 痰 药

祛痰药是一类能促进痰液排除的药物。按作用方式可分为3类：①痰液稀释药，如氯化铵；②黏痰溶解药，如乙酰半胱氨酸；③黏液调节剂，如溴己新。

一、痰液稀释药

氯化铵

（1）药理作用：口服氯化铵对胃黏膜有局部刺激作用，引起轻度恶心，兴奋迷走神经，反射性地使呼吸道腺体分泌增加，稀释痰液，而易于咳出。少量氯化铵吸收后，部分由呼吸道排出，因盐类的渗透作用而带出水分，可使痰液进一步被稀释。

（2）临床应用

1）适用于急、慢性呼吸道炎症痰液黏稠不易咳出的患者。

2）也可用于治疗碱血症或酸化尿液。

二、黏痰溶解药

乙酰半胱氨酸又名痰易净，为氨基衍生物，性质不稳定。

1. 药理作用　乙酰半胱氨酸分子中含巯基，可使多肽链中二硫键（—S—S—）断裂，黏蛋白分子裂解，从而降低痰的黏性。雾化吸入可用于治疗各种原因引起的大量痰液黏稠阻塞气道不易咳出者，紧急情况下可采用气管内滴注给药，迅速溶解黏痰。

2. 临床应用　适用于大量黏痰阻塞气道而咳出困难者，包括手术后、急性和慢性支气管炎、支气管扩张、肺气肿等引起的大量黏痰难以咳出者。本药在非应急情况下，以喷雾吸入给药，急救时可气管滴入。气管滴注时应做好吸痰准备，以免大量稀痰阻塞气道。

3. 不良反应　此药有特殊的蒜臭味，易致恶心、呕吐，对呼吸道有刺激性，可致呛咳或支气管痉挛。

4. 用药护理　支气管哮喘患者慎用或禁用。常与异丙肾上腺素合用以提高疗效，减少副作用，不宜与青霉素、四环素、头孢菌素合用，以免降低抗菌活性。乙酰半胱氨酸不宜与金属、橡皮、氧化剂、氧气接触，故喷雾器须用玻璃或塑料制品。

三、黏液调节药

溴己新，又名必嗽平。可裂解痰中的黏多糖，并抑制其合成，使痰液变稀，易于咳出。此外还兼有恶心性祛痰及促进呼吸道纤毛运动的作用，利于痰液排出。适用于慢性支气管炎，哮喘及支气管扩张症痰液黏稠不易咳出者。少数患者可感胃部不适、偶见转氨酶升高。

第十七章　呼吸系统疾病急症救护

第一节　急性呼吸衰竭

呼吸衰竭是指各种肺内、外疾病引起肺通气和/或换气功能障碍，导致人体在静息状态下不能维持有效的气体交换，发生缺氧伴（或不伴）二氧化碳潴留，产生一系列生理功能紊乱与代谢障碍的临床综合征。简言之，当人体的气体交换发生严重障碍不能维持正常的氧合功能，不能排出代谢所产生的二氧化碳时，即为呼吸衰竭。呼吸衰竭是一种功能失常的病理生理学过程，并非一种独立的疾病。

按发病过程，呼吸衰竭可分为急性呼吸衰竭和慢性呼吸衰竭。急性呼吸衰竭指由于各种致病因素突发或者迅速发展，短时间内呼吸功能迅速恶化，引起通气或换气功能严重损害。在基础疾病如COPD、哮喘等引起的慢性呼吸衰竭的基础上，发生呼吸系统感染或者气道痉挛等，短时间内出现PaO_2下降，$PaCO_2$上升，为慢性呼吸衰竭急性加重。

一、病因

参与呼吸运动过程的各个环节，包括呼吸中枢、运动神经、呼吸肌、胸廓、胸膜、肺和呼吸道的病变，都会导致急性呼吸衰竭。老年人急性呼吸衰竭最常见的原因是心源性肺水肿。

二、临床表现

急性呼吸衰竭临床表现主要为低氧血症所致的呼吸困难和器官功能障碍。

1. 呼吸困难　可为呼气性、吸气性或者混合性呼吸困难，患者感觉空气不足，客观表现为呼吸用力，伴呼吸频率、深度与节律的改变。早期可表现为呼吸频率加快，加重时可出现呼吸窘迫。中枢性疾病或者中枢神经抑制性药物所致的呼吸衰竭，表现为呼吸缓慢，如潮式呼吸（Cheyne Stokes 呼吸）、比奥呼吸（Biot's 呼吸）等。

2. 发绀　当动脉血氧饱和度＜90%（或毛细血管血液中还原血红蛋白含量超过50g/L）时，口唇、甲床、耳垂和口腔黏膜呈现青紫色。呼吸衰竭时患者发绀的程度受贫血程度、皮肤色素以及心脏功能的影响,如红细胞增多者发绀更明显,贫血者则不明显或者不出现发绀。

3. 精神神经症状　初期有头痛、兴奋躁动、肌肉抽搐、夜间失眠而白天嗜睡,判断力障碍;逐渐出现反应迟钝、语言和定向力障碍、谵妄,甚至抽搐、昏迷。

4. 水、电解质紊乱和酸碱平衡失调　可出现呼吸性酸中毒、呼吸性碱中毒,也可同时合并代谢性酸碱失衡及电解质紊乱。

5. 循环系统症状　心率加快、血压升高、多汗、球结膜充血水肿、浅表静脉充盈。严重缺氧可以出现心肌损害、各种类型心律失常甚至心脏停搏,也可引起血压下降、周围循环衰竭、四肢厥冷、休克等。

6. 其他脏器功能障碍　黄疸、肝功能转氨酶升高;尿中出现蛋白以及管型、血浆尿素氮以及肌酐升高;呕血、黑粪等。

7. 动脉血气分析　对于判断呼吸衰竭和酸碱失衡的类型和严重程度以及指导治疗具有重要意义。PaO_2 主要反映缺氧程度,结合 pH 和 $PaCO_2$ 的变化情况可对急性或慢性呼吸衰竭加以鉴别,并反映机体的代偿状况,如果 $PaCO_2$ 升高、pH 正常,为慢性代偿性呼吸性酸中毒;而 $PaCO_2$ 升高、pH < 7.35,为急性失代偿性呼吸性酸中毒。

8. 其他　引起呼吸衰竭基础疾病的临床症状与体征。

三、诊断

呼吸衰竭的临床症状和体征无特异性。明确诊断有赖于动脉血气分析,在海平面标准大气压、静息状态呼吸空气条件下,动脉血氧分压 < 60mmHg,或伴有二氧化碳分压 > 50mmHg,并排除心内解剖分流和原发于心排血量降低等因素,即为呼吸衰竭。

四、分类

从通气治疗的角度将急性呼吸衰竭分为肺衰竭和通气泵衰竭更有意义。肺衰竭的标志是低氧血症,通常是由于严重的通气/灌注比例失调引起的,其典型病例为 ARDS;而通气泵衰竭的标志是低氧血症基础上出现高碳酸血症,其常见的典型病例是慢性阻塞性肺疾病(COPD),也可以由中枢神经系统、周围神经系统或者呼吸肌的功能障碍引起。

按动脉血气分析结果分Ⅰ型呼吸衰竭和Ⅱ型呼吸衰竭。Ⅰ型呼吸衰竭指缺氧而无二氧化碳潴留(PaO_2 < 60mmHg,$PaCO_2$ 降低或者正常),常见于引起肺换气障

碍（通气/血流比例失调、肺动静脉分流和弥散功能障碍等）的疾病，如严重肺内感染、间质性肺病、急性肺栓塞等；Ⅱ型呼吸衰竭指缺氧伴二氧化碳潴留（$PaO_2 < 60mmHg$，$PaCO_2 > 50mmHg$），是由于肺泡通气不足所致。如果低氧血症和高碳酸血症的程度是平行的，提示可能为单纯通气不足。若同时伴有换气功能障碍如COPD时，则低氧血症更为严重。

五、治疗

急性呼吸衰竭常能危及患者的生命，因此需要紧急处理。Ⅰ型和Ⅱ型呼吸衰竭的病因机制不同，所以各自的治疗原则和目标也不同。Ⅰ型呼吸衰竭的机制是低氧血症，治疗的重点是充分的氧气治疗和适当的通气支持；Ⅱ型呼吸衰竭的机制是低氧血症的基础上出现高碳酸血症，治疗的重点是足够的通气支持和适当浓度的氧气治疗。总的治疗原则是在保持呼吸道通畅前提下，改善肺泡通气、纠正缺氧和二氧化碳潴留、控制感染、防治多器官功能不全、纠正酸碱失衡和水电解质紊乱等并发症。

1. 保持气道通畅，保证充分通气是最基本的治疗措施。昏迷患者常取头侧位、颈后仰、下颌向前，防止舌后坠。及时清除气道内的分泌物以及异物，必要时建立人工气道。建立人工气道的方法主要有3种，即口咽导管法、气管插管法和气管切开法。

2. 氧疗通过增加吸入氧浓度来纠正患者缺氧状态的治疗方法即为氧疗，常规依次采用鼻塞法、鼻导管法、面罩法给氧。前两种吸氧方法对局部黏膜有刺激且吸氧浓度易受患者呼吸的影响，面罩吸氧浓度相对稳定，对鼻黏膜刺激小，但是一定程度上影响患者咳痰和进食。Ⅰ型呼吸衰竭患者在保证PaO_2达到60mmHg的前提下尽量降低吸氧浓度。Ⅱ型呼吸衰竭患者应该严格掌握氧流量，高浓度吸氧，可抑制其呼吸，加重二氧化碳潴留，致肺性脑病，因此主张持续低流量吸氧。

3. 改善通气主要为解痉平喘、祛除痰液、控制感染和应用呼吸兴奋药。

（1）解除支气管痉挛：选择或者联合应用氨茶碱、肾上腺素能β受体兴奋药、肾上腺皮质激素等。

（2）祛除痰液：足量输液避免痰液黏稠，可雾化吸入化痰药物，鼓励患者咳嗽，采取翻身拍背体位引流等协助排痰。

（3）控制感染：及时采用有效抗生素。

（4）应用呼吸兴奋药：主要适用于以中枢抑制为主、通气量不足引起的呼吸衰竭，常用的药物有尼可刹米和洛贝林。有支气管痉挛的患者，应先使用支气管扩张药，然后再考虑应用呼吸兴奋药，以免加重呼吸肌疲劳。

4. 机械通气包括无创机械通气和有创机械通气。神志清楚、呼吸规律、分泌物较少的呼吸衰竭患者可进行无创机械通气；呼吸衰竭患者出现严重的酸碱失衡和/或神志改变时应该及时选用有创机械通气抢救生命。

5. 基础疾病的治疗必须充分重视治疗和去除诱发呼吸衰竭的基础病因。

6. 并发症处理纠正酸碱失衡和离子紊乱，积极防治多器官功能不全。包括及时纠正低血钾和代谢性碱中毒；加强液体管理，防止血容量不足和液体负荷过大，保证血细胞比容在一定的水平；患者由于摄入不足或者代谢失衡，往往存在营养不良，需要保证充足的营养和热量供给。应注意在患者兴奋躁动时禁用镇静、催眠药物，以免加重二氧化碳潴留，诱发或加重肺性脑病。

第二节 急性呼吸窘迫综合征

急性呼吸窘迫综合征（acute respiratory distress syndrome，ARDS）是指由心源性以外的各种肺内、外致病因素导致的急性、进行性呼吸衰竭。常由于多种炎症细胞（巨噬细胞、中性粒细胞和淋巴细胞等）介导的肺脏局部炎症反应和全身炎症反应失控所致的肺泡毛细血管内皮细胞和肺泡上皮细胞损伤，毛细血管基底膜通透性增加，造成肺泡内富含蛋白的液体渗出、肺间质广泛充血水肿和肺泡内透明膜形成，出现以肺容积减少、肺顺应性下降、通气/血流（V/Q）比例失调为主的病理生理改变，临床上表现为急性呼吸窘迫、难治性低氧血症和非心源性肺水肿。

ARDS 不是一个独立的疾病，而是一个连续发展的、复杂的临床综合征，发病急骤、进展迅速、损害广泛、预后严重、病死率高，常常是多器官功能不全（multiple organ dysfunction syndrome，MODS）在肺脏的表现，其早期表现为急性肺损伤（acute lung injury，ALI）。重症 ALI 被定义为 ARDS，轻症 ALI 为 ARDS 的前奏，ALI 患者不一定都发展为 ARDS，而 ARDS 患者必定都有 ALI。

一、病因及发病机制

ARDS 的发病是多种急性因素诱发肺损伤所致，而不是由于慢性或潜在疾病恶化所造成，其确切病因尚未阐明，诱发的危险因素很多，包括肺内因素和肺外因素，但是重症感染、创伤和吸入是 ARDS 的常见原因。

ARDS 的发病机制尚不清楚，但从本质上来讲，全身炎症反应综合征（systemic inflammatory response syndrome，SIRS）是 ARDS 的根本原因，也是各种因素导致

ARDS 的共同途径。脓毒症所致的 MODS 中，肺往往是最早发生衰竭的器官，原发病并发 ARDS 后，可以使病情复杂化、严重化，病死率明显增加。与 ARDS 密切相关的动态病理变化过程为：原发病→SIRS→ALI→ARDS→MODS→MOF，因此早期发现和诊断 ARDS，及时采取处理措施，可能阻断病情的进展恶化。

肺损伤除了与基础疾病的直接损伤有关外，更重要的是炎症细胞（主要为中性粒细胞和巨噬细胞）以及其释放的介质和细胞因子（TNF-α、IL-1、IL-8、PAF、补体、超氧化物和黏附分子等）的综合作用，加上抑炎因子（IL-4、IL-10 和 IL-13 等）的不足，引起了肺毛细血管内皮损伤导致通透性增加和微血栓形成，肺泡上皮细胞损伤导致表面活性物质减少或者消失，出现肺水肿、肺泡内透明膜形成和微小肺不张，因此引起 V/Q 比例失调、氧合功能障碍，表现为顽固性低氧血症。

肺内因素与肺外因素所致的 ARDS 在病理生理学改变、影像学表现和对机械通气以及药物治疗的反应方面存在一定的差异，这提示不同病因的 ARDS，其发病机制可能不同，最终可能需要不同的治疗方案。

ARDS 患者肺的病理改变和各区带间肺泡的力学特性是不均一的，ARDS 早期以肺部渗出性改变为特征，主要表现为肺间质和肺泡的水肿。由于肺泡被压迫或者被液体充盈，形成肺不张，肺内有效气体交换面积减少，引起肺内分流增加，气体交换功能受损，肺顺应性下降，这些改变主要发生在低垂部位。根据这种不均匀的改变可将肺部分为 3 个区域，即正常的区域、肺泡塌陷但是有可能恢复的区域和肺实变难以恢复的区域。严重 ARDS 患者，肺容积明显减少，可能只有 20%～30% 的肺泡能够参与通气，即为"小肺"或者"婴儿肺"。

肺内因素肺外因素常见：胃内容物吸入性肺炎等重症肺部感染常见：严重肺外感染所致的脓毒症重度非胸部创伤休克大量输血、输液少见：肺挫裂伤少见：重症急性胰腺炎吸入刺激性气体体外循环淹溺弥散性血管内凝血氧中毒放射性肺损伤。肺内因素所致的 ARDS 肺外因素所致的 ARDS 损伤的基本结构早期损伤发生在肺泡上皮细胞早期损伤发生在肺毛细血管内皮细胞因子支气管肺泡灌洗液（BALF）中明显增高周围血中增高为主主要病理表现富含蛋白的水肿液充满肺泡，透明膜形成肺毛细血管通透性增高，微血管充血和肺间质水肿影像学斑片状密度增高实变影，且两肺不对称，重力依赖性分布，支气管充气征较多见，磨玻璃样模糊阴影多于实变影，多位于两肺靠近肺门区的中间部分呼吸力学肺顺应性明显降低，胸壁顺应性较高胸壁弹性阻力升高对 PEEP 的反应 PEEP 可导致肺泡的过度牵拉膨胀 PEEP 可促使肺泡复张。

二、诊断

1. 诊断 ARDS 的主要线索　存在引起 ARDS 危险因素的患者，突然出现进行性呼吸频数（窘迫），难以纠正的严重缺氧，伴有烦躁、焦虑、出汗等；X 线胸片呈快速多变的发展过程，早期可无异常表现或者可见边缘模糊的肺纹理增多，继之很快出现斑片状浸润阴影，大片阴影中可见支气管充气征，后期出现肺间质纤维化的改变；动脉血气分析的典型改变为 PaO_2 降低，$PaCO_2$ 降低，pH 升高；床旁肺功能发现肺顺应性明显降低，无效腔通气量比例（VD/VT）增加（严重病例可达到 60%），一般无呼气流速受限。

2. 诊断标准　目前临床上广泛采用的诊断 ARDS 的标准。

具有发病的高危因素；①急性起病，呼吸频数和/或呼吸窘迫；②低氧血症：氧合指数（PaO_2/FiO_2）≤ 200mmHg（PaO_2/FiO_2 ≤ 300mmHg 可诊断 ALI）；③X 线胸片示双肺浸润阴影；④肺毛细血管楔压（PAWP）≤ 18mmHg 或临床上能除外心源性肺水肿。

上述诊断标准有一些不足之处。对于影像学的规定过于简单，缺乏特异性。氧合指数受基础肺疾病、痰液滞留、气道痉挛、血流动力学改变、机械通气模式和策略尤其是 PEEP 的使用等多种因素的影响。临床上有一小部分 ARDS 患者合并有心力衰竭，或者加用较高的 PEEP 进行机械通气时，患者的 PAWP 可能超过 18mmHg。另外，诊断标准中没有对"急性"的概念做出时间规定，没有对不同危险因素导致 ARDS 的差异进行区别。因此，为了提高 ARDS 诊断的准确性，应用诊断标准时应该注意：两肺阴影应该符合"肺水肿"的影像学改变及其演变过程；PaO_2/FiO_2 ≤ 200mmHg 是持续性的而不是一过性的，通常是难以纠正的；ARDS 的诊断应该强调动态的观察和综合的判断。

三、鉴别诊断

ARDS 需要与能够引起急性呼吸困难和低氧血症的疾病相鉴别，如心源性肺水肿、急性肺动脉栓塞、特发性肺间质纤维化、大片肺不张、自发性气胸和上气道阻塞等。通常能够通过详细的病史、体检和 X 线胸片等做出鉴别。

1. 心源性肺水肿　ARDS 心源性肺水肿主要发病机制肺毛细血管膜损伤致通透性增加肺毛细血管内静水压升高基础疾病脓毒症、创伤、休克、胰腺炎等高血压病、冠心病、心肌梗死、心脏瓣膜病等起病方式在基础疾病发病后经过一段潜伏期后起病急剧气道分泌物性状早期无痰，后期非泡沫性洗肉水样痰浆液性粉红色泡沫样痰体位可平卧端坐呼吸肺部体征早期无体征，后期啰音广泛分布细湿啰音，以双肺底为主，重症者全肺湿啰音 X 线斑片状阴影，以周边肺野多见，可见气柱征，心影常增大，以肺门为中心的蝶翼状斑片影，治疗后肺内阴影消失快 PCWP ≤ 18mmHg > 18mmHg 肺泡内水肿液蛋白浓度高（水肿液蛋白/血浆蛋白＞0.7）低（水肿液蛋白/血浆蛋白＜0.6）对治疗的反应抗心力衰竭治疗无效，常规吸氧难以纠正低氧抗心力衰竭治疗有效，常规吸氧可纠正低氧。

2. 急性肺动脉栓塞　常有长期卧床、高凝状态、手术或者分娩后周围静脉（尤其下肢深静脉和盆腔静脉）血栓性栓塞或者右心内血栓形成的病史，突然出现呼吸困难，伴有咳血痰、胸痛和发绀等，可出现右心室扩张和右侧心力衰竭的表现，严重者晕厥、血压下降甚至休克。发病早期心电图常提示右心负荷过重，典型心电图表现为 SⅠQⅢTⅢ。D-二聚体检测明显升高。X 线胸片可见楔形浸润阴影，其基底部连及胸膜。放射性核素肺通气灌注扫描诊断阳性率较高，选择性肺动脉造影或者肺动脉 CT 造影检查可以确诊。

3. 特发性肺间质纤维化　常表现为隐袭性、进行性、活动后呼吸困难，呼吸浅快，听诊可闻及吸气相 Velcro 音，可有杵状指（趾），晚期出现发绀，氧疗效果不理想。早期胸部 CT 或 X 线胸片可见磨砂玻璃样改变，以中、下肺的周边肺野为著，中后期可见肺野内弥漫性网格状或者结节状阴影，严重者呈蜂窝肺改变。

4. 大片肺不张　常有引起肺不张的基础疾病，如气道分泌物阻塞或者气道受压等，胸部 CT 或者 X 线胸片见沿支气管肺叶（段）走行的较规则且局限的实变阴影，内无支气管气柱征。

5. 自发性气胸　起病前常有持重物、屏气或者剧烈体力活动等诱因，突然一侧胸痛、气促、轻咳少痰，体检显示气管向健侧移位，患侧胸廓饱满或隆起，呼吸运动与触觉语颤减弱，叩诊鼓音，听诊呼吸音减弱或者消失。X 线胸片可明确诊断。

6. 上气道阻塞　由于炎症、外伤、肿瘤、异物等原因引起的喉或者气管的骤然阻塞，表现为急性吸气性呼吸困难，明显吸气相"三凹征"，与 ARDS 鉴别一般不难。

四、治疗

ARDS 属于急诊危重病，应该在严密的病情监护下进行治疗，目前无特效的治疗措施，主要根据其病理生理改变和临床表现，采取综合性支持治疗措施。治疗的目标包括维持生命体征、改善氧合功能、纠正缺氧状态、保护器官功能、治疗原发病并防止并发症。常规的治疗包括进行生命体征监护、氧疗、合理的液体平衡、保护性机械通气和充分肺复张、治疗原发病、对症和营养支持等。

1. 密切监护病情，加强护理　ARDS 患者在治疗中应实行持续监护，动态监测生命体征、水电解质及酸碱平衡和氧代谢状况，并注意对心脏、肝、肾和胃肠道功能的监测和保护，防治 MODS。尽量鼓励患者咳嗽排痰，定时翻身以防止压疮，对于有创面的患者，保持创面干净，避免继发感染。

2. 原发病治疗　控制原发病，遏制其诱导的全身失控性炎症反应是治疗 ARDS 的必要措施。包括控制感染、处理创伤、纠正休克等。尽量在应用抗生素之前进行血液细菌培养及药敏试验，并且早期、足量、联合、静脉应用抗生素，对病原不明的感染主张使用高效、广谱抗生素，以全面覆盖，控制感染源，防止继续的或其他致病原的侵袭，对病原明确者应尽早使用针对性较强的抗生素。

3. 氧疗　根据吸氧后低氧血症的改善程度调整氧疗方式，可选择经鼻导管或者面罩高流量吸氧。常规的氧疗对大多数患者难以奏效，常需要机械通气。

4. 机械通气　当患者意识清楚、血流动力学稳定，尤其在预计病情能够短期缓解或者合并免疫功能低下的患者，可以首先尝试无创机械通气。无创机械通气治疗 1～2h 后，如果低氧血症不能改善或者全身情况恶化，应及时气管插管，改为有创机械通气。

目前，对于 ARDS 患者进行机械通气，建议采取肺保护性通气策略和肺开放策略。肺保护性通气策略常通过降低潮气量来限制气道平台压力不超过 30cmH_2O，此时允许二氧化碳逐步潴留（PaCO_2 的上升速度 5～10mmHg/h，使血 pH 适度降低，PaCO_2 最好不超过 70mmHg），即允许性高碳酸血症，一般主张维持血 pH > 7.20。肺开放策略即应用足够高的压力及适当的 PEEP"打开肺并使其保持开放"。可采用肺复张方法促进 ARDS 患者塌陷肺泡复张，改善氧合，目前推荐采用恒压通气方式实施控制性肺膨胀，即保持吸气压力 30～45cmH_2O，持续 30～40s。充分复张塌陷的肺泡后应用适当水平的 PEEP 可以防止呼气末肺泡塌陷，并避免肺泡周期性塌陷开放而产生的剪切力，主张使用能够防止肺泡塌陷的最低 PEEP（一般选择 8～12cmH_2O），有条件时，可以根据静态 PV 曲线低拐点压力 +2cmH_2O 来确定 PEEP。

另外，ARDS 患者机械通气时主张采用 30°～45° 半卧位并尽量保留患者的自主呼吸。

关于俯卧位通气、液体通气以及体外膜氧合技术（ECMO）等，可以作为常规机械通气无效时的选择，但是在 ARDS 治疗中的地位尚未得到确证。

5. 合理的液体平衡　实施限制性液体管理有助于 ALI/ARDS 患者减轻肺水肿，

在保证组织器官有效灌注的前提下,主张通过利尿和限制补液,保证液体等平衡或者负平衡(每天 –500～–1 000ml)。在 ARDS 早期,除非有低蛋白血症,否则不宜输注胶体液。存在低蛋白血症的 ARDS 患者,在补充清蛋白后 1h,应该使用利尿药以促使液体排出。

6. 其他治疗 关于糖皮质激素的使用目前仍存在争议,不推荐常规应用糖皮质激素预防和治疗 ARDS,但对于过敏原因导致的 ARDS 或者明确肾上腺皮质功能不全的患者,早期应用可能有效,对于发生肺纤维化的早期阶段即肺泡炎期,应用激素有一定的疗效。糖皮质激素的用量一般认为 24h 应该 ≤ 300mg(以氢化可的松计算)。给予静脉应用胰岛素控制血糖是合理和必要的,控制血糖的目标是:>正常值低限且 < 8.3mmol/L。在脓毒症所致 ARDS 患者应用重组人体活化蛋白 C,能够明显降低病死率。ARDS 患者处于高代谢状态,应尽早进行营养支持,且主张早期肠内营养。

五、转归

ARDS 的病死率较高,一般在 50%～60%,多数 ARDS 死亡归因于基础疾病(脓毒症)和 MODS,而非原发性呼吸衰竭。ARDS 患者平均住院时间为 1 个月,约有 1/3 的患者在发病的前 3d 内死亡,康复者大部分能完全恢复,部分留下肺纤维化,但是多数不影响生活质量。

第三节 慢性呼吸衰竭

慢性呼吸衰竭是指慢性肺部疾病导致呼吸功能损害进行性加重,经过较长时间发展为呼吸衰竭。慢性呼吸衰竭患者经过治疗和机体代偿,PaO_2 和 $PaCO_2$ 可以较长时间稳定在一定范围内,但是一旦出现呼吸道感染加重或者其他诱因,病情可在短时间内进展,成为慢性呼吸衰竭急性加重。

一、病因和发病机制

慢性呼吸衰竭的病因多为支气管肺疾病,以 COPD 最常见。Ⅰ型呼吸衰竭通常是由于通气/血流比例失调和弥散功能受损引起的换气功能障碍所引起;Ⅱ型呼吸衰竭根本原因是肺通气功能障碍,常见病因是肺泡张缩受限引起的限制性通气不足或气道阻力增高引起的阻塞性通气不足。呼吸衰竭可以影响全身各系统器官的代谢和功能,对机体的损害程度取决于缺氧和二氧化碳潴留发生的速度、程度和持续时间,如两者同时存在，缺氧对机体的损害更严重。

二、临床表现

慢性呼吸衰竭的临床表现包括原发疾病的临床表现以及由缺氧、二氧化碳潴留所引起的各脏器损害的表现。

1. 呼吸困难　呼吸衰竭患者在临床上往往早期出现呼吸困难，表现为呼吸费力、呼吸急促、鼻翼扇动，当呼吸中枢受抑制时，也可以出现呼吸节律紊乱，表现为呼吸匀缓、昏睡，危重者呈陈施呼吸、叹息样呼吸等。

2. 发绀　发绀主要取决于缺氧的程度，舌色发绀较口唇和甲床出现的更早、更明显。

3. 神经精神症状　可有注意力不集中、定向障碍、嗜睡、抽搐，甚至昏迷。

4. 其他器官受损表现　心血管系统可有心悸、心律失常、体表静脉充盈、球结膜充血水肿、皮肤潮湿多汗、右侧心力衰竭和低血压等；消化系统可见肝功能异常或因应激性溃疡致消化道出血；泌尿系统可出现蛋白尿、管型尿等，严重者发生肾功能不全。

5. 酸碱失衡和电解质紊乱　由于缺氧和/或二氧化碳潴留，以及临床上应用激素、利尿药等药物，患者可出现多种酸碱失衡和离子紊乱。

6. 其他　因感染致慢性呼吸衰竭急性加重时，多数患者并无发热，而主要表现为气短和咳黄痰。

三、辅助检查

1. 血常规　多数由于长期缺氧致红细胞增加，血红蛋白增加，合并感染时可有增生性核左移。

2. 动脉血气分析　血气分析能反映呼吸衰竭的性质和程度，对指导治疗和判断预后也有意义。pH < 7.35 为酸血症，pH > 7.45 为碱血症，pH 受呼吸和代谢双重因素的影响。人体血液 pH 保持在正常范围主要依靠血液缓冲系统以及肺和肾的调节作用。PaO_2 和 $PaCO_2$ 是诊断呼吸衰竭的指标，临床上以 PaO_2 < 60mmHg 作为判断呼吸衰竭的标准，根据是否合并 $PaCO_2$ > 50mmHg 作为鉴别 Ⅰ、Ⅱ 型呼吸衰竭的标准。$PaCO_2$ > 45mmHg 表示有 CO_2 潴留，提示通气不足，$PaCO_2$ < 35mmHg 表示 CO_2 呼出过多，提示通气过度。

3. X 线胸片　可见肺纹理增多、肺气肿和肺动脉高压征象。肺动脉高压 X 线诊断标准为右下肺动脉干 > 15mm，肺动脉段突出 > 3mm，圆锥部膨隆，锥高 >

7mm。

4. 心电图　右心负荷增加的表现，包括电轴右偏、重度顺钟向转位、肺性P波、右心室肥厚改变。

5. 痰细菌培养　尽量在应用抗生素之前留取标本行痰液病原学检查并做药敏试验，指导临床用药。

四、诊断

根据病史、临床表现和体征可临床诊断，动脉血气分析有确诊意义。诊断标准同急性呼吸衰竭。

五、治疗

慢性呼吸衰竭的治疗原则是治疗病因、去除诱因、保持呼吸道通畅、纠正缺氧、缓解二氧化碳潴留、对症治疗由缺氧和二氧化碳潴留所引起的各种症状。

1. 保持呼吸道通畅，增加通气量　使用支气管扩张药、加强气道湿化、雾化吸入祛痰药物等，必要时机械通气。急诊常用的支气管舒张药有 β_2 受体激动药、抗胆碱药及甲基黄嘌呤类。β_2 受体激动药主要是沙丁胺醇、特布他林等，吸入 $100\sim200\mu g$ 后数分钟内开始起效，$15\sim30min$ 达到峰值，主要用于缓解症状，按需使用，24h 内不超过 $1\,200\mu g$。抗胆碱药主要有异丙托溴铵气雾剂，吸入 $40\sim80\mu g$ 时起效慢，但持续时间长。氨茶碱类药物可解除气道平滑肌痉挛，还有改善心排血量、舒张全身和肺血管、增加水盐排出、兴奋中枢神经系统、改善呼吸肌功能以及某些抗炎作用等。氨茶碱血浓度监测对估计疗效和不良反应有一定意义。血氨茶碱浓度 $>5mg/L$ 即有治疗作用；$>15mg/L$ 时不良反应明显增加。

2. 抗感染治疗　积极防治感染是治疗慢性呼吸衰竭的关键。有条件时应尽早行痰培养及药物敏感试验，明确致病菌以及选用敏感有效的抗生素。慢性呼吸衰竭多有混合感染，经验性治疗常常需要联合应用抗生素。

3. 氧疗　无严重合并症的慢性呼吸衰竭患者采用控制性氧疗后易达到满意的氧合水平（$PaO_2>60mmHg$ 或 $SaO_2>90\%$）。但吸入氧浓度不宜过高，需注意可能发生潜在的 CO_2 潴留及呼吸性酸中毒。氧疗 30min 后应复查动脉血气，以确认是否达到氧合的预期要求，且未引起 CO_2 潴留和/或呼吸性酸中毒。

4. 机械通气　包括无创机械通气和有创机械通气。

（1）无创机械通气：近年来无创正压通气（NIPPV）越来越广泛地应用于呼吸

衰竭患者的救治中，尤其适合应用于慢性阻塞性肺疾病急性加重、急性心源性肺水肿以及伴有免疫抑制的患者。对于需要通气支持的患者，条件允许时可以先试用无创通气，如效果欠佳及时转为有创通气。有创通气撤机时也可以采取由有创到无创的过渡。

应用无创通气时患者必须具备的基本条件是：意识清楚、有自主咳痰能力、自主呼吸能力、血流动力学稳定并且能够耐受无创通气。无创通气可以避免人工气道的不良反应和并发症（气道损伤、呼吸机相关性肺炎等），但是不具有人工气道的部分作用（如气道引流、良好的密封性等）。

绝对禁忌证：①自主呼吸消失、微弱或很不稳定，难以触发无创通气；②非CO_2潴留造成的神志改变；③缺乏通畅的气道，如严重的面部创伤以及需要立即清除大气道内分泌物；④频繁的恶心和呕吐或呼吸道分泌物多，需要气管插管引流或保护呼吸道者；⑤严重的高血压（BP≥180/110mmHg）。

1周内胃部手术、频繁发作的心绞痛、正在发生的心律失常。

相对禁忌证：①气道分泌物多或排痰障碍；②重症感染；③极度紧张；④严重低氧血症（PaO_2 < 45mmHg）或严重酸中毒（pH≤7.20）；⑤重度肥胖；⑥近期上腹部手术后（尤其是需要严格胃肠减压者）。

经NIPPV治疗1～2h后复查动脉血气，如果临床情况改善，建议继续无创通气治疗，否则应该及时转为有创通气。

（2）有创机械通气：临床上根据不同的基础疾病以及疾病所处的不同时期，做到个体化的机械通气，以提高通气效率，减少并发症。对于慢性呼吸衰竭急性加重的患者（以AECOPD为例）进行有创机械通气。

参数参考值潮气量7～15ml/kg 呼吸频率16～30/min 吸气流量递减型，足够可变，峰值40～100L/min 吸气时间0.8～1.2s 吸气压力10～25cmH$_2$O 呼气压力（PEEP）依患者情况而定（常用3～5cmH$_2$O）。

Ⅰ型呼吸衰竭时需增加：危及生命的低氧血症［PaO_2 < 50mmHg或氧合指数（PaO_2/FiO_2）< 200mmHg］$PaCO_2$进行性升高伴严重的酸中毒（pH≤7.20）严重的意识障碍（如昏睡、昏迷或谵妄）严重的呼吸窘迫症状（如呼吸频率>40/min、矛盾呼吸等）或呼吸抑制（如呼吸频率<8/min）血流动力学不稳定气道分泌物多且引流障碍，气道保护功能丧失无创通气治疗失败的严重呼衰患者。

5. 有创机械通气各主要参数的设置

（1）潮气量（VT）：在容量控制通气模式下，VT的选择应保证足够的气体交换及注意患者的舒适度，通常依据体重选择 8～12ml/kg，并结合呼吸系统的顺应性和阻力进行调整，避免气道平台压超过 30cmH$_2$O。在压力控制通气（PCV）模式时，VT 主要由预设的压力、吸气时间、呼吸系统的阻力及顺应性决定，最终应根据动脉血气分析进行调整。

（2）呼吸频率：频率选择根据分钟通气量及目标动脉氧分压（PaO$_2$）水平确定，成年人通常设定为 12～20/min。

（3）吸气流速：理想的峰流速应能满足患者吸气峰流速的需要，否则患者有"空气饥饿感"，成年人常用的流速设置为 40～60L/min，根据分钟通气量和呼吸系统的阻力和顺应性进行调整，在临床上流速波形常用减速波。PCV 时流速由选择的压力水平、气道阻力及受患者的吸气努力影响。

（4）吸气时间与吸/呼比：吸/呼比的选择是基于患者的自主呼吸水平、氧合状态及血流动力学，适当的设置能保持良好的人机同步性。机械通气患者通常设置吸气时间为 0.8～1.2s，或吸/呼比为 1.0∶（1.5～2.0）。限制性通气障碍患者适当延长吸气时间，阻塞性通气障碍患者可适当延长呼气时间。

（5）触发敏感度：一般情况下，压力触发常为 –0.5～–1.5cmH$_2$O，流速触发常为 1～3L/min，合适的触发敏感度设置将使患者更加舒适，促进人机协调。流速触发较压力触发更接近于生理，能明显减低患者的呼吸功。若触发敏感度过高，会引起与患者用力无关的误触发；若设置触发敏感度过低，将显著增加患者的吸气负荷，消耗额外呼吸功。

（6）吸入氧浓度（FiO$_2$）：机械通气初始阶段可给予高 FiO$_2$ 以迅速纠正严重缺氧，以后依据目标 PaO$_2$、PEEP、平均气道压力（Pmean）水平和血流动力学状态，酌情降低 FiO$_2$ 至 50% 以下，并设法维持 SaO$_2$ > 90%。若不能达到上述目标，即可加用 PEEP、增加 Pmean、应用镇静药或肌松药；若适当 PEEP 和 Pmean 可以使 SaO$_2$ > 90%，应保持最低的 FiO$_2$。

（7）PEEP：设置 PEEP 的作用是使萎陷的肺泡复张、增加 Pmean、改善氧合，同时影响回心血量及左心室后负荷，克服（内源性 PEEP）PEEPi 引起的呼吸功增加。PEEP 常用于以 ARDS 为代表的 I 型呼吸衰竭，PEEP 的设置在参照目标 PaO$_2$ 和 DO$_2$ 的基础上，应联合 FiO$_2$ 和 VT 考虑。外源性 PEEP 水平大约为 PEEPi 的 80%，以不增加总 PEEP 为原则。

6. 纠正酸碱失衡和离子紊乱　呼吸衰竭导致的酸碱平衡和离子紊乱是复杂的，可出现混合性酸碱失衡和各种离子紊乱，既包括有实际离子浓度的下降，也有离子的代偿性转移。临床上能否及时纠正内环境紊乱对可否顺利撤机以及康复有重要影响，应将复杂的酸碱和电解质紊乱综合考虑，首先明确和处理原发因素。

7. 对症支持治疗　对慢性呼吸衰竭患者不推荐长期口服糖皮质激素治疗，对于 AECOPD 患者主张短疗程应用激素，以泼尼龙为例，通常起始剂量为 30～40mg/d，尔后逐渐减量，也可以静脉给予甲泼尼龙 40mg，1/d，3～5d 后改为口服。一般总疗程 7～10d，延长给药时间不能增加疗效，反而会使不良反应增加。应注意补充营养，对不能进食者需经胃肠补充要素饮食或予静脉高营养。对卧床、红细胞增多症或脱水的患者，需考虑使用肝素或低分子量肝素。注意痰液引流，积极排痰治疗（如刺激咳嗽、叩击胸部、体位引流等方法）。强心药以及利尿药是慢性呼吸衰竭尤其是合并肺源性心脏病的患者的二线用药。存在低氧血症或低钾血症时应用洋地黄类药物应注意其不良反应，应用利尿药时应注意纠正离子紊乱，尤其是低钾血症。

六、护理诊断／医护合作解决的问题

1. 气体交换受损　与肺换气功能障碍有关。
2. 清理呼吸道无效　与呼吸道分泌物黏稠、积聚有关。
3. 有感染加重的危险　与长期使用呼吸机有关。
4. 有皮肤完整性受损的危险　与长期卧床有关。
5. 语言沟通障碍　与人工气道建立影响患者说话有关。
6. 营养失调：低于机体需要量　与摄入不足有关。
7. 恐惧　与病情危重有关。

七、护理目标

1. 患者的缺氧和二氧化碳潴留症状得以改善，呼吸形态得以纠正。
2. 患者在住院期间呼吸道通畅，没有因痰液阻塞而发生窒息。
3. 患者住院期间感染未加重。
4. 卧床期间皮肤完整，无压疮。
5. 患者能认识到增加营养的重要性并能接受医务人员的合理饮食建议。
6. 护士和患者能够应用图片、文字、手势等多种方式建立有效交流。
7. 可以和患者进行沟通，患者焦虑、恐惧心理减轻。

八、护理措施

(一) 生活护理

1. 提供安静、整洁、舒适的环境。

2. 给予高蛋白、高热量、丰富的维生素、易消化的饮食,少量多餐。

3. 控制探视人员,防止交叉感染。

4. 急性发作时,护理人员应保持镇静,减轻患者焦虑。缓解期患者进行活动,协助他们适应生活,根据身体情况,做到自我照顾和正常的社会活动。

5. 咳痰患者应加强口腔护理,保持口腔清洁。

6. 长期卧床患者预防压疮发生,及时更换体位及床单位,骨隆突部位予以按摩或以软枕垫起。

(二) 治疗配合

1. 呼吸困难的护理 教会有效的咳嗽、咳痰方法,鼓励患者咳痰,每日饮水在 1 500～2 000ml,给予雾化吸入。对年老体弱咳痰费力的患者,采取翻身、叩背排痰的方法。对意识不清及咳痰无力的患者,可经口或经鼻吸痰。

2. 氧疗的护理 不同的呼衰类型,给予不同的吸氧方式和氧浓度。Ⅰ型呼吸衰竭者,应提高氧浓度,一般可给予高浓度的氧(＞50%),使 PaO_2 在 60mmHg 以上或 SaO_2 在 90% 以上;Ⅱ型呼吸衰竭者,以低浓度持续给氧为原则,或以血气分析结果调节氧流量。给氧方法可用鼻导管、鼻塞或面罩等。应严密观察给氧效果,如果呼吸困难缓解,心率下降,发绀减轻,表示给氧有效,如若呼吸过缓,意识障碍加重,表示二氧化碳潴留加剧,应报告医师,并准备呼吸兴奋药和辅助呼吸等抢救物品。

3. 机械通气的护理 见急性呼吸窘迫综合征患者的护理。

4. 酸碱失衡和电解质紊乱的护理 呼吸性酸中毒为呼衰最基本和最常见的酸碱紊乱类型。以改善肺泡通气量为主。包括有效控制感染、祛痰平喘、合理用氧、正确使用呼吸兴奋药及机械通气来改善通气,促进二氧化碳排出。水和电解质紊乱以低钾、低钠、低氯最为常见。慢性呼吸衰竭因低盐饮食、水潴留、应用利尿药等造成低钠,应注意预防。

5. 其他 用药护理。

(三) 病情观察

1. 注意观察呼吸频率、节律、深度的变化。

2. 评估意识状况及神经精神症状,观察有无肺性脑病的表现。

3. 昏迷患者应评估瞳孔、肌张力、腱反射及病理反射。

4. 准确记录每小时出入量，尤其是尿量变化。合理安排输液速度。

（四）心理护理

呼吸衰竭的患者由于病情的严重及经济上的困难往往容易产生焦虑、恐惧等消极心理，因此，从药物注意事项抗生素：

1. 及时做痰、血培养或痰涂片检查，以明确病原菌，根据病原菌结果选择合适的抗生素。

2. 在应用抗生素治疗时，应遵医嘱按时定量准确给药，以保持满意的血药浓度，同时注意观察治疗效果及副作用呼吸兴奋药用药过程中应保持呼吸道通畅，滴速不宜过快，密切观察患者神志、呼吸频率和节律变化，及时查动脉血气分析，以调节滴入浓度利尿药。

3. 应用排钾利尿药过程中应监测血钾情况，观察患者水肿、呼吸困难情况有否减轻，记录出入量。

4. 注意有无低血钾、低氯性碱中毒的表现，如肌无力、食欲缺乏、腹胀、心律失常。

5. 应注意有无因出量过多引起的痰液干结不易咳出。

护理上应该重视患者心理情绪的变化，积极采用语言及非语言的方式跟患者进行沟通，了解患者的心理及需求，提供必要的帮助。同时加强与患者家属之间的沟通，使家属能适应患者疾病带来的压力，能理解和支持患者，从而减轻患者的消极情绪，提高生命质量，延长生命时间。

（五）健康教育

1. 讲解疾病的康复知识。

2. 鼓励进行呼吸运动锻炼，教会患者有效咳嗽、咳痰技术，如缩唇呼吸、腹式呼吸、体位引流、拍背等方法。

3. 遵医嘱正确用药，熟悉药物的用法、剂量和注意事项等。

4. 教会家庭氧疗的方法，告知注意事项。

5. 指导患者制订合理的活动与休息计划，教会其减少氧耗量的活动与休息方法。

6. 增强体质，避免各种引起呼吸衰竭的诱因：①鼓励患者进行耐寒锻炼和呼吸功能锻炼，如用冷水洗脸等，以提高呼吸道抗感染的能力；②指导患者合理安排膳食，加强营养，达到改善体质的目的；③避免吸入刺激性气体，劝告吸烟患者戒烟；④避免劳累、情绪激动等不良因素刺激；⑤嘱患者减少去人群拥挤的地方，尽量避免与呼吸道感染者接触，减少感染的机会。

九、护理评价

1. 呼吸平稳，血气分析结果正常。
2. 患者住院期间感染得到有效控制。
3. 患者住院期间皮肤完好。
4. 患者及家属无焦虑情绪存在，能配合各种治疗。
5. 患者掌握呼吸运动及正确咳嗽方法。

参 考 文 献

[1] 李瑞. 口服益生菌辅助治疗3～5岁儿童反复上呼吸道感染的临床疗效观察[D]. 山西医科大学, 2021.

[2] 蔡露良, 林涛, 钟广会, 等. 小儿金翘颗粒联合常规治疗对反复下呼吸道感染患者的临床疗效[J]. 中成药, 2021, 43（8）: 2057-2061.

[3] 张栋, 李旭成, 喻灿, 等. 感冒退热合剂治疗上呼吸道感染的临床疗效观察[J]. 中国中医急症, 2021, 30（6）: 1007-1009+1029.

[4] 张叶, 田伟, 刘瑞娟. 抗生素类药物用于小儿上呼吸道感染治疗的效果分析[J]. 产业与科技论坛, 2021, 20（10）: 51-52.

[5] 曹燕. 临床护理路径对肺炎患儿呼吸道感染及治疗效果的影响[J]. 当代护士（上旬刊）, 2021, 28（5）: 121-123.

[6] 尚丹. 头孢地嗪与头孢甲肟治疗下呼吸道感染患者的临床效果对比[J]. 中国医药指南, 2021, 19（12）: 52-53+56.

[7] 周清林. 左氧氟沙星联合奈替米星治疗呼吸道感染的临床效果[J]. 临床医学研究与实践, 2021, 6（12）: 72-74.

[8] 张英姿. 急性上呼吸道感染咳嗽合理用药治疗效果分析[J]. 中国社区医师, 2021, 37（11）: 67-68.

[9] 吴峥, 孙黎黎. 下呼吸道感染患者采取盐酸莫西沙星氯化钠注射液治疗的药动学以及药效学分析[J]. 中国实用医药, 2021, 16（9）: 130-132.

[10] 张钦. 呼吸道感染应用阿奇霉素治疗的药理特性及临床分析[J]. 中国现代药物应用, 2021, 15（6）: 24-26.

[11] 樊星, 李珉. 下呼吸道感染采用不同抗生素方案治疗的药学评价[J]. 中国实用医药, 2021, 16（2）: 167-168.

[12] 何佳泺, 姚红卫. 慢性阻塞性肺疾病伴急性下呼吸道感染治疗方案探讨[J]. 深圳中西医结合杂志, 2020, 30（22）: 150-151.

[13] 范好好. 小儿急性上呼吸道感染护理探究[J]. 中西医结合心血管病电子杂志, 2020, 8（28）: 108-109.

[14] 周育兰. 下呼吸道感染采用不同抗生素方案治疗的药学分析[J]. 中国现代药物应用,

2020, 14（14）: 153-154.

[15] 王上, 陈俊鸿, 龚美巧, 等. 玉屏风口服液辅助治疗小儿反复呼吸道感染缓解期肺脾气虚证64例临床观察[J]. 中医儿科杂志, 2020, 16（4）: 72-75.

[16] 单秋歌. 小儿毛细支气管炎进展为哮喘的相关影响因素分析[D]. 新乡医学院, 2020.

[17] 庄鑫. 慢性支气管炎老中医真实世界临床诊疗数据分析研究[D]. 南京中医药大学, 2020.

[18] 汤亚庆. 慢性阻塞性肺疾病慢支炎表型临床特征研究[D]. 皖南医学院, 2020.

[19] 徐能能. 慢性阻塞性肺疾病临床表型与六经病的相关研究[D]. 广州中医药大学, 2019.

[20] 杨艺. 桑贝汤治疗急性气管支气管炎（风热犯肺证）的临床观察[D]. 云南中医药大学, 2019.

[21] 郑合清. 老年慢性支气管炎的中西医治疗[J]. 医学信息, 2021, 34（16）: 57-59.

[22] 徐阔, 王婷, 刘静, 等. 老年慢性支气管炎急性发作患者病原体检测结果分析[J]. 标记免疫分析与临床, 2021, 28（7）: 1131-1134+1145.

[23] 王玉梅. 综合护理应用于慢性支气管炎急性发作患者中的效果[J]. 中国医药指南, 2021, 19（20）: 4-6.

[24] 靳凤娟, 周佳佳, 施晓慧. 老年慢性支气管炎患者急性加重期炎性因子监测及抗生素合理应用对病情预后的影响[J]. 系统医学, 2021, 6（13）: 74-76.

[25] 张嵘, 王婷, 戴鸽, 等. 肺炎支原体感染致塑形性支气管炎的临床特征及危险因素分析[J]. 中华实用儿科临床杂志, 2021, 36（11）: 811-816.

[26] 孙婷婷. 支原体肺炎患儿血清KL-6的变化及影响因素[D]. 新疆医科大学, 2021.

[27] 庄瑞梅. 儿童大叶性肺炎支原体肺炎肺功能特点及其应用价值研究[D]. 山东大学, 2021.

[28] 高科. 儿童肺炎支原体肺炎肺外合并症分析[D]. 蚌埠医学院, 2021.

[29] 陈海龙. 成人肺炎支原体肺炎与细菌性肺炎中CRP/PCT比值水平变化及意义[D]. 安徽医科大学, 2021.

[30] 赵健. 重症肺炎支原体肺炎合并肺外并发症的临床特征及高危因素分析[D]. 天津医科大学, 2020.

[31] 王谦信, 陈水芳. 肺外结核203例临床分析[J]. 上海预防医学, 2014, 26（8）: 418-420.

[32] 杨国儒, 张绍坤, 段胜利, 等. 对肺结核诊断和治疗指南的几点意见[J]. 中华结核和呼吸杂志, 2002（4）: 60.

[33] 陈庆. 肺炎合并肺脓肿的危险因素分析[J]. 临床医学工程, 2021, 28（8）: 1145-1146.

[34] 郑明英，周清. 合并肺脓肿的非小细胞肺癌治疗策略[J]. 循证医学，2021，21（1）：60-64.

[35] 齐阿寅. 抗生素治疗急性肺脓肿的效果[J]. 中国医药指南，2020，18（29）：107-108.

[36] 李茂森，雷婷婷，陈蕾，等. 肺癌患者肺脓肿感染病原菌分布、耐药性以及预防研究[J]. 中国卫生检验杂志，2020，30（19）：2386-2388.

[37] 刘敏. 莫西沙星与头孢哌酮舒巴坦联合替硝唑治疗急性肺脓肿的临床疗效及安全性探讨[J]. 中国医药指南，2020，18（21）：53-54.

[38] 袁帆，刘旻. 刘旻治疗肺脓肿经验举隅[J]. 山西中医，2019，35（11）：38-39.

[39] 吐尔洪·阿不来提，努力曼·阿不力米提. 肺脓肿的临床抗生素治疗分析[J]. 临床医药文献电子杂志，2019，6（65）：163.

[40] 张洋. 肺栓塞的发病及死亡的相关因素的回顾性分析[D]. 吉林大学，2017.

[41] 徐武. 新型口服抗凝药利伐沙班治疗急性肺血栓栓塞的临床观察[D]. 新疆医科大学，2018.

[42] 张文霞. 急性致死性肺栓塞的早期诊断与溶栓治疗分析[D]. 浙江大学，2016.